JSAWI発

一冊でわかる
婦人科腫瘍の画像診断

モダリティ・解剖・病理・診断・治療フォローアップ・ピットフォール

編集

片渕秀隆　楫　靖
熊本大学 教授　獨協医科大学 教授

文光堂

執筆者一覧

■編集

片渕秀隆	熊本大学大学院生命科学研究部産科婦人科学講座　教授
楫　靖	獨協医科大学放射線医学講座　教授

■執筆 (執筆順)

後閑武彦	昭和大学　名誉教授
大場　隆	熊本大学大学院生命科学研究部産科婦人科学講座　准教授
鳴海善文	京都橘大学健康科学部　特任教授/大阪医科大学　名誉教授
山下康行	くまもと県北病院機構　理事長
野上宗伸	神戸大学医学部附属病院放射線部　特命准教授
高橋　哲	愛仁会高槻病院イメージングリサーチセンター　主任部長
寺内文敏	東京医科大学産科婦人科学分野　教授
田代浩徳	熊本大学大学院生命科学研究部女性健康科学講座　教授
今村裕子	熊本大学大学院生命科学研究部産科婦人科学講座
山口宗影	熊本大学大学院生命科学研究部産科婦人科学講座
片渕秀隆	熊本大学大学院生命科学研究部産科婦人科学講座　教授
吉田好雄	福井大学医学部産科婦人科　教授
出浦伊万里	聖マリアンナ医科大学産婦人科学　講師
鈴木　直	聖マリアンナ医科大学産婦人科学　教授
安彦　郁	国立病院機構京都医療センター産科婦人科　病棟医長
万代昌紀	京都大学大学院医学研究科婦人科学・産科学　教授
田畑　務	東京女子医科大学産婦人科学講座　教授
清川貴子	東京慈恵会医科大学附属病院病院病理部　教授
柳井広之	岡山大学病院病理診断科　教授
三上芳喜	熊本大学病院病理診断科　教授
福永眞治	新百合ヶ丘総合病院病理診断科　部長
笹島ゆう子	帝京大学医学部病院病理部　教授
南口早智子	京都大学医学部附属病院病理診断科　准教授
前田大地	大阪大学大学院医学系研究科先端ゲノム医療学講座　特任教授
森谷卓也	川崎医科大学病理学　教授
稲村健介	獨協医科大学放射線医学講座
楫　靖	獨協医科大学放射線医学講座　教授
齋藤文誉	熊本大学大学院生命科学研究部産科婦人科学講座
浪本智弘	公立玉名中央病院放射線科　部長
小林陽一	杏林大学医学部産科婦人科学教室　教授
苅安俊哉	杏林大学医学部放射線医学教室
上田　豊	大阪大学大学院医学系研究科産科学婦人科学教室　講師
太田崇詞	大阪大学大学院医学系研究科放射線医学教室
木村　正	大阪大学大学院医学系研究科産科学婦人科学教室　教授
田中良道	大阪医科大学産婦人科学教室　准講師
山本和宏	大阪医科大学放射線医学教室　専門教授

大道正英	大阪医科大学産婦人科学教室　教授
山田恭輔	東京慈恵会医科大学産婦人科学講座　教授
北井里実	東京慈恵会医科大学放射線医学講座
佐藤豊実	筑波大学医学医療系産科婦人科　教授
齋田　司	筑波大学医学医療系放射線科　講師
大原　樹	聖マリアンナ医科大学産婦人科学　講師
西尾美佐子	聖マリアンナ医科大学放射線医学
三浦清徳	長崎大学大学院医歯薬学総合研究科産科婦人科学講座　教授
増﨑英明	長崎大学　名誉教授
瀬川景子	長崎大学病院放射線科
木戸　晶	京都大学大学院医学研究科放射線医学講座
加藤博基	岐阜大学大学院医学系研究科放射線医学　准教授
早崎　容	岐阜大学大学院医学系研究科産科婦人科学　臨床講師
森重健一郎	岐阜大学大学院医学系研究科産科婦人科学　教授
角　明子	久留米大学医学部放射線医学講座　講師
牛嶋公生	久留米大学医学部産婦人科学講座　主任教授
中尾佳史	佐賀大学医学部産科婦人科学　准教授
中園貴彦	佐賀大学医学部附属病院放射線部　准教授
横山正俊	佐賀大学医学部産科婦人科学　教授
井箟一彦	和歌山県立医科大学産科婦人科学講座　教授
園村哲郎	和歌山県立医科大学放射線医学講座　教授
苛原　稔	徳島大学大学院医歯薬学研究部　研究部長
竹内麻由美	徳島大学医学部放射線科　講師
辻川哲也	福井大学高エネルギー医学研究センター　准教授
棚瀬康仁	国立がん研究センター中央病院婦人腫瘍科
小林　浩	奈良県立医科大学産婦人科　教授
南　学	筑波大学　名誉教授（放射線医学）
扇谷芳光	昭和大学医学部放射線医学講座　教授
北島一宏	兵庫医科大学病院放射線医学講座　准教授
深澤一雄	獨協医科大学産科婦人科学教室　主任教授
高濱潤子	奈良県立医科大学放射線医学教室　准教授
久慈志保	聖マリアンナ医科大学産婦人科学
田中優美子	がん研究会有明病院画像診断部　婦人科領域担当部長
藤井進也	鳥取大学医学部画像診断治療学分野　教授
松崎健司	徳島文理大学保健福祉学部診療放射線学科　教授
田村綾子	東京北医療センター放射線診断科　医長
梅岡成章	日本赤十字社和歌山医療センター放射線診断科　部長
小山　貴	倉敷中央病院放射線診断科　主任部長
尾谷智史	京都大学大学院医学研究科放射線医学講座
中井　豪	大阪医科大学放射線医学教室　講師
森畑裕策	京都大学医学部附属病院先制医療・生活習慣病研究センター
坪山尚寛	国立病院機構大阪医療センター放射線診断科
上野嘉子	神戸大学大学院医学研究科放射線診断学分野

序

　JSAWI（ジェイサヴィ：The Japanese Society for the Advancement of Women's Imaging）は，1993年に米国で設立されたSAWI（Society for the Advancement of Women's Imaging）を母体とし，女性の健康に画像診断の面から寄与することを目的として，杉村和朗教授ならびに藤井信吾教授を代表世話人として2000年に誕生した．第1回目は，同年6月，淡路夢舞台国際会議場で開催され，2008年からは，富樫かおり教授ならびに小西郁生教授が代表世話人をお務めになり，2017年から，椙　靖教授というベスト・パートナーを得てJSAWIの運営にあたらせて頂いている．そして，今年の9月の開催で20回目の節目を迎えるにあたり，『JSAWI発　一冊でわかる婦人科腫瘍の画像診断』を上梓する運びとなった．わが国の放射線医学，産科婦人科学，病理学の80名のエキスパートがこの1冊に結集し，トライアングルカウンターパートナーとも言うべきスタンスから解説される本書は，これまでに類をみない婦人科腫瘍の画像診断の一冊となった．

　20世紀後半に，臨床診断は革命の時を迎えた．イギリスEMI社によって考案されたCT-scanが1975年に日本上陸し，さらに核磁気共鳴現象を利用したMRIが1990年代には臨床の場でも汎用されるようになった．加えて，産科婦人科学の領域では，超音波断層法検査はBモードに始まった経腹式から経腟式へと改良された．21世紀に入るとともに，半世紀にわたるポジトロン核医学の研究がPETを臨床の現場へと導き，間もなくPET-CTやPET-MRIが実用化されるに至った．これらのモダリティの歴史で本書は始まる（Ⅰ章）．腫瘍学の基本は，臓器の発生，マクロ解剖，ミクロ解剖を理解することに始まり，臨床の診断と治療の礎となる．女性骨盤臓器の発生・解剖・組織構築を女性特有の女性ホルモンの生理的変化の視点を加えて解説し（Ⅱ章），婦人科腫瘍・疾患の組織診断がそれに続く（Ⅲ章）．本書を最も特徴づけているのは，後半の頁である．各種治療後の画像変化を踏まえて，代表的な腫瘍の初回診断と再発診断を並列して解説し（Ⅳ章），画像診断ピットフォールをモダリティと疾患のそれぞれの観点から経験例を紹介している（Ⅴ章）．極めつけは，撮像・画像表示に関する13のキーワードで（Ⅵ章），さらに読影サインが表す病態・疾患のトップ20を簡潔に述べている（Ⅶ章）．最後に，最新の臨床進行期分類と組織学的分類を解説とともに掲載し，加えて章間にある5つのコラムはまさに必読である．

　この一冊が，婦人科腫瘍学を学ぶ全ての医師，医学生にとって，広い視野での知識の習得と確認へと導く一助となることを祈念してやまない．最善を尽くして完成させた本書ではあるが，日々の臨床の進歩・発展は目覚ましく，本書を手にされた方々にご叱正を乞えれば幸いである．最後に，本書の発刊にあたり執筆をご快諾頂いた方々に深甚なる謝意を表する．また，企画から編集までご苦労頂いた株式会社文光堂の佐藤真二氏に心から感謝申し上げる．

2019年8月

片渕　秀隆

序

JSAWIの財産の見える化

　私は第1回JSAWIシンポジウム（2000年6月）に，天理よろづ相談所病院からポスター発表症例を持って参加した．淡路花博用の臨時バスで初めて淡路島を訪れ，多くの観光客の中で場違いの服装をしていた．産婦人科と放射線科が合同で学術集会を行うことなど想像できない時代であり，花博に合わせたイベントなのかとさえ思っていた．翌年，神戸大に異動となりJSAWI事務局を任された．当時のプログラムはすべて世話人会で決定されており，初代代表世話人である藤井信吾教授が鋭い視点と優れたバランス感覚で多くの企画を提案され，同じく初代代表世話人の杉村和朗教授が放射線科の立場からの意見を追加されて魅力的な企画が次々に生まれた．二代目代表世話人の小西郁生教授・富樫かおり教授の時代には，当番世話人制となり，より深く追及するテーマが設定され，最先端のテーマも取り上げられた．その一つである子宮筋腫塞栓療法については，ワークショップなどで何度か取り上げられたこともあり，JSAWIが子宮筋腫塞栓療法研究会を吸収する形となった．一般演題はポスターセッションとして始まり，現在に続いている．診療科を越えて討論し合い，懇親会は更に交流を深める場となっている．このJSAWIで学んだ知識や画像，育まれた産婦人科・放射線科・病理診断科の信頼関係は貴重な財産である．

　2年前の世話人会で，JSAWI 20周年を記念して，"使える記念誌"を作ることが決まった．"財産の見える化"である．産婦人科，病理診断科，放射線科と診療科の異なる者がそれぞれの流儀で執筆すると，統一性に欠けるものとならないか心配であったが，これまで培われた信頼関係が役立ち，JSAWIオリジナルの書となった．この企画に関わることができ，大変誇らしく思っている．

　本書が出来上がる過程で，①産婦人科側の代表世話人である片渕秀隆教授の力強いリーダシップと柔軟性の高いアイディア，②御多忙の中執筆を引き受け，度々の校正に快く応じて下さった多くの先生方のご協力，③株式会社文光堂の佐藤真二氏をはじめとするスタッフの皆様の粘り強いご尽力，がなければ完成にたどり着かなかった．皆様に改めてお礼を申し上げたい．

　産婦人科，放射線科，病理診断科それぞれのこだわりをわかりやすく解説した本書を，ぜひ婦人科腫瘍診療の様々な場面でお使いいただきたい．

2019年8月

楫　靖

目次

I 章 画像診断のモダリティ

A. X線撮影 2

B. 超音波断層法 4

C. CT 6

D. MRI 8

E. PET/CT, PET/MRI 10

    COLUMN 画像検査に伴う放射線被ばく 12

II 章 女性骨盤臓器の発生・解剖・組織構築と生理変化

A. 骨盤腔・後腹膜腔 14

B. 子宮頸部 16

C. 子宮体部 (子宮内膜) 20

D. 子宮体部 (間葉組織) 24

E. 卵管 26

F. 卵巣 28

G. 腟 32

H. 外陰 34

III 章 婦人科腫瘍・疾患の組織学的分類

A. 子宮頸部腫瘍 38

B. 子宮体部腫瘍 40

| **C.** | 卵巣腫瘍，卵管腫瘍，腹膜腫瘍 | 42 |

C. 卵巣腫瘍，卵管腫瘍，腹膜腫瘍 ⋯⋯⋯⋯⋯⋯⋯⋯⋯⋯⋯⋯⋯⋯⋯⋯⋯⋯⋯⋯ 42

D. 腟腫瘍 ⋯⋯⋯⋯⋯⋯⋯⋯⋯⋯⋯⋯⋯⋯⋯⋯⋯⋯⋯⋯⋯⋯⋯⋯⋯⋯⋯⋯⋯⋯⋯⋯ 46

E. 外陰腫瘍 ⋯⋯⋯⋯⋯⋯⋯⋯⋯⋯⋯⋯⋯⋯⋯⋯⋯⋯⋯⋯⋯⋯⋯⋯⋯⋯⋯⋯⋯⋯ 48

F. 絨毛性疾患 ⋯⋯⋯⋯⋯⋯⋯⋯⋯⋯⋯⋯⋯⋯⋯⋯⋯⋯⋯⋯⋯⋯⋯⋯⋯⋯⋯⋯ 50

G. 子宮間葉性腫瘍 ⋯⋯⋯⋯⋯⋯⋯⋯⋯⋯⋯⋯⋯⋯⋯⋯⋯⋯⋯⋯⋯⋯⋯⋯⋯ 54

H. 乳腺疾患 ⋯⋯⋯⋯⋯⋯⋯⋯⋯⋯⋯⋯⋯⋯⋯⋯⋯⋯⋯⋯⋯⋯⋯⋯⋯⋯⋯⋯⋯ 58

Ⅳ章　初回診断と治療後画像フォローアップ

A. 治療後の画像変化 ⋯⋯⋯⋯⋯⋯⋯⋯⋯⋯⋯⋯⋯⋯⋯⋯⋯⋯⋯⋯⋯⋯⋯⋯ 62

    1. 手術後 ⋯⋯⋯⋯⋯⋯⋯⋯⋯⋯⋯⋯⋯⋯⋯⋯⋯⋯⋯⋯⋯⋯⋯⋯⋯⋯⋯⋯ 62

    2. 化学療法後 ⋯⋯⋯⋯⋯⋯⋯⋯⋯⋯⋯⋯⋯⋯⋯⋯⋯⋯⋯⋯⋯⋯⋯⋯⋯⋯ 64

    3. 放射線治療後 ⋯⋯⋯⋯⋯⋯⋯⋯⋯⋯⋯⋯⋯⋯⋯⋯⋯⋯⋯⋯⋯⋯⋯⋯⋯ 66

B. 初回診断と再発診断 ⋯⋯⋯⋯⋯⋯⋯⋯⋯⋯⋯⋯⋯⋯⋯⋯⋯⋯⋯⋯⋯⋯⋯ 68

    1. 子宮頸癌（扁平上皮癌）⋯⋯⋯⋯⋯⋯⋯⋯⋯⋯⋯⋯⋯⋯⋯⋯⋯⋯⋯⋯ 68

    2. 子宮頸癌（腺癌）⋯⋯⋯⋯⋯⋯⋯⋯⋯⋯⋯⋯⋯⋯⋯⋯⋯⋯⋯⋯⋯⋯⋯ 70

    3. 子宮体癌（類内膜癌）⋯⋯⋯⋯⋯⋯⋯⋯⋯⋯⋯⋯⋯⋯⋯⋯⋯⋯⋯⋯ 72

    4. 子宮体癌（特殊組織型）⋯⋯⋯⋯⋯⋯⋯⋯⋯⋯⋯⋯⋯⋯⋯⋯⋯⋯ 74

    5. 卵巣腫瘍（上皮性腫瘍）⋯⋯⋯⋯⋯⋯⋯⋯⋯⋯⋯⋯⋯⋯⋯⋯⋯⋯ 77

    6. 卵巣腫瘍（性索間質性腫瘍）⋯⋯⋯⋯⋯⋯⋯⋯⋯⋯⋯⋯⋯⋯ 79

    7. 卵巣腫瘍（胚細胞腫瘍）⋯⋯⋯⋯⋯⋯⋯⋯⋯⋯⋯⋯⋯⋯⋯⋯⋯ 81

    8. 卵巣腫瘍（子宮内膜症性嚢胞）⋯⋯⋯⋯⋯⋯⋯⋯⋯⋯⋯⋯ 83

    9. 卵管癌 ⋯⋯⋯⋯⋯⋯⋯⋯⋯⋯⋯⋯⋯⋯⋯⋯⋯⋯⋯⋯⋯⋯⋯⋯⋯⋯⋯ 86

   10. 腹膜癌 ⋯⋯⋯⋯⋯⋯⋯⋯⋯⋯⋯⋯⋯⋯⋯⋯⋯⋯⋯⋯⋯⋯⋯⋯⋯⋯⋯ 88

   11. 腟癌（扁平上皮癌，腺癌）⋯⋯⋯⋯⋯⋯⋯⋯⋯⋯⋯⋯⋯⋯⋯ 90

   12. 外陰癌 ⋯⋯⋯⋯⋯⋯⋯⋯⋯⋯⋯⋯⋯⋯⋯⋯⋯⋯⋯⋯⋯⋯⋯⋯⋯⋯ 93

   13. 絨毛性疾患 ⋯⋯⋯⋯⋯⋯⋯⋯⋯⋯⋯⋯⋯⋯⋯⋯⋯⋯⋯⋯⋯⋯⋯ 95

   14. 子宮筋腫 ⋯⋯⋯⋯⋯⋯⋯⋯⋯⋯⋯⋯⋯⋯⋯⋯⋯⋯⋯⋯⋯⋯⋯⋯ 98

   15. 子宮腺筋症 ⋯⋯⋯⋯⋯⋯⋯⋯⋯⋯⋯⋯⋯⋯⋯⋯⋯⋯⋯⋯⋯⋯ 99

   16. 子宮肉腫・癌肉腫 ⋯⋯⋯⋯⋯⋯⋯⋯⋯⋯⋯⋯⋯⋯⋯⋯⋯⋯ 100

   17. 婦人科遺伝性疾患 ⋯⋯⋯⋯⋯⋯⋯⋯⋯⋯⋯⋯⋯⋯⋯⋯⋯⋯ 102

    COLUMN CT/MRIの造影検査の安全性と考え方 ⋯⋯⋯⋯⋯⋯ 104

V章　画像診断ピットフォール

A. モダリティ 106
1. 超音波断層法 106
2. CT 108
3. MRI 110
4. PET/CT 112

B. 疾患 114
1. 子宮頸部 114
2. 子宮体部 116
3. 卵巣 118
4. 卵管 120
5. 後腹膜 123
6. 腟，外陰 125

COLUMN 妊娠中のMRIの胎児への影響 128

VI章　撮像・画像表示に関するキーワード

A. MRI撮像に関するキーワード 130
1. 拡散強調像とADC map 130
2. 脂肪抑制法とchemical shift imaging 131
3. 磁化率強調像 132
4. 高速撮像可能なT2強調像(1)　HASTE法など 133
5. 高速撮像可能なT2強調像(2)　True SSFP法など 133
6. 3次元(3D)撮像法(T2強調像，脂肪抑制T1強調像) 134

COLUMN 超音波断層法における3D撮像法 135

B. 画像表示・計測に関するキーワード 136
1. スライス厚とスライスギャップ 136
2. FOVとマトリックス 136
3. 部分容積効果 137
4. 3次元データの2次元表示法(MPR, MIP, thin MIP, Min IP) 137
5. 差分画像 139
6. 融合画像 140
7. ROI, VOI 141

COLUMN 画像診断–Radiomics解析法 142

VII章　読影サインが表す病態・疾患　トップ20

bag of worms ··· 144

black garland-like appearance ·· 144

bright dot sign ··· 145

chemical shift artifact ··· 145

cosmos pattern ·· 146

intratumoral cyst and fibous core ·· 146

fibrovascular septa ·· 147

hyperintensity rim and hypointensity rim ·· 147

mushroom cap ··· 148

omentum cake/omental cake ··· 148

sausage-shaped mass ·· 149

sea anemone-like mass ··· 149

shading ·· 150

sponge like mass ··· 150

stained glass appearance ·· 151

visceral scalloping ·· 151

black sponge-like appearance ·· 152

beak sign ·· 152

embedded organ sign ·· 153

prominent feeding artery sign ·· 153

VIII章　資料

臨床進行期分類と組織学的分類 ·· 156

刊行に寄せて〜JSAWI歴代代表世話人より〜 ··· 175

索引 ··· 180

I章　画像診断のモダリティ

I章 画像診断のモダリティ

A X線撮影

> **ポイント**
> - X線の吸収は物質の原子番号，密度，厚みに依存し，X線の吸収の差が，画像上で白黒の濃淡として描出される．
> - 周囲組織とのX線減衰の差が少なく診断に困難である場合に，造影剤を使用してX線像を得る造影X線検査がある．
> - 血管造影検査は通常は診断目的で施行されることは少なく，抗癌薬の動注や動脈塞栓術などの治療を目的として行われる．

1. 開発の歴史

- X線は1895年11月8日にドイツの物理学者であるWilhelm Conrad Röntgenによって発見された．放電管を使用した陰極線の実験中に，たまたま近くにあった蛍光紙を発光させた"未知の放射線"を発見した．この"未知の放射線"と蛍光紙の間に手をかざすと蛍光紙には手の骨と指輪の影が映し出され，彼はこの謎の放射線をX線と名付けた．彼はX線の発見という功績により1901年に第1回のノーベル物理学賞を受賞している．Röntgenの装置は10kV程度のX線であり，透過力は弱かった．その後X線発生装置は改良を重ね，1913年に米国のCoolidge WDが新しいタイプのX線発生装置を発明し，目的に応じて適切なX線を安定して発生させることが可能となった．
- Röntgenが人類の貢献のためにと特許をとらなかったこともあり，X線の研究・医学への臨床応用は瞬く間に広がり，翌1896年にはウィーン大学のLindenthal Oらは手の動脈造影に成功している．しかし，1896年には皮膚炎や脱毛などの急性放射線障害，1902年には慢性潰瘍からの皮膚癌の出現などが報告され，X線による放射線障害も認知されるようになった．

2. 画像の原理

- X線写真は，X線が物質を透過することによって生じたX線減衰の結果を画像化したものである．X線の吸収は物質の原子番号，密度，厚みに依存し，X線吸収の差が画像上で白黒の濃淡として描出される．人体に入射されたX線は，人体を透過する際に臓器などに一部吸収され，平面上に人体を透過した後には，透過前の一様なX線強度

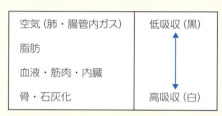

図1 **組織とX線吸収**．組織の厚さを同じとした場合のX線の吸収と濃度を示す．

分布とは異なったX線強度分布を示す．これを画像化したものがX線像である．
- 従来，X線写真はアナログフィルムであった．これはフィルム・スクリーン法で，X線が当たるとその強度に応じた蛍光を発する蛍光増感紙を用いて，フィルムを感光させるという方法である．現在はデジタル撮影法が主流であり，人体を透過した後のX線をX線検出器で受けて得た信号をデジタル変換し，コンピュータで画像処理し，診断目的に応じた多様な画像を作成するものである．
- X線像では周囲組織とのX線減衰の差が少なく診断に困難である場合に，造影剤を使用してX線像を得る方法がある．これは造影X線撮影であり，造影剤を使用しない方法は単純X線撮影と呼ばれる．造影剤には陽性造影剤と陰性造影剤がある．陽性造影剤は投与すると周辺臓器よりもX線吸収を増大させるものであり，消化管造影検査の硫酸バリウムや尿路・血管造影検査のヨード造影剤がある．陰性造影剤は，X線吸収が低下するもので空気や炭酸ガスがある．
- 人体組織を透過するX線の吸収差がX線像をつくるので，人体内にある臓器などのおよそのX線吸収の高低は知っておく必要がある（図1, 2）．

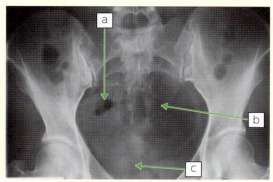

図2 **腹部単純X線写真（仰臥位）**．腸管内のガス（a）は最も低吸収，次に低吸収であるのは骨盤内の成熟嚢胞性奇形腫（b）の脂肪．骨は最も高吸収でその他の子宮（c）や筋肉などは互いに吸収差は認められない．

3. 婦人科領域における応用

a) 腹部単純X線撮影

- 婦人科腫瘍診断のために単純X線撮影が行われることはほとんどない．腫瘍の石灰化や脂肪成分を確認できることもあるが，他の画像診断（CT，MRI，超音波検査）に比較して意義は少ない．

b) 子宮卵管造影検査 hysterosalpingography (HSG)

- 子宮腔に造影剤を注入し，子宮腔の形態や卵管の疎通性，骨盤内癒着を評価する検査法である．使用する造影剤には油性と水溶性のヨード造影剤がある．油性造影剤は，粘稠性や粘着性が高いことから卵管や骨盤内拡散像の造影能力に優れ読影しやすい利点があるが，吸収性が悪いことから卵管留症や癒着で局所に溜まること，油による塞栓症の可能性がある．水溶性造影剤は吸収性に優れるが，欠点として造影所見が淡いことが挙げられる．
- X線撮影は造影剤注入前，注入直後および拡散像を撮影する．拡散像の撮影は通常，油性造影剤では24時間後，水溶性造影剤の場合は30分〜1時間後に行われる（II章E. 卵管参照）．

c) 血管造影検査

- 婦人科領域ではかつては絨毛性腫瘍が疑われる場合に用いられてきたが，現在では他の非侵襲的検査でこの検査と同等以上の情報が得られる．そのため診断目的で血管造影が行われることはなくなり，抗癌薬動注，出血の治療のための動脈塞栓術，子宮筋腫に対する子宮動脈塞栓術（uterine artery embolization：UAE）などの治療目的で行

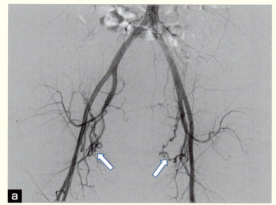

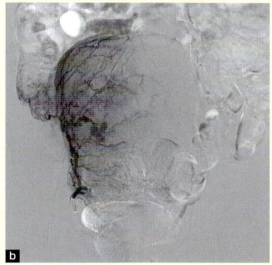

図3 **血管造影像**．骨盤動脈造影像（a）と選択的右子宮動脈造影像（b）．⇨：子宮動脈．

われる（図3）．

- 出血の治療のための動脈塞栓術は主に産科領域において行われる．血管カテーテルを用いた止血術［IVR（interventional radiology）治療］は周辺器具の改良や，塞栓物質の工夫により止血手技としての有用性は確立しつつあり，産科危機的出血に対する治療選択肢の1つとしてその有用性は認められつつある．
- UAEは子宮筋腫における子宮全摘術の代替療法として導入された．両側子宮動脈をジェルパート®などの塞栓物質で塞栓する方法で，止血効果が高い．過多月経の改善，子宮筋腫の縮小に効果がある．合併症として感染，子宮壊死，卵巣機能不全などが報告されている．

（後閑武彦）

I章　画像診断のモダリティ

B　超音波断層法

ポイント
- 超音波断層法は，妊娠可能年齢にある女性の骨盤内を観察するうえで第一選択となり得る画像診断である．
- 悪性腫瘍が疑われる症例についてはMRIやCTで質的診断を行って，その後の定期的な経過観察に超音波断層法が用いられることが多い．
- 経腹法で骨盤臓器を観察する場合は膀胱充満を行う．経腟法の場合は排尿後の観察が望ましい．

1. 開発の歴史

- 超音波断層法技術は第一次世界大戦中に潜水艦の音響探知機（sound navigation and ranging：SONAR〈ソナー〉）として開発された．音源から出た音が反射して戻ってくるまでの時間を測定することによって相手までの距離を推定するアクティブソナー技術によって，液体中の物体を画像として再現することができるようになった．
- 1942年にDussik KTが超音波を医学診断に用い始め，1960年代にはDonald Iが産科領域への応用を始めると，経腟法の開発やドプラ法の応用が加わり，1980年代後半には医療機器として実用化されるに至った．

2. 画像の原理

- 探触子（プローブ）から可聴域を超える数MHzのパルス状超音波を生体内に放射し，反射波を同じプローブで受信する．このAモード信号に，反射強度を輝度として表示する処理を加え，さらにプローブを移動して得られた情報を重ね合わせることにより二次元画像を構築することができる．これをBモードという．
- 現在の主流は，平面上に配列された多数の振動子から一定のプログラムに基づいて超音波ビームを走査する電子走査法で，可動部がないため寿命が長い，電子的に超音波ビームを収束できるなどの特徴がある．

3. 婦人科領域における応用

- 日本は超音波診断装置が最も普及している国の1つである．超音波断層法はベッドサイドで手軽に施行でき，動いている対象の観察に適しているため，腹腔内臓器や心血管，そして産科領域のスクリーニング検査に広く応用されている．日本はまた超音波診断装置以上にMRIやCTが普及してい

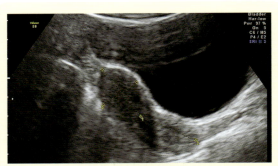

図1　充満した膀胱を通して観察する子宮． 経腹超音波断層法，矢状断像．

る国でもあり，特に悪性腫瘍が疑われる症例についてはMRIやCTで質的診断を行い，その後の定期的な経過観察に超音波断層法が用いられることが多い．
- 経腹法で骨盤臓器を観察する場合は膀胱充満を行う（図1）．膀胱充満によって腸管が圧排され，膀胱を通して骨盤内臓器の観察が可能になる．腹壁に達するほど腫大した子宮や卵巣であれば膀胱充満の必要はない．妊娠子宮が腹壁に接している場合も膀胱充満は不要である．
- 産婦人科領域に特有の観察方法である経腟法は，体腔内プローブの一種である経腟プローブを用いることにより，より高い周波数を用いて分解能の高い鮮明な画像を得ることができる．経腟法の場合は排尿後の観察が望ましい．
- 経腟法は双合診所見との対比も容易で，有用性の高い手技ではあるが，内診に準じた設備と，患者のプライバシーを守る配慮が必要である．また，小児や性交経験のない女性には施行できない．経腟法で大きな腫瘤の全体像を把握することは難しく，腹部の触診で触れることのできる腫瘤は経腹

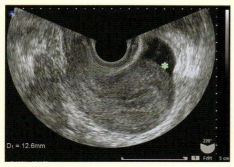

図2 排卵直後の子宮．後屈し内膜は肥厚している．ダグラス窩にエコーフリースペース（＊）が認められる．経腟超音波断層法，矢状断像．

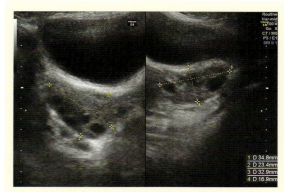

図3 性成熟期女性の正常卵巣．経腹超音波断層法，横断像．

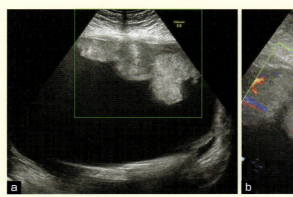

図4 卵巣漿液性嚢胞腺癌．a：B-モード，b：カラードプラ法（aの□部分）．

法で観察するべきである．

a）子宮

- 子宮は経腟法を用いることにより容易に観察できる（図2）．経腹法での観察には膀胱充満を要するが，後屈子宮では観察困難である．
- 子宮筋腫は筋層内の境界明瞭な類円形の腫瘤として描出される．変性した漿膜下筋腫は卵巣腫瘍との鑑別を要する．子宮腺筋症は境界不明瞭な子宮筋層の肥厚と内部の斑紋状エコー，および子宮内膜との境界の消失が特徴的である．
- 閉経後女性における子宮内膜の肥厚あるいは液体貯留像は，子宮内膜増殖症や子宮内膜癌を示唆する重要な所見である．ダグラス（Douglas）窩の液体貯留は腹水または腹腔内出血を示唆する．
- 胞状奇胎の診断には超音波断層法が第一選択となる．

b）卵巣

- 性周期を有する女性の正常卵巣は，子宮の左右背側に，卵胞を有する比較的低エコー，境界明瞭なアーモンド型の構造として観察される（図3）．閉経後女性における卵巣の同定は経腟法でも容易ではない．
- 性周期を有する女性にみられる単房性で壁が平滑な嚢胞の多くは機能性である．
- 卵巣腫瘍はかなりの大きさになっても自覚症状が乏しいため，巨大な嚢腫は腹水と見誤られることすらある．壁の不整や充実部を有する腫瘤では悪性卵巣腫瘍を疑う（図4a）．カラードプラ法により充実部の血流を評価することは悪性卵巣腫瘍を鑑別するうえで有用である（図4b）．

c）卵管

- 経腹あるいは経腟超音波断層法で正常の卵管を観察することは困難である．液体が貯留した卵管は容易に同定できるが，卵巣との鑑別を要する．

（大場　隆）

C CT

> **ポイント**
> - 婦人科領域におけるCTの役割は，経腟超音波検査やMRIの進歩，普及により変化してきた．
> - CTは空間分解能が高く，脂肪，石灰化の検出に優れているという利点がある．
> - 卵巣，乳腺などの放射線被ばく線量を念頭において，被ばくのない他の検査方法を考慮し，難しい場合は撮像範囲や条件を適切に設定したCT検査を行う．

1. 開発の歴史

- CTの歴史は1951年に名古屋大学の高橋信次教授が回転横断撮像法を発表したことに始まる．画像の処理はアナログ方式であったために四肢骨の横断画像を得ることにとどまった．
- 臨床において使用可能なCTは1970年代に始まり，英国EMI社のHounsfield GN（CT値の単位HUに名が残る）によって世界初の実用X線CTが作られ，1972年に臨床での使用が始まった．スキャン時間は当初20分に及び，動きの少ない頭部に適応が限定された．
- 日本ではEMI Scanner MK-1が1975年に初めて設置されたのを皮切りに全国に急速に普及し，1978年には全身CTスキャナーが完成し，同年にはCTに保険点数が適用された．
- 1987年に藤田保健衛生大学（現藤田医科大学）が東芝社（現キヤノンメディカルシステムズ社）と共同でヘリカルCTの世界初の画像化に成功した．
- その後各社で多列検出器型CTが続々と発表され，1999年に4列，2000年に8列，2002年に16列，2004年に64列，2008年に320列のCTが開発され現在に至っている．検出器の列数が多いほどスキャンできる範囲が広くなり，同じ撮像範囲ではより早く，より空間分解能の高いスキャンが可能となる（図1）．

2. 低線量ソフトの開発

- 腹部骨盤CTでは，通常は10mSvの被ばく線量であるが，近年，画像処理ソフト（逐次近似再構成法）により低線量で撮像することが可能になりつつあり，肺がん検診などで積極的に用いられている．

3. わが国におけるCT診断の現状と問題点

- 日本人の1人あたりの年間の公衆被ばくは2.4mSvで，医療被ばくも同程度でありその約半数をCT，残りを単純X線や核医学が占めている．単純X線の件数が圧倒的に多いことを考えると件数あたりのCTの被ばく線量は少なくない．
- 日本人の1人あたりのCT被ばく線量は2位のドイツ人の約3倍であり，被ばくについては将来の対策が必要となるであろう．
- このCTの被ばくを適正化するためには，CTの適応の厳密化（単純X線で診断できる疾患は多い）と，撮像範囲を必要最小限に縮小することが必要である．骨盤疾患で胸部CTが追加される傾向があり，乳腺を撮像範囲に含む胸部CTは婦人科患者では特に慎重になる必要がある．

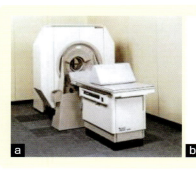
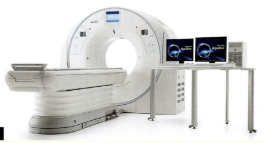

図1　CT機器の変遷．
a：1978年．頭部専用CT，b：2018年．160列マルチスライスCT（キヤノンメディカルシステムズ社より提供）．

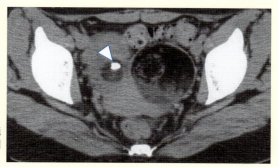

図2 両側卵巣成熟嚢胞性奇形腫. 20歳代. 単純CT. 両側卵巣に脂肪濃度を含む腫瘤が認められ, 右側には粗大な石灰化を有する(▷).

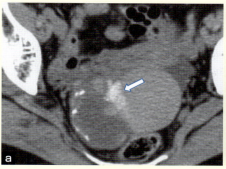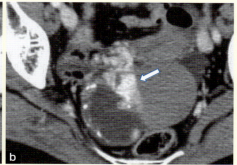

図3 卵巣甲状腺腫. 60歳代. a:単純CT, b:造影CT. 多房性嚢胞性腫瘤が認められ, 一部は単純CTで高吸収を呈し, 造影される(⇨). ヨード含有が示唆される.

4. 婦人科領域における応用

a) 石灰化

- 婦人科領域の診断にはMRIの有用性が高いが, 石灰化や脂肪を有する病変はCTが有用である.
- 子宮で石灰化をきたす疾患は筋腫が代表的である. 変性後の経年的な変化であり, 日常臨床でみかける頻度は高い.
- 卵巣では胚細胞腫瘍, なかでも成熟嚢胞性奇形腫がその代表であり, 歯牙や骨組織を含む充実性成分は粗大な石灰化として認められる(図2). その他の胚細胞腫瘍でも結節状あるいは粗大な石灰化がみられ, 卵巣甲状腺腫ではヨードを含む高吸収値の甲状腺組織がみられる(図3).
- 卵巣漿液性癌では, 病理組織学的に砂粒小体と呼ばれる微細な石灰化がみられることがあり, 粘液性腫瘍では嚢胞壁や隔壁に石灰化がみられることがある.

b) 悪性腫瘍の病期診断

- CTは撮像範囲が広いのでリンパ節転移, 遠隔転移, 腹腔内播種の診断に有用であり(図4), 尿路, 腸管など広範囲に及ぶ周囲臓器と腫瘍との位置関係も明瞭に描出できる.

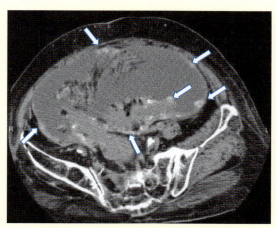

図4 腹膜癌. 70歳代. 単純CT. 多量の腹水が認められ, 大網および腹膜に石灰化を含む軟部腫瘤が多発している(⇨).

c) 急性腹症

- 妊婦においては超音波検査が第一選択であるが, 確定診断が得られない場合はMRI, やむを得ない場合は妊娠週数や被ばく線量を考慮したうえでCTによる緊急の診断とそれに続く治療が優先されることもある.

(鳴海善文)

Ⅰ章　画像診断のモダリティ

D MRI

ポイント
- MRIは生体の水あるいは脂肪に含まれるプロトン(H^+)の有する磁石としての性質（スピン）を利用して，生体を画像化するもので，さまざまなパルス系列を駆使することによって良好な画像のコントラストを得ることができる．
- 通常，T1強調像とT2強調像を撮像し，組織の推定を行う．多くの病変は水分が多いためT1強調像で低信号，T2強調像で高信号であるが，脂肪や出血はT1強調像でもT2強調像でも高信号である．
- また，婦人科領域では造影検査や拡散強調像も有用である．

1. 開発の歴史
- 磁場にさらされた荷電粒子に対して特定の周波数の電磁波（RFパルス）を与えるとスピンは共鳴し，励起され，ゆっくりと元の状態に戻っていく（緩和と呼ばれる）．この一連の現象は1946年にBloch FとPurcell EMらによって発見され，核磁気共鳴（nuclear magnetic resonance：NMR）現象と呼ばれた．当初はもっぱら化学の構造解析に利用されていたが，1973年にLauterbur PCによって核磁気共鳴現象を使った断層像を得ることに成功した．
- MRIは，1980年代に入って臨床的に実用化され，撮像の高速化，アプリケーションの多様化が急速に進んだ．当初は磁場強度の低い装置も用いられていたが，現在では1.5T（テスラ）や3Tなどの高磁場の超伝導の装置が主流となっている．

2. 画像の原理
- MRIは生体内に含まれるプロトンのNMR現象を利用して，生体を画像化する方法である．プロトンの磁石としての性質をスピンと呼ぶ．
- MRIにおいては，プロトンの数（量）のみならずプロトンの置かれた環境（緩和）なども画像のコントラストに影響するため，画像のコントラストは複雑である．
- 静磁場の中に入ったプロトンにRFパルスを加えるとスピンは励起され，横方向に倒れる．その後ゆっくり元に戻る．この戻りやすさの指標が緩和である．
- 緩和はベクトル的に縦方向（T1緩和）と横方向（T2緩和）に分けて考えることができる．T2緩和によって横方向の成分は急速に消失するのに対して，T1緩和の縦方向の回復はゆっくり起こる．縦緩和を強調した画像がT1強調像で，横緩和を強調した画像がT2強調像である．このT1，T2緩和は物質によって異なるため，画像のコントラストを得ることが可能である．
- spin echo（SE）法はMRIの基本となる撮像法で，最も多用されている．90°パルスと180°パルスを印加してエコー信号を得る．最近では多数の180°パルスで複数のエコーを得て撮像時間を短縮した高速SE法が用いられることが多い．

3. 婦人科領域における応用
- 婦人科領域では通常の高速SE法によるT1，T2強調像ならびに脂肪の信号を抑制する脂肪抑制像を撮像して，組織の推定を行う（図1, 2）．
- 造影検査と拡散強調像も重要である．
- MRIで最も頻繁に用いられる造影剤はガドリニウム（Gd）キレート造影剤で，Gd^{3+}の強力なT1短縮効果を利用したものである．造影剤は血流に乗って病変に到達し，細胞外液に非特異的に分布する．造影剤によって，子宮であれば良好に増強される筋層と造影効果の弱い腫瘍を区別したり（図3），卵巣腫瘍の充実部の検出が可能となる．
- 液体の分子はランダムに運動しており，ブラウン（Brown）運動と呼ばれ，その程度は粘度，温度，組織構築などに影響される．拡散強調像は拡散検出磁場を付加して水の動きの大きいもの（拡散の大きなもの）の信号を低下させ，動きの小さい組織（拡散が小さな組織）を相対的に光らせることで，梗塞や腫瘍，膿瘍などから高い信号を得る方法である．婦人科領域では腫瘍の検出や治療効果判定に有効である．

（山下康行）

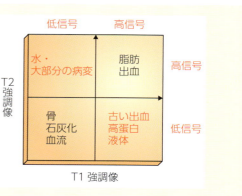

図1　画像コントラスト．MRIにおいては基本的にT1強調像とT2強調像を撮像する．水はT1強調像で低信号（黒っぽい），T2強調像で高信号（白っぽい），脂肪はT1強調像でもT2強調像でも高信号（白っぽい）である．信号強度の組み合わせ（高信号か低信号かで4通り）によって組織が推定可能である．

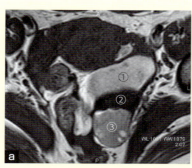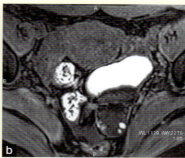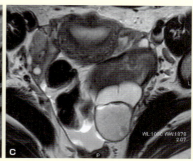

図2　左側付属器の腫瘤．20歳代．MRI（a：T1強調像，b：脂肪抑制T1強調像，c：T2強調像）．
①T1強調像で高信号，脂肪抑制で抑制されず，T2強調像で低信号で陳旧性の出血（血腫）→子宮内膜症性嚢胞（チョコレート嚢胞）．
②T1強調像で低信号，T2強調像で高信号→嚢胞．
③T1強調像で高信号，脂肪抑制で抑制あり，T2強調像で高信号で脂肪→奇形腫．

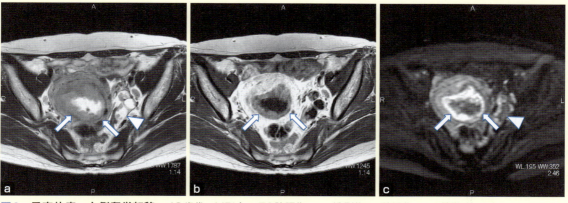

図3　子宮体癌，左側卵巣転移．40歳代．MRI（a：T2強調像，b：造影後T1強調像，c：拡散強調像）．
a：子宮は腫大し，子宮内腔に不整な腫瘤が認められる（⇨）．左側付属器にも壁不整を伴った嚢胞性腫瘤がみられる（▷）．
b：造影で正常の筋層は強く造影されているが，腫瘍部の増強効果は低く，腫瘍と正常部のコントラストは大きい（⇨）．
c：拡散強調像では癌部は高信号を呈し，内部の壊死部は低信号である（⇨）．左側付属器の壁不整部も高信号を呈し，腫瘍の存在が示唆される（▷）．

I章　画像診断のモダリティ

E PET/CT，PET/MRI

ポイント

◆ FDG（18F-fluorodeoxyglucose）を用いたPET検査は婦人科腫瘍を含めた悪性腫瘍の診断に欠かせないモダリティとして認知されている.

◆ 糖代謝情報を元に腫瘍の活動性を評価することができるとともに，全身を一度の検査で俯瞰的に評価できる特長がある.

◆ PET/CT装置を用いた検査が基本であるが，近年登場したPET/MRI一体型装置はMRIとPETの融合画像を同時収集することができ，婦人科腫瘍の評価において有用なツールとなる.

1. 開発の歴史

◆ PETは単独装置として開発され臨床応用されてきたが，画像を生成する工程の1つである吸収補正のためのデータ収集を，外部線源を用いて別に行っていたため，撮像時間が長くなることが問題であった.

◆ その後，PET/CT一体型装置が開発されたが，これにより撮像時間の非常に短いCT像を用いて吸収補正を行うことができ，撮像時間が短縮されたとともに，解剖学的情報に富むCTとPETを融合させて診断を行うことができ，PETによる画像診断は大きく進歩した.

◆ 一方，PET装置の構成要素の1つである光電子増倍管は磁場の影響を受けやすく，MRI装置などの近傍で収集を行うとPET像に強い歪みを生じることが知られていた. このため従来PETとMRIを一体化することは困難であったが，半導体を用いて光電子増倍を行うことにより，磁場に強く時間分解能の高いPET検出器が開発され，MRI装置の中にPET装置を組み込むことが可能となった.

2. 画像の原理

◆ PETは18Fなどの陽電子放出核種を用いた核医学診断法の1つである. 99mTcを代表とする単光子放出核種を用いた核医学検査（single photon emission computed tomography：SPECT）と異なり，放出された陽電子が電子と結合して消滅する際に180°方向に生じる同一エネルギー（512 keV）の放射線を，同心円状に配置された検出器で同時計数することにより画像を得る. これにより，単光子放出核種よりも感度，空間分解能，定量性が高く，腫瘍の評価において広く利用

されるモダリティとなった.

◆ PET/CT装置は一体型の装置であるが，撮像の順序としてまずCT像を短時間で撮像し，その後PETを時間をかけて（全身撮像の場合15～20分程度）収集する. 一方，PET/MRI装置はPET像とMR像を同時に収集できるため，最短時間で両モダリティを得ることができるとともに，PET/CTと比べて融合画像の精度が非常に高い. 特に骨盤領域においては，従来PET/CTでは経時的な膀胱の拡張や消化管の蠕動運動などによる位置ズレを生じていたが，PET/MRIでは非常に高い精度の融合画像を得ることができ，婦人科領域の診断において有用である（図1）.

3. 婦人科領域における応用

◆ PETは婦人科腫瘍を含めた，あらゆる悪性腫瘍の評価において有用であり，その初期診断，転移再発診断において非常に重要な役割を有する. 他の画像診断法と異なり，FDG-PETを用いた場合は糖代謝情報を得ることができ，腫瘍のバイアビリティ（viability）評価が可能である. 子宮頸癌および体癌，卵巣癌など，婦人科腫瘍はいずれもFDG-PET/CT，PET/MRIの保険適用疾患であり，その病期診断，転移・再発診断に用いられる. 糖代謝の多寡を測ることができるため，治療効果判定にも有用であることが知られているが，十分なエビデンスはいまだ得られておらず，この目的での保険適用は2019年7月現在認められていない. 今後のさらなる検討が待たれる.

◆ 近年開発されたPET/MRI一体型装置はPET像とMR像を同時収集することが可能で，高いコントラスト分解能を有するMR像に，糖代謝情報を有するPET像を非常に高い精度で融合させるこ

10　I章　画像診断のモダリティ

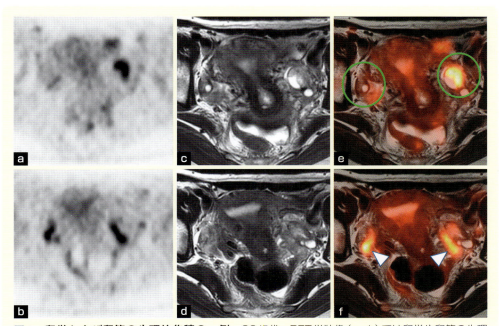

図1 卵巣および卵管の生理的集積の一例. 30歳代. PET単独像 (a, b) では卵巣や卵管の生理的集積と, 尿管中の尿へのFDG排泄, リンパ節転移など腫瘍への集積などとの鑑別が困難であるが, コントラストに富むMRI T2強調像 (c, d) と同時収集することにより高い精度で融合画像を作成可能で, 排卵側の卵巣 (e ○ 左側) および両側卵管 (f ▷) への生理的集積の把握が容易である.

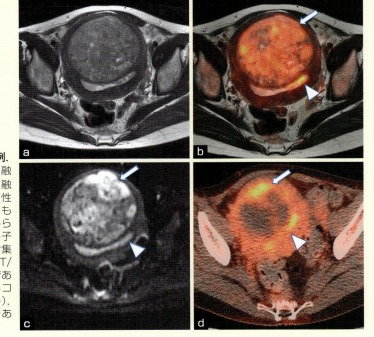

図2 子宮肉腫と子宮内膜癌の合併症例. 50歳代. MRI T2強調像 (a), PET/MRI融合像 (b), MRI拡散強調像 (c), PET/CT融合像 (d). MRI上みられる子宮体部の腫瘍性病変に一致してFDG集積が認められるとともに (b, d ⇨), 同部に一致して拡散制限がみられる (c ⇨). PET/MRIでは同時にみられる子宮内膜癌への集積を内膜面に一致した異常集積として容易に同定可能だが (b ▷), PET/CTでは子宮肉腫への集積との区別が困難である (d ▷). なお, 内膜癌は拡散強調像でもコントラストに乏しく指摘困難であり (c ▷), PET/MRIの有用性が示されている症例である.

とができる. 比較的新しいモダリティであるため, 十分なエビデンスは得られていないが, MRIによる評価が重要な婦人科領域においてその有用性が期待されている (図2).　　　　(野上宗伸)

COLUMN

画像検査に伴う放射線被ばく

婦人科領域は，女性生殖器を取り扱う診療科として，小児科とならんで画像検査における放射線被ばくに関して神経質となる領域である．しかし，腫瘍疾患を扱うにあたって最も重要な点は，適切な治療方針を立てるに足る情報を得ることである．被ばくを恐れるあまりに画質が劣化して十分な情報が得られない検査となれば，その検査による被ばくはまったくの無駄となってしまう．とはいえ，診断を行うに必要以上の被ばくは必要ない．

その目安として診断参考レベル（diagnostic reference level：DRL）という数値が示されている（表1，2）．CTの場合，ある標準的な撮像を行ったときに装置が示すCTDI$_{vol}$（volume computed tomography dose index），DLP（dose length product）という被ばく線量の数値を多くの施設から多数集め，その75パーセンタイルを目安として定めたものである．DRLよりも高い数値の施設は，世間の上位1/4に入る高い被ばくの撮像を行っていることになり，撮像条件設定に見直す部分がないかを検討する．

DRLはある時点での世間一般の被ばく線量の傾向により導かれる値であるため，機器，技術の進歩により変わっていくべき値である．単にこの値より低ければ良い，高ければ悪いというものではなく，自施設の撮像条件を見直す基準，目安として使うべきであり，各施設の診療放射線技師，放射線科医と依頼医である婦人科医とが，この検査で何をどこまで診断する必要があるのか，共通認識を持っている必要がある．

最近のCTでは，逐次近似（応用）再構成法という画像再構成法の進歩により，従来の画像再構成ではノイズが多く粗い画像しか得られなかったような低線量撮像データから，ノイズの少ない高画質の画像を得られるようになっている．画像の風合い（テクスチャ）が若干変わってしまうこともあるが，診断能の低下をきたさないのであれば，このような画像にも慣れていく必要があるだろう．

表1　成人CTの診断参考レベル

	CTDI$_{vol}$（mGy）	DLP（mGy・cm）
頭部単純ルーチン	85	1,350
胸部1相	15	550
胸部〜骨盤1相	18	1,300
上腹部〜骨盤1相	20	1,000
肝臓ダイナミック	15	1,800
冠動脈	90	1,400

標準体格は体重50〜60kg，ただし冠動脈のみ体重50〜70kg
肝臓ダイナミックは，胸部や骨盤を含まない
（医療被ばく研究情報ネットワーク（J-RIME）ほか：最新の国内実態調査結果に基づく診断参考レベルの設定（平成27年6月7日），2015，p.5）

表2　婦人科腫瘍に関わる核医学検査の診断参考レベル

検査および放射性薬剤	DRL（MBq）
骨：^{99m}Tc-MDP	950
骨：^{99m}Tc-HMDP	950
腫瘍検査：院内製造された^{18}F-FDG	240
腫瘍検査：デリバリーされた^{18}F-FDG	240

（医療被ばく研究情報ネットワーク（J-RIME）ほか：最新の国内実態調査結果に基づく診断参考レベルの設定（平成27年6月7日），2015，p.6-8一部改変）

また，不必要なダイナミック造影検査を避けることも重要である．単純，動脈相，門脈相などの多時相の撮像が慣習的に依頼されることがある．例えば乏血性の転移性肝腫瘍は，肝実質が最も強く造影される門脈相で最も良好に描出されるため，動脈相を追加する必要はないことが多い．婦人科腫瘍疾患でダイナミック造影CTが必要となる場合はまれである．

さらに撮像の範囲も重要である．肺転移の可能性がほぼない病変においてもルーチンで胸腹部CTを撮像することは，不必要な胸部への被ばくとなる．

（高橋　哲）

Ⅱ章　女性骨盤臓器の発生・解剖・組織構築と生理変化

II章 女性骨盤臓器の発生・解剖・組織構築と生理変化

A 骨盤腔・後腹膜腔

ポイント
- 骨盤腔は，胚内体腔から心膜腔，心膜腹膜管とともに区分される．
- 後腹膜腔は，腹膜腔と漿膜により隔てられ，形成される．
- 骨盤は仙骨，寛骨および尾骨で構成され，上部の大骨盤と下部の小骨盤に分けられ，通常は後者を骨盤腔という．
- 骨盤内の血行は，左右総腸骨動脈から分岐した左右内外腸骨動脈の動脈系と左右内外腸骨静脈が流入する左右総腸骨静脈の静脈系で構成される．
- 生理的腹水と病的腹水との鑑別は，量だけではなく，月経周期などの内分泌環境も考慮して検討することが大切である．

1. 発生

- 胎生3週に側板中胚葉は，外胚葉と接着する壁側板中胚葉と内胚葉と接着する臓側板中胚葉の2層に分離する．この2つの側板中胚葉に形成された空間は，胚が弓状に折りたたまれて癒合すると，胚内体腔となる（図1）．
- 胎生4週に胚内体腔は，心膜腔，心膜腹膜管および腹腔（含骨盤腔）の3つに区分される．
- 背側腸間膜につるされた腹部内臓（腸管）は腹膜腔内臓器と呼ばれるが，腹膜腔とは漿膜で隔てられた腔［腹膜後（retroperitoneal），後の後腹膜腔］に位置する臓器（腎臓など）は腹膜後器官と呼ばれる．
- 腹膜後は，腹膜腔からみて後ろにあることを意味し，体腔の後壁に位置するというわけではない．
- 当初，背側腸間膜につるされていた上行・下行結腸などは後に体壁と癒合し腹膜後器官のようになる．
- 胎生18日に胚盤の臓側板中胚葉で血管形成が開始される．
- 第5腰節間動脈の枝である内腸骨動脈は臍動脈と結合し，骨盤内臓器の血管形成に関与する．外腸骨動脈は第5腰節間動脈の新たな枝として発達し，下肢の血液供給のほとんどを賄うようになる．
- 第5腰節間動脈の根部は，のちに総腸骨動脈と呼ばれるようになる．

2. 解剖・組織学

- 骨盤は仙骨，寛骨（腸骨，恥骨，坐骨）および尾骨で構成されている（図2）．
- 骨盤は，岬角から寛骨内面を通って恥骨結合の上縁を経由する分界線によって，上部の大骨盤と下部の小骨盤とに分けられる．通常は，小骨盤のこ

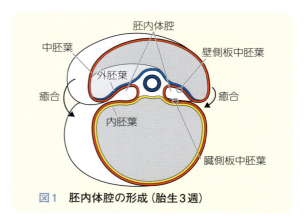

図1　胚内体腔の形成（胎生3週）

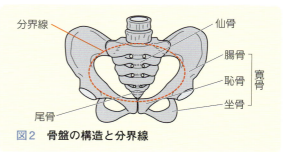

図2　骨盤の構造と分界線

とを骨盤腔という．
- 後腹膜腔は，腹膜と背側の後腹壁との間隙であり，腎臓，膵臓，十二指腸，上行・下行結腸などの後腹膜臓器および結合組織がある（図3）．
- 骨盤内の血行は，腹部大動脈から分岐した左右総腸骨動脈，さらに分岐した左右内外腸骨動脈の動脈系（図4）と左右内外腸骨静脈が流入する左右総腸骨静脈の静脈系で構成されている．
- 内腸骨動脈は，①下肢への枝（閉鎖動脈），②臓器への枝（上膀胱動脈，子宮動脈，中直腸動脈など），③陰部への枝（内陰部動脈）に分けられる．

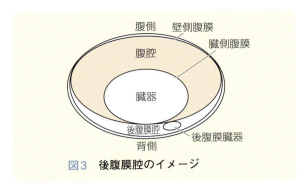

図3 後腹膜腔のイメージ

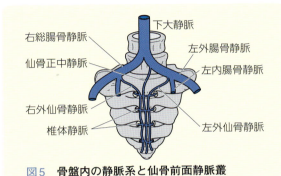

図5 骨盤内の静脈系と仙骨前面静脈叢

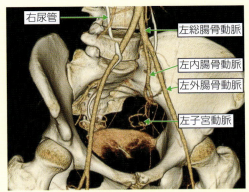

図4 骨盤内動脈系の3D-造影CT像（右前斜位）

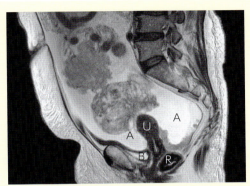

図6 著明な腹水貯留．60歳代．MRI T2強調像 矢状断．卵巣癌と診断された．骨盤腔内から腹部全体に高信号の腹水が描出されている（B：膀胱，U：子宮，R：直腸，A：腹水）．

- 内腸骨動脈は胎生期の臍動脈の遺残である側臍靱帯となって最終的に閉塞する．
- 静脈系で留意すべきポイントは仙骨から流入する静脈群で，仙骨前面静脈叢と呼ばれ，術中出血に注意すべき重要部位である（図5）．
- リンパ管は血管に沿って存在する．卵巣動静脈や上直腸動静脈に沿って直接傍大動脈リンパ節に至る経路と，子宮から外側方向の基靱帯を経て，外腸骨リンパ節，閉鎖リンパ節，内腸骨リンパ節，総腸骨リンパ節などの骨盤内リンパ節へ至り，その後，傍大動脈リンパ節に至る経路の2系統が代表的である．
- 骨盤神経叢は網目状の自律神経叢である．交感神経系では上下腹神経・仙骨内臓神経，副交感神経系では骨盤内臓神経で構成される．
- 上下腹神経は腹部大動脈に沿って下行し，大動脈分岐部近傍で左右に分かれて下腹神経となる．
- 女性骨盤内の支持組織としては，まず子宮に関しては，子宮側方から発し子宮体部を左右に支持するのが子宮円靱帯（子宮円索）である．しかし，最も重要な子宮の支持組織は，子宮頸部および腟上部から骨盤壁に至る筋膜群で，子宮側方から骨盤側壁に至る基靱帯，この前方の膀胱子宮靱帯，この後方から仙骨に至る仙骨子宮靱帯の3つに分

けられる．卵巣に関しては，卵巣固有靱帯，骨盤漏斗靱帯（卵巣動静脈）および卵巣間膜によって骨盤壁に固定されている．

3. 生理変化と画像

- 腹水の存在は婦人科腫瘍，特に悪性の場合に重要な意味を持つことがある．ただし，腹水イコール病的な状態ではない．健常者でも30〜50mL程度の「生理的腹水」が認められることがある．特に内分泌的に成熟期にある女性では，月経周期に連動して腹水が増減することがあるので，慎重な評価が求められる．逆に閉経後の腹水は病的な意味合いが強くなるので，全身の精査が必要である．
- 腹水の評価には経腟超音波検査が有用である．少量でも描出可能で，子宮内膜の同時評価で月経周期における腹水の評価も可能である．
- MRIによる腹水の評価は，T2強調矢状断像で行うのがわかりやすい．ダグラス（Douglas）窩を中心に高信号で描出される（図6）． （寺内文敏）

Ⅱ章　女性骨盤臓器の発生・解剖・組織構築と生理変化

B　子宮頸部

ポイント

- 胎生期の一対のミュラー（Müller）管は癒合し，子宮体部とともに子宮頸部をつくる.
- 子宮頸部は子宮腟上部と子宮腟部に区分され，その中心を子宮内腔と腟腔をつなぐ子宮頸管が貫く.
- 子宮腟部は扁平上皮で，子宮頸管は円柱状の腺上皮で覆われる．これら2つの上皮が移行する部位は，扁平-円柱上皮境界（squamo-columnar junction：SCJ）と呼ばれる.
- SCJは，性成熟期では外子宮口より外側に位置していることが多く，加齢とともに子宮頸管側に向かい，閉経後では子宮頸管内に位置する.
- 子宮頸管は，精子の通路として，また，分娩時には児の娩出路として機能する．一方で，上行感染のルートにもなり得る.
- MRIのT2強調像では，子宮頸管は高信号，子宮頸管腺領域と扁平上皮直下は中等度信号，内部の間質は低信号を呈する.

1.　発生

- 発生学上，子宮頸部は後述する子宮体部と同様にミュラー管に由来する．すなわち，胎生期に左右に分かれている一対のミュラー管が癒合し，1つの子宮体部と子宮頸部を形成する（Ⅱ章C. 子宮体部参照）.
- ミュラー管はホメオボックス遺伝子A（*HOXA*）群の発現に従って，上皮系は子宮頸管腺細胞，子宮頸部ならびに腟（上1/3）の扁平上皮細胞へと分化する．また，間葉系は子宮頸部の線維芽細胞や平滑筋細胞などの間質細胞へと分化する.

2.　解剖

a) 子宮頸部

- 子宮は，性成熟期女性の場合，長さ約7cm，底部の幅4〜5cmで，膀胱と直腸の間に位置する．子宮頸部は，子宮の下約1/3で，子宮全体の形を西洋梨で例えると，上下逆向きにして，径の細い部分に相当する（図1）.
- 子宮頸部は，子宮腟上部と子宮腟部に分けられる．子宮腟部は，腟内にドーム状に突出し，腟円蓋につながる（図1a）.
- 腹腔内に突出する子宮体部と前方の膀胱との間の凹み部分を膀胱子宮窩と呼ぶ．子宮頸部は腹腔外にあり，膀胱の一部と直に接している（図1a）.
- 子宮頸部後方では，子宮体部漿膜から連続する子宮頸部背側の骨盤腹膜と直腸漿膜によって形成される凹みがあり，これを直腸子宮窩［ダグラス（Douglas）窩］と呼ぶ．直腸子宮窩は，腹腔内の

最も深部となる部位である（図1）.

b) 子宮頸部に流入出する主要血管

- 内腸骨動脈より分枝する子宮動脈は，子宮側方で尿管と交差した後に内子宮口の高さで上行枝と下行枝に分かれる（図2, 3）.
- 子宮頸部からの静脈は子宮側方の子宮静脈叢に入り，浅ならびに深子宮静脈を経て内腸骨静脈に還る．深子宮静脈は途中で膀胱静脈と合流し，基靱帯内の主たる血管となる（図2, 3）.

c) 子宮頸部を支持する靱帯

- 子宮頸部の両側から足（腟）側方に向かい膀胱に連なる膀胱子宮靱帯があり，尿管はこの靱帯の前層と後層に包まれる"トンネル"内を走行し，膀胱につながる（図3a, b）．膀胱子宮靱帯の後層は頭側下方で深子宮静脈を含む基靱帯と連なる．この後層内には膀胱静脈叢とその足側には膀胱に向かう神経叢が存在する（図3c）.
- 子宮頸部の両側方で，骨盤側に向かう基靱帯が存在し，これは子宮頸癌の重要な進展経路として知られる．基靱帯の上方（腹側）には血管群が，下方（背側）には骨盤神経叢が存在する（図2）.
- 子宮頸部の後方（背側）の両側には，仙骨から直腸の外側を周り，子宮頸部をつなぐ仙骨子宮靱帯があり，その深部にはこの靱帯に連続する直腸と腟をつなぐ直腸腟靱帯が存在する.

d) 子宮頸部の主要リンパ経路

- 子宮頸部側方では，深子宮静脈に沿った基靱帯リンパ節，内腸骨動静脈に沿った内腸骨リンパ節，

16　　Ⅱ章　女性骨盤臓器の発生・解剖・組織構築と生理変化

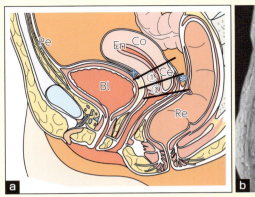
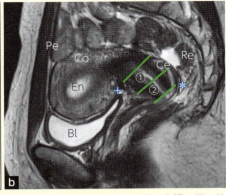

図1　子宮頸部の解剖学的位置．a：女性骨盤の矢状断の解剖図．子宮は膀胱と直腸の間に位置し，子宮体部は腹腔内に突出する．子宮頸部（Ce）は腹腔外（後腹膜）に位置し，腟上部（①）と子宮腟部（②）に区分され，②は腟内にドーム状に突出する．Ce前方には膀胱子宮窩（✚），後方には直腸子宮窩（ダグラス窩）（✱）が存在する．b：20歳代，性成熟期骨盤のT2強調像 矢状断．骨盤の矢状断におけるMR像においても，aの解剖図と同様な各臓器の位置関係が確認される．また，Ceは，子宮頸管内貯留液による高信号領域の周囲が，中等度信号領域，そして，間質中央部の低信号領域となっている．Pe：腹膜，Bl：膀胱，Re：直腸，Co：子宮体部，En：子宮内膜．

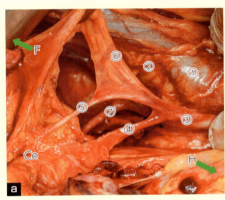
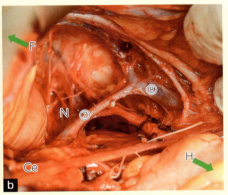

図2　子宮頸部周囲の血管（術中写真）．a：子宮傍組織の浅層部分を展開し脂肪組織を取り除いた状態で観察すると，外側に外腸骨静脈（①）と外腸骨動脈（②）がみられる．その内側にある内腸骨動脈（③）は，中枢側から順に，子宮動脈（④），上膀胱動脈（⑤）が分岐し，その後，側臍索帯（⑥）となる．④は，尿管が膀胱子宮靱帯内に入る部分で尿管と交差し，子宮頸部（Ce）に流入する．これらの血管の背側に深子宮静脈（⑦）がみられる．b：子宮傍組織の深層部分を展開し，脂肪組織を取り除いた状態で観察すると，Ceから流出する⑦は，内腸骨静脈（⑧）に連なる．⑦の背側（骨盤底側）には，骨盤神経叢（N）が認められる．F（➡）：足側，H（➡）：頭側．

閉鎖動静脈に沿った閉鎖リンパ節に至る経路と子宮動脈に沿って側後方へ流れ内腸骨リンパ節と外腸骨動静脈に沿った外腸骨リンパ節に向かう経路がある．
- 子宮頸部前方では，膀胱後方のリンパ節を経て外腸骨リンパ節に達する経路がある．
- 子宮頸部後方では，仙骨子宮靱帯に沿って仙骨リンパ節に達する経路がある．

3. 組織学

- 子宮腟部は角化を伴わない重層扁平上皮で覆われ，子宮頸管は粘液を分泌する円柱状の腺上皮で被覆され，間質に向かって頸管腺を構築する（図4a～c）．
- 扁平上皮と円柱上皮の移行部は，SCJと呼ばれ，子宮頸癌の好発部位である（図4b）．
- 性成熟期女性の多くでは，SCJは外子宮口の外側に位置しており，加齢によるエストロゲンの低下とともに頸管側へ向かって移動する（図4a, c）．子宮頸管腺の開口部が被覆され閉塞すると，分泌液が貯留し，円柱上皮が裏打ちするナボット

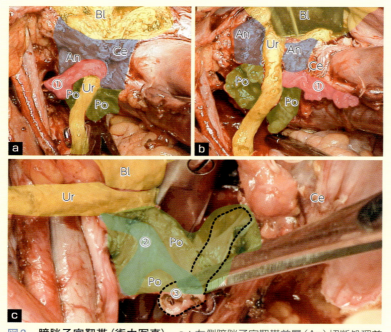

図3 膀胱子宮靱帯（術中写真）．a：左側膀胱子宮靱帯前層（An）切断処理前では，尿管（Ur）が子宮動脈（①）交差部より足側で膀胱子宮靱帯内に入るところが観察される．UrはAnと膀胱子宮靱帯後層（Po）に包まれたトンネル内を通る．b：左側An切断処理後では，Urが膀胱（Bl）につながるところが観察される．c：左側Poを，膀胱静脈（②）を含めて背側にある膀胱神経から分離させた状態では，Po内の②が深子宮静脈（③：点線）に合流するところが観察される．Bl・Ur：黄，An：青，Po：緑，Ce：子宮頸部．

（Naboth）嚢胞を形成する．

4. 生理変化

- 子宮頸管は生殖においては精子の通路として機能する．子宮頸管から分泌される粘液は性周期によりその性状および量が著しく変化し，排卵期には量と牽糸性が増加して精子の通過性が高まる．この解剖学的構造は微生物の侵入をも許容し，結果として上行感染のルートにもなる．排卵時以外においては，上行感染の防御機構として，分泌物の粘稠化，免疫グロブリンの分泌などの機能が備わっている．

- 子宮頸部は平滑筋が少なく，膠原線維に富む結合組織からなるため，妊娠中は伸展することなく，頸管は拡張せず胎児が下降しないように支持する．

- 分娩が近づくと，子宮頸部は熟化し軟らかくなり，陣痛による子宮体部の平滑筋の収縮によって子宮頸管は拡張する．児は，軟産道の一部である子宮頸管内を下降し，娩出される．

5. 画像（MRI）

- 子宮のT2強調矢状断像では，子宮頸管内は分泌液により強い高信号となる．腺管と周囲の粗な間質よりなる子宮頸管腺領域（粘膜）は，中等度の信号を示し，ナボット嚢胞は高信号を呈する．扁平上皮直下も同様に粗な間質であるために中等度の信号となることが多い．子宮頸部内部の間質組織は密な細胞と小血管より構成され，均質な低信号を示す．横断像で子宮頸部間質の明瞭な低信号の環状構造を呈し，これはstromal ring（SR）と呼ばれる．扁平上皮と円柱上皮の境界にMRI上の信号強度の差はない．腟壁の間質はT2強調像で低信号を示し，腟粘膜と分泌液は高信号となりcentral stripeを形成することから，頸部とは容易に区別可能である（図1，5）．

- MRIでは，基靱帯や膀胱子宮靱帯を含む子宮傍組織は血流の豊富な静脈叢と脂肪を反映して，T1強調像で中等度の信号，T2強調像で高信号の索状構造を呈する．造影後，基靱帯内の静脈叢は強く造影される．仙骨子宮靱帯や直腸腟靱帯は，画像上軟部組織として認められることは少ない．

〔田代浩徳，今村裕子〕

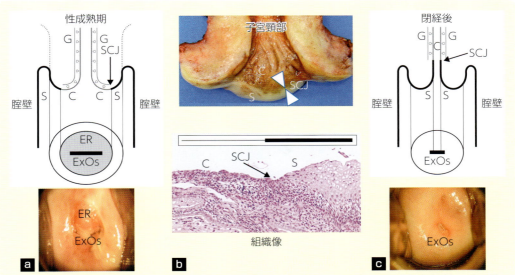

図4 子宮頸部の組織学. a:性成熟期の子宮頸部では,外子宮口(ExOs)周囲に"(仮性)びらん(ER)"が観察されることが多い.これは内分泌環境などによって,子宮頸管腺の円柱上皮(C)がExOsより外側に露出し,同部が"ER"状に見えるためである. b:"ER"の外周は顕微鏡レベルで観察すると扁平上皮(S)とCが移行する扁平上皮-円柱上皮境界(SCJ)が存在する.この部位は子宮頸癌の発生部位として知られる. c:加齢とともに,卵巣機能は低下し,外に露出していた子宮頸管腺領域(G)は退縮し,閉経後ではSCJは子宮頸管内に位置することが多い.

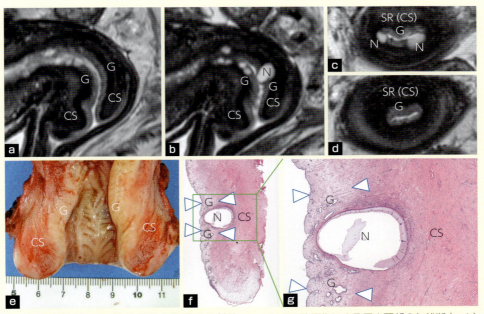

図5 子宮頸部のMR像の特徴と組織像の対比. a〜d:T2強調像による子宮頸部の矢状断(a, b)と横断(c, d). e:摘出子宮の子宮頸部. f:5時方向縦切片のHE染色のルーペ像. g:fの拡大像. MRIでは,子宮頸管は粘液の貯留により,高信号となり,子宮頸管腺領域(G:▷と◁の間)ならびに扁平上皮直下の細胞密度に乏しい部分では,中等度の信号強度を示し,間質の細胞密度に富む部分では低信号となる[CS(cervical stroma)].この低信号の部位には小血管も多く存在する.T2強調像(主として横断像)で観察される子宮頸部の短軸断面では,リング状の低信号領域[SR(stromal ring)]が観察される.これは子宮頸癌の間質浸潤の評価の際に重要となる所見である.

B. 子宮頸部

C 子宮体部（子宮内膜）

> **ポイント**
> - 一対のミュラー（Müller）管は，腹腔の起源である胎生体腔から発生し，癒合した後，ミュラー管上皮細胞から子宮内膜の構成細胞へ分化する．
> - 子宮内膜は基底層と機能層から構成され，機能層は増殖期にはエストロゲンの影響を，分泌期にはプロゲステロンの影響を受け組織学的に変化し，月経期には基底層を残して機能層が剥脱する．
> - 子宮内膜は，年齢や月経周期，性ステロイドホルモンやその製剤によって劇的変化を示す唯一の組織である．
> - 子宮内膜の画像診断では，性成熟期には周期的な変化を示し，閉経後は萎縮し菲薄化するという生理変化を常に念頭におく必要がある．

1. 発生

- 胎生3週後半に中胚葉組織中に出現する胎生体腔は，胸腔，心嚢，腹腔の起源である．
- 胎生5～6週には胎生体腔の一部が陥凹しミュラー窩が生じ上皮細胞は増殖を続け，胎生8週頃に一対のミュラー管が形成される．
- 胎生12週にはミュラー管は管腔化を伴い尿生殖洞まで延長し，左右のミュラー管は骨盤腔で癒合し1つの子宮腔，子宮頸管，腟管（上部1/3）を形成し，癒合しない頭側の一対のミュラー管が卵管となる（図1）．最終的に胎生16週頃にミュラー管の癒合が完成する．この過程で，ミュラー管上皮細胞から女性内性器の上皮が形成され，子宮内膜上皮細胞，子宮頸管上皮細胞，腟上部1/3の上皮細胞へ分化する．ミュラー管間葉細胞からは，子宮内膜間質細胞や平滑筋細胞へと分化する．
- 胎生7ヵ月より子宮内膜上皮細胞には陥凹がみられ腺管を形成し，母体や胎盤由来の性ステロイドホルモンの影響を受ける．
- 子宮内膜と腹膜は共通の胎生体腔上皮を起源とすることから，子宮内膜症の発生説の1つである体腔上皮化生説や卵巣癌の起源を卵巣表層上皮に求める説の根拠としてsecondary müllerian systemが提唱された．

2. 解剖・組織学

- 子宮は膀胱と直腸の間に位置し，子宮頸部と子宮体部に分かれる．子宮体部は組織学的には子宮内膜と平滑筋からなり，子宮内膜は腺上皮細胞と間質細胞から構成される．
- 子宮体部の大きさや形態は加齢や妊娠・分娩・産褥の時期で大きく変化するが，そのほとんどは子

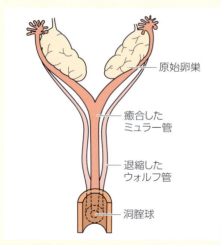

図1　胎生期におけるミュラー管の癒合（胎生10週）． 癒合したミュラー管は，子宮腔，子宮頸管，腟管（上部1/3）を形成し，癒合しない頭側の一対のミュラー管が卵管となる．洞腔球は腟管（下部2/3）を形成する．ウォルフ管は退縮する．

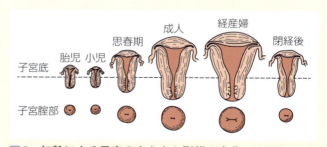

図2　加齢による子宮の大きさや形態の変化． 胎児期，小児期，思春期，成人を経て閉経後まで，子宮頸部に対する子宮体部の比率は変化する．

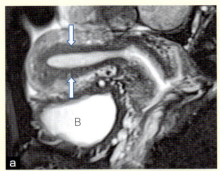

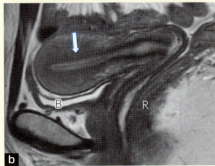

図3　**月経周期による内膜の変化**（a：20歳代．月経周期20日目，b：20歳代．月経周期3日目）．MRI T2強調像　矢状断．aでは子宮内膜は厚く高信号を呈する．筋層は中等度高信号で，junctional zoneの低信号領域（⇨）と明瞭に区別できる．別症例のbでは月経直後のため，子宮内膜は菲薄化し高信号の程度も弱い．筋層とjunctional zoneとの区別は，aほどはっきりしない（B：膀胱，R：直腸）．
（図3aは獨協医科大学 楫　靖教授ご提供）

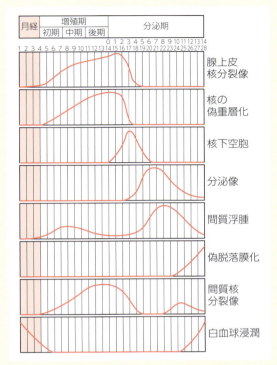

図4　**月経周期における子宮内膜の組織学的変化**．月経周期の決定において，8つの所見の変化が重要である．
（Noyes RW, et al. Obstet Gynecol Surv 1950；5：561-564を改変）

宮筋層の変化によるものである（図2）．この大きさや形態の生理変化には，性ステロイドホルモン，特にエストロゲンが関連する．

- MRIにおける子宮の解剖学的構造の評価には，T2強調像による評価が重要である．子宮体部は，T2強調像により，高信号を呈する子宮内膜，低信号を呈するjunctional zone，中等度信号を呈する子宮筋層の3層構造を示す（図3）．

- 子宮内膜は，基底層と機能層から構成される．基底層は，子宮筋層に接し性ステロイドホルモンによる周期的変化をほとんど受けない．一方，機能層は子宮内膜の大部分を占め，性ステロイドホルモンの影響を受けながら周期的変化を示す．そのため，画像検査による子宮内膜の評価は，月経周期や性ステロイドホルモンの影響を考慮する必要がある．

- 子宮内膜の組織学的変化は，Noyes RWらにより

卵巣の卵胞期に相当する増殖期，黄体期に相当する分泌期，および月経期に分けられた（図4）．増殖期には卵胞から分泌されるエストロゲンの作用により腺上皮細胞や間質細胞が増殖し，子宮内膜は1mmから6〜7mmまで肥厚する．子宮内膜腺は延長・拡大し，迂曲し，らせん動脈はらせん状を呈する（図5a）．分泌期には黄体からのプロゲステロンの作用によりさらに肥厚し，腺上皮細胞の核分裂，核の偽重層化，核下空胞，分泌がみられ（図5b），その後子宮内膜腺は鋸歯状となり，間質の浮腫，核分裂，偽脱落膜化がみられる（図5c）．月経期には，らせん動脈から子宮内膜に出血し，らせん動脈の血管攣縮により末梢の子宮内膜が虚血し，基底層の約1mmを残して機能層が剥脱する．そして，その後速やかに基底層表面は新生上皮で被覆される．

- 閉経期には，卵巣機能の低下に伴い子宮内膜は萎縮する．腺細胞は単層円柱状で核分裂像は観察されず，腺腔は狭小となり，間質に毛細血管が目立つ（図5d）．経腟超音波検査やMRIでは，3mm

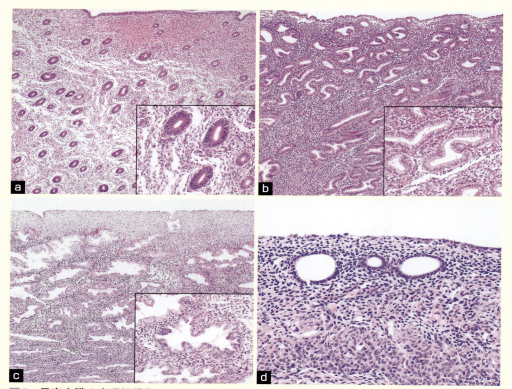

図5 子宮内膜の病理組織像. a：増殖期中期. 子宮内膜は肥厚する. 子宮内膜腺上皮は高円柱状となる. 間質に浮腫を伴う. ×40（挿入図×200）. b：分泌期初期. 子宮内膜腺は蛇行し, 核下空胞がみられる. ×40（挿入図×200）. c：分泌期後期. 子宮内膜腺は鋸歯状で迂曲が著明である. ×40（挿入図×200）. d：閉経期. 子宮内膜は薄く, 子宮内膜腺は扁平化する. ×100.

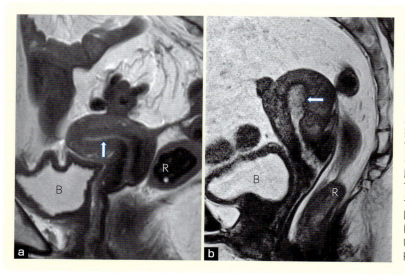

図6 閉経後子宮内膜のMRI. a：70歳代. T2強調像 矢状断. 子宮内膜細胞診陰性と診断された. 子宮内膜は高信号を呈する1層の線状に描出される（⇨）. 子宮自体も縮小している（B：膀胱, R：直腸）. b：60歳代. T2強調像 矢状断. 子宮内膜癌IA期と診断された. 子宮内膜は10mmに肥厚している（⇨）（B：膀胱, R：直腸）.

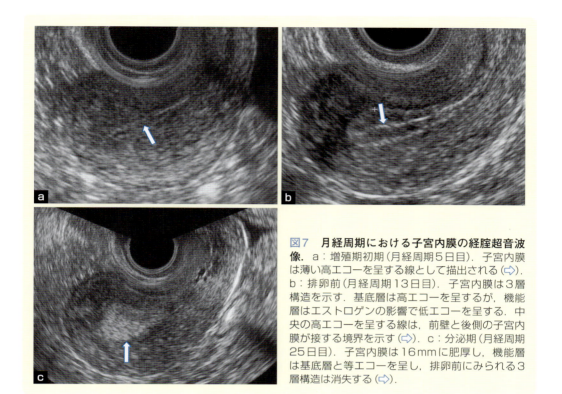

図7 月経周期における子宮内膜の経腟超音波像．a：増殖期初期（月経周期5日目）．子宮内膜は薄い高エコーを呈する線として描出される（⇨）．b：排卵前（月経周期13日目）．子宮内膜は3層構造を示す．基底層は高エコーを呈するが，機能層はエストロゲンの影響で低エコーを呈する．中央の高エコーを呈する線は，前壁と後側の子宮内膜が接する境界を示す（⇨）．c：分泌期（月経周期25日目）．子宮内膜は16mmに肥厚し，機能層は基底層と等エコーを呈し，排卵前にみられる3層構造は消失する（⇨）．

以下の薄い1層の線状として描出される（図6a）．そのため，閉経後不正性器出血がみられ経腟超音波検査で子宮内膜の厚さが4〜5mmを超える場合は，子宮内膜増殖症・子宮内膜癌の可能性を考慮し，子宮内膜の組織学的評価が必要となる（図6b）．

3. 生理変化と画像

- 子宮内膜は，受精卵の着床に備え周期的に変化するなかで，血液中の性ステロイドホルモンレベルの変動に加えて，子宮内膜のエストロゲン受容体やプロゲステロン受容体量の周期的変化や組織学的局在も深く関わる．さらに，細胞成長因子，細胞外基質，免疫担当細胞も子宮内膜の生殖生理に重要であり，着床後の胎盤形成・胎児発育にも関与する．

- 子宮内膜の周期的変化の評価には，経腟超音波断層法が有用である．経腟超音波像では月経期ならびに増殖期早期の子宮内膜は薄く，通常4mm以下で，明るく均一なエコー輝度を呈する（図7a）．増殖期（中期と後期）の子宮内膜は，エストロゲンの影響を受けた機能層が肥厚し，基底層よりも低エコーを呈する．3層あるいは線状構造を呈し，排卵時には通常12〜13mm（範囲は10〜16mm）まで肥厚する（図7b）．分泌期には，プロゲステロンの影響を受けた機能層が肥厚し浮腫状になる．腺上皮細胞よりグリコーゲンに富んだ液体が分泌され，らせん動脈は屈曲を増す．そのため機能層は高エコーとなり，再度基底層と同等のエコー輝度を呈する．分泌期後期の子宮内膜は，16〜18mmまで肥厚し均一なエコー輝度を呈する（図7c）．

- 受精や受精卵の着床の成立のために，子宮内膜には排卵前に経時的な波状運動が出現し分泌期には低下する．この現象はMRI高速撮像法で捉えられ，受精のための精子の移動や分泌期における受精卵の着床に重要な役割を果たしているとされている．また，月経血量を調節するために，子宮内膜から分泌される強力な血管収縮作用物質がらせん動脈の攣縮に関与する．さらに，子宮内膜上皮細胞と間質細胞における上皮間葉転換や間葉上皮転換の均衡は，子宮内膜修復に重要である．

（山口宗影，片渕秀隆）

Ⅱ章　女性骨盤臓器の発生・解剖・組織構築と生理変化

D　子宮体部（間葉組織）

ポイント

◆ ミュラー（Müller）管上皮に伴う未分化な間葉細胞は，内外2層に分かれ内層は子宮内膜間質細胞に，外層は子宮平滑筋細胞へと分化する．

◆ 子宮平滑筋細胞は，紡錘形で束をなして整然と配列する．一方，子宮内膜間質細胞は，月経周期によりその形態が変化する類円形の細胞である．

◆ MR像上，小児期の子宮は小さく，相対的に頸部が体部より大きい．その後，月経開始とともに子宮体部が徐々に増大する．子宮筋層は増殖期より分泌期に厚く信号強度も高くなる．閉経後，子宮筋層は低信号化し萎縮する．

1.　発生学

◆ ミュラー管は，発生学的に中胚葉由来であり，これから卵管・子宮体部・子宮頸管・腟の一部が形成される．

◆ 子宮は，左右のミュラー管の尾側が癒合して発生する．

◆ 胎生20週頃から，ミュラー管上皮に伴う未分化な間葉細胞は，内外2層に分かれ，内層は子宮内膜間質細胞に，外層は子宮平滑筋細胞へと分化する．

◆ 子宮平滑筋細胞と子宮内膜間質細胞は共通の起源を持ち，両者は類似した形態をとる．

2.　解剖・組織学

◆ 性成熟期女性の正常子宮は，外側から漿膜・筋層・子宮内膜からなり，子宮筋層はさらに3層の平滑筋層に分けられる．漿膜は腹膜中皮と連続した1層の円柱上皮，子宮筋層は厚い平滑筋の層からなり，子宮内膜は内膜腺上皮と内膜間質で構成され，月経周期によって周期的に形態が変化する（図1）．

◆ 子宮内膜は子宮筋層から豊富な血流を受けるが，基底層では基底動脈，機能層ではらせん動脈の支配を受ける．また，これらの血管は樹枝状に分布する．

◆ 子宮平滑筋細胞は，紡錘形で，繊細なクロマチンを持つ核と，比較的豊富なエオジン好性の細胞質からなり，束をなして整然と配列する．

◆ 子宮内膜間質細胞は，月経周期によりその形態が変化するが，増殖期では小型で一様な核と乏しい細胞質を持つ類円形の細胞である．

◆ 閉経期以降では，子宮は体積が減少し，子宮平滑筋細胞も減少する．組織学的にも子宮平滑筋細胞の細胞質の減少，N/C比の増大，線維化が認められる．このため，閉経期以降は，子宮平滑筋細胞は子宮内膜間質細胞，あるいは線維芽細胞に類似した形態をとる．子宮内膜間質細胞も同様の変化を呈するため，細胞質が減少して細胞密度が上昇し，線維性変化がみられるようになる．これらの結果，高齢者の子宮では，子宮平滑筋細胞と子宮内膜間質細胞が形態学的に類似したようになる．

3.　生理変化と画像

◆ MRIによる子宮の生理変化において，月経周期により子宮筋層は増殖期より分泌期に厚くなり，信号強度も高くなる（図2）．

◆ 年齢による変化では，小児期の子宮は未完成で小さく，体部と頸部の割合は1：1程度で，相対的に頸部が大きい．その後，月経の発来とともに体部が徐々に増大し（Ⅱ章C. 図2参照），zonal anatomy*も明瞭化する．閉経後の筋層は低信号化し萎縮する．

◆ 妊娠中，子宮筋層は子宮内容量の増大に伴い相対的に菲薄化し，信号強度が上昇する．産褥期の子宮は急速に収縮し復古する．分娩直後の子宮頸部はT2強調像で著しい高信号を呈するが，その後，急速に信号が低下する．また，産褥6ヵ月後には子宮体部のjunctional zoneは正常に復する．

（吉田好雄）

*zonal anatomy：子宮内膜，junctional zone，漿膜側筋層からなる．MRI T2強調像で，高信号，低信号，中等度信号を呈する．

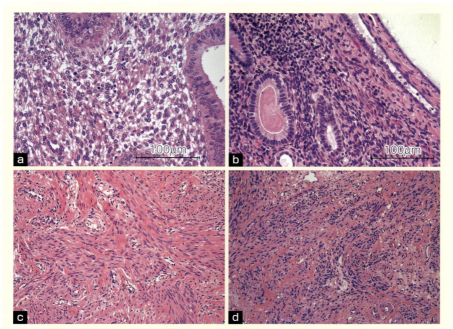

図1 閉経前後の子宮内膜間質細胞と子宮平滑筋細胞の形態学的変化. a：閉経前子宮内膜間質細胞. 月経周期により周期的に変化する. 増殖期細胞は, 小型で長円形な核と乏しい細胞質を持つ. b：閉経後子宮内膜間質細胞. 細胞密度が上昇し, 線維性変化がみられる. c：閉経前子宮平滑筋細胞. 紡錘形の核と比較的豊富な細胞質からなり, 整然と束状配列する. d：閉経後子宮平滑筋細胞. 子宮平滑筋細胞は減少し, 線維芽細胞に類似した形態をとる. これらの結果, 高齢者の子宮では, 子宮平滑筋細胞と子宮内膜間質細胞が形態学的に類似したようになる.

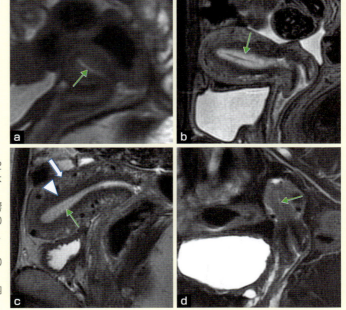

図2 加齢に伴う子宮の形態変化. MRI（T2強調像 矢状断）. a：6歳. 初経前. 子宮全体は相対的に小さい. 子宮内膜（→）. b：10歳代. 初経開始直後. 子宮全体はエストロゲンの影響を受けて増大している. 子宮内膜（→）. c：30歳代. 2産女性. 経産婦では子宮体部が大きくzonal anatomyも明瞭である. 子宮内膜（→）, junctional zone（▷）, 子宮筋層（⇨）. d：60歳代. 子宮は萎縮し, 子宮内膜は菲薄化, zonal anatomyは不明瞭である. 萎縮子宮内膜（→）.

Ⅱ章 女性骨盤臓器の発生・解剖・組織構築と生理変化

E 卵管

> **ポイント**
> - 一対のミュラー（Müller）管が癒合して子宮と腟上部を形成し，癒合しない部分が卵管となる．
> - 卵管は，卵管間質部，卵管峡部，卵管膨大部，卵管漏斗，卵管采からなる．
> - 卵管は，組織学的に粘膜，筋層，漿膜からなり，粘膜上皮は線毛細胞，分泌細胞，栓細胞からなる単層円柱上皮と基底細胞から構成される．
> - 正常卵管は，造影剤を用いるとX線撮影や超音波検査によって描出される．腹腔鏡検査や卵管鏡検査により，卵管の全体像と内腔を観察することができる．

1. 発生

- 胎生5週に中腎管由来のウォルフ（Wolff）管が形成され，胎生7週にミュラー管が形成される．性染色体がXXの場合，胎生7週にY染色体上で発現するsex-determining region Y（SRY）が存在しないため，未分化性腺は胎生8週に卵巣へと分化する．精巣から分泌される抗ミュラー管ホルモン（anti-müllerian hormone：AMH）が作用しないと，ミュラー管が発達する．胎生12週で一対のミュラー管は癒合し，子宮と腟上部が形成され，癒合しない部分が卵管となる．ウォルフ管はテストステロンとエストロゲンの影響を受けて退縮し，卵巣上体として遺残する．

2. 解剖・組織学

- 卵管の解剖学的構造を図1に示す．卵管は長さ10cm前後の管腔臓器であり，卵管間質部，卵管峡部，卵管膨大部，卵管漏斗，卵管采からなる．卵管峡部～卵管膨大部は卵管間膜によって，卵巣門，卵巣固有靱帯，骨盤漏斗靱帯と連結する．遠位端にある卵管腹腔口からピックアップされた卵子は卵管膨大部で受精する．受精卵は子宮腔に開口する卵管子宮口から子宮内に輸送される．

- 卵管は組織学的に粘膜，筋層，漿膜からなる（図2）．卵管粘膜は卵管腔内に乳頭状に突出し，線毛細胞，分泌細胞，栓細胞からなる単層円柱上皮と基底細胞で構成される．卵管上皮下に粘膜筋板はなく，筋層が発達し，その周囲は血管やリンパ管に富む．卵管上皮は，年齢や月経周期により子宮内膜に類似した変化を示し，閉経後の上皮は萎縮し，間質で線維化が生じる．

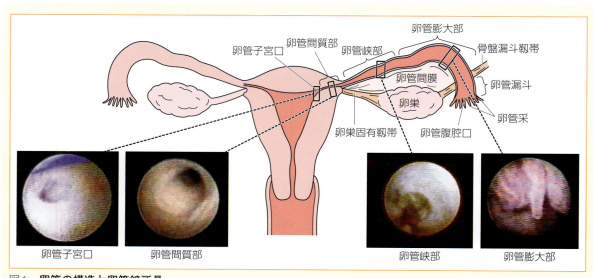

図1　卵管の構造と卵管鏡所見

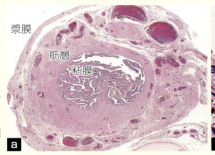
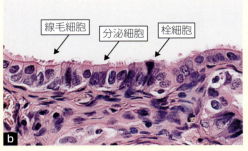

図2 卵管膨大部の組織像. a：弱拡大, b：強拡大（×40）.
（図2bは熊本大学 片渕秀隆教授ご提供）

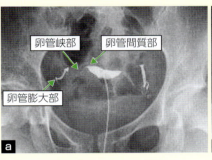
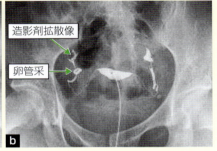

図3 子宮卵管造影検査. 油性造影剤使用. a：卵管腔（間質部・峡部・膨大部）の描出. b：卵管采から骨盤内への造影剤の拡散.

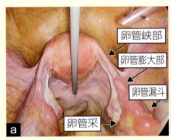
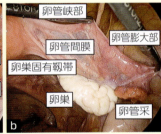
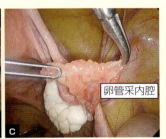

図4 卵管の腹腔鏡所見

3. 生理変化と画像

a) 造影X線検査

- 子宮卵管造影検査（hysterosalpingography：HSG）は，経腟的に造影剤を子宮腔に注入して子宮腔と卵管内腔を描出し，卵管疎通性や骨盤内癒着を評価する方法である．
- 正常卵管では，造影剤により卵管間質部・卵管峡部・卵管膨大部の内腔が描出され（図3a），卵管采から骨盤内への造影剤の拡散が認められる（図3b）．

b) 超音波検査

- 超音波子宮卵管造影検査（hysterosalpingo contrast sonography：HyCoSy）は超音波造影剤を子宮腔に注入し，卵管疎通性を評価する方法である．経腟超音波検査で比較的簡便に卵管を描出することができる．

c) MRI

- 通常，MRIでは正常卵管は描出されない．

d) 内視鏡検査

- 腹腔鏡により，卵管の全体像（卵管峡部，卵管膨大部，卵管漏斗，卵管采）（図4a，b）に加え，卵管采内腔（図4c）を観察できる．
- 卵管鏡では，卵管内腔全域を観察することができる．卵管子宮口および卵管間質部は，円弧状に観察される．卵管峡部は卵管子宮口からおよそ2.5～5cmの位置にあり，内腔断面は円形で内膜肥厚やひだ構造がなく，淡桃色を呈する．卵管膨大部は，内腔が他の部位よりも拡大し，卵管ひだが密に並び，淡桃色で血管像を示すことがある（図1）．

（出浦伊万里，鈴木　直）

II章　女性骨盤臓器の発生・解剖・組織構築と生理変化

F 卵巣

> **ポイント**
> - 胎生初期に生殖隆起に移動した始原生殖細胞と，周囲の上皮細胞から未分化性腺が発生し，後に卵巣が形作られていく．出生時には約200万個の原始卵胞があるが，徐々に閉鎖卵胞となり数を減らしていく．
> - 性成熟期には排卵に至る卵胞発育が起こる．
> - 閉経後の卵巣は卵胞をほとんど持たず，萎縮する．
> - 性成熟期卵巣のMR像では，T2強調像で低信号の皮質の中に囊胞状の高信号を示す卵胞や黄体が認められる．

1. 発生

- ヒト胚では受精3週目に，始原生殖細胞（primordial germ cell）が卵黄囊から生殖隆起（genital ridges）へ向かって，後腸（hindgut）を通過して移動を開始する（図1）．胎生6〜7週に始原生殖細胞が生殖隆起に到達すると，生殖隆起の腹膜上皮が増殖し，胚細胞は分裂増殖する表層上皮細胞（将来の顆粒膜細胞）に取り込まれ，入り混じって存在するようになる．これを未分化性腺と呼ぶが，この時点までの発生過程は両性共通で，まだ男女の差はない．
- Y染色体，特にY染色体上のsex-determining region Y（SRY）がある場合，胎生8週より未分化性腺は精巣へ分化する．
- 一方，SRYのない女性の場合，胚細胞と将来の顆粒膜細胞が混在し卵巣皮質を形成するが，胎生18週頃より結合組織と血管が髄質から皮質へと索状に侵入し，小さい細胞群に分けられる．ライディッヒ（Leydig）細胞類似の大型の間質細胞（interstitial cell）がこの時期に女性の性腺の間質に発達するが，これらの細胞のほとんどは妊娠満期までに退化する．成人の卵巣門に少量残った間質細胞を門細胞（hilus cells）と呼び，アンドロゲン産生母地となり得る．胎生6ヵ月以降に卵巣髄質付近に原始卵胞（primordial follicle）が形成され始める．原始卵胞は，単一の胚細胞を1層の上皮細胞，すなわち原始顆粒膜細胞が取り囲むものである．胎生末期には原始卵胞形成が皮質の表層までいきわたる．

2. 解剖・組織学

- 卵巣は非常に変化の大きい臓器で，女性の一生の

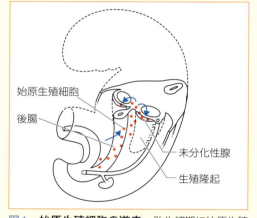

図1　始原生殖細胞の遊走． 胎生初期に始原生殖細胞は卵黄囊から生殖隆起へ向かって，後腸を通過して移動を開始しそこで未分化性腺となる．

中で解剖・組織学的に大きく変化する．
- また，性成熟期の卵巣は月経周期に合わせて卵胞形成・排卵・黄体形成の過程においても大きく変化する．以下に，その特徴を解説する．

a）小児期

- 多数の原始卵胞が卵巣皮質全層に存在し，間質は乏しい（図2）．出生時には約200万個の原始卵胞がある．幼小児期には卵胞発育は起こるが，成熟卵胞までは発育せず，多くは閉鎖卵胞となることで原子卵胞の数は減っていき，排卵は起こらない．性成熟期までに間質が増加し，卵巣は大きくなる．その結果，成人卵巣では原始卵胞は卵巣皮質の表層直下に散在して認められるようになる．

b）性成熟期

- 成人卵巣は楕円形で，0.6〜1.5×1.5〜3.0×3.0〜

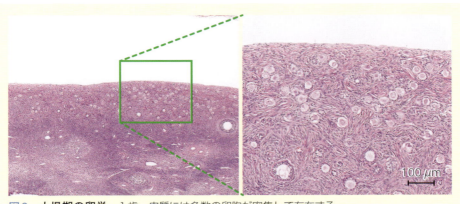

図2 小児期の卵巣. 1歳. 皮質には多数の卵胞が密集して存在する.

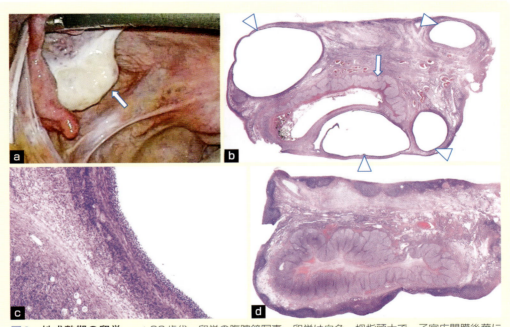

図3 性成熟期の卵巣. a：30歳代, 卵巣の腹腔鏡写真. 卵巣は白色, 拇指頭大で, 子宮広間膜後葉に付着する（⇨）. b：30歳代, 卵巣のルーペ像. 皮質にさまざまな成熟段階の卵胞（▷）が認められる. 中央付近に黄体（⇨）もみられる. c：30歳代, 卵巣より卵胞の拡大顕微鏡写真. bの卵巣の中の卵胞の1つ. 最内層が顆粒膜細胞層で, その外が内莢膜細胞層, さらにその外が外莢膜細胞層である. 周囲間質に未発育の卵胞が多数認められる. d：40歳代, 卵巣より黄体のルーペ像. 大きく発達した黄体が認められ, 内部に出血がみられる.

5.0cm大で重量は約5〜8gであるが, 前述の卵胞嚢胞・黄体嚢胞の出現・消失により, 大きさは変化する. 肉眼所見は白色の腹腔内臓器で, 卵管とは卵管間膜でつながり, 子宮とは卵巣固有靱帯と血管群でつながり, 骨盤側から骨盤漏斗靱帯内の卵巣動静脈からの血流支配を受ける（図3a）.

- 卵巣の表層は1層の卵巣表層上皮と呼ばれる細胞が覆っている. 腹膜中皮と同じ由来の細胞であると考えられる. この上皮が卵巣皮質に陥入し, 1層の上皮で覆われた嚢胞ができることがあり, 胚芽封入嚢胞（germinal inclusion cyst）と呼ばれる.
- 卵巣の間質には豊富な線維芽細胞（fibroblast）が存在する（図3b）.
- 原始卵胞は前述のとおり, 卵巣皮質表層直下に散在する. 卵母細胞（oocyte）を1層の扁平な顆粒膜細胞（granulosa cell）が囲む. 原始卵胞は出生時

F. 卵巣　29

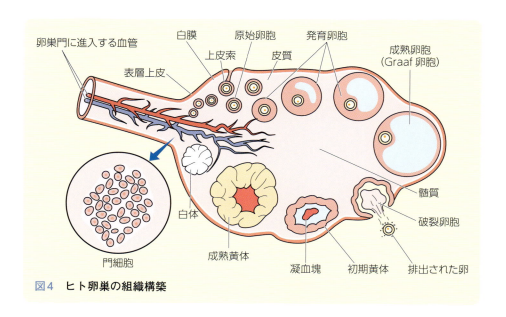

図4　ヒト卵巣の組織構築

に有糸核分裂前期で停止しているが，有糸核分裂中期に入り成熟を開始すると，2週間で排卵までの卵胞発育が起こる．

- 初めに，卵細胞が増大し，周囲の1層の顆粒膜細胞が立方状，円柱状に変化する（一次卵胞）．次に卵胞刺激ホルモン（follicle stimulating hormone：FSH）の作用により，顆粒膜細胞層が2～5層へと重層化し，直径は50～400μmに及ぶ（二次卵胞）．顆粒膜細胞層の中にしばしばCall-Exner bodyが認められる．
- 二次卵胞のなかで数個の選ばれた卵胞は発育を続け，グラーフ（Graaf）卵胞（胞状卵胞）となる（図3c）．このうち1個が排卵に至る．グラーフ卵胞は顆粒膜細胞層の周囲に莢膜細胞（theca cell）の層を持つ．卵胞内には卵胞液が充満し，顆粒膜細胞層の中に卵胞腔が形成される．さらに卵胞腔が拡大すると，卵子を有する隆起する顆粒膜細胞からなる卵丘が形成され，成熟卵胞に発育する（図4）．
- 莢膜細胞層は内側の内莢膜細胞層とそれを取り囲む外莢膜細胞層の2層に分かれている．内莢膜細胞層は黄体化することがあり，アンドロステンジオンなどのステロイドホルモン産生性である．これらのステロイドホルモンは顆粒膜細胞のアロマターゼでエストラジオールに転換され，顆粒膜細胞の産生するエストロゲンの元となる（two-cell, two-gonadotropin theory；図5）．成熟卵胞のうち，排卵に至る1個は，卵細胞が卵丘から分離し，卵胞内に浮遊する．排卵直前の卵胞径は25mm前後である．卵巣表面に突出し，排卵が起こる．
- 排卵する1卵胞以外は発育が抑制され，各成熟段階で閉鎖卵胞となる．閉鎖卵胞では，顆粒膜細胞層が菲薄化し，嚢胞状に残ることもあるが，最終的には中心部も疎な結合組織で置換され，やがて卵巣間質に吸収される．
- 排卵後の卵胞の顆粒膜細胞層はルテイン化し，大型化する．内莢膜細胞もルテイン化する．これらのルテイン化細胞は黄体形成ホルモン（lutenizing hormone：LH）に反応しプロゲステロン・アンドロゲン・エストロゲンを産生し，肉眼的に黄色であるため黄体と呼ばれる（図3d）．内腔に出血することもあり赤体と呼ばれることもある．妊娠しない場合は，高プロゲステロンによるネガティブフィードバックでLHが減少し，最終的にエストロゲン，プロゲステロン産生が低下し，退化，萎縮，脂肪化を経て白体となる．受精した場合は，胎盤からのヒト絨毛性ゴナドトロピン（human chorionic gonadotropin：hCG）によりプロゲステロン産生が促進され，妊娠黄体となる．妊娠黄体は大きくなり，妊娠4ヵ月まで積極的に活動する．出産後は白体化する．

c）閉経後

- 閉経後の卵巣では卵胞の成熟がなくなり，卵胞はほとんど認められない．吸収されなかった白体や封入嚢胞は閉経後何年も残る（図6）．間質の多く

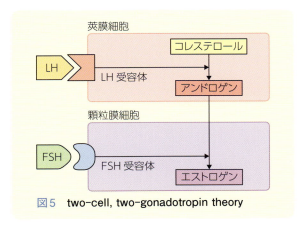

図5 two-cell, two-gonadotropin theory

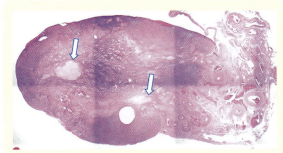

図6 **閉経後の卵巣.** 50歳代. 閉経後の卵巣のルーペ像. 白体（⇨）が認められる. 卵胞は認められない. 間質は減少し, 相対的に血管が目立つ.

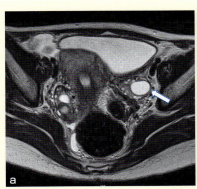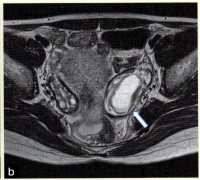

図7 **性成熟期の卵巣.** a：30歳代. MRI T2強調像. 卵巣に複数の卵胞が認められる. 左側卵巣に大きく発育した主席卵胞（⇨）がみられる. b：20歳代. MRI T2強調像. 左側卵巣に黄体（⇨）がみられる.

は萎縮するが，時に結節性あるいはびまん性に増殖することもあり，間質細胞の黄体化がみられることがある．顆粒膜細胞からのエストロゲン分泌がなくなるが，間質細胞は閉経後もテストステロン，アンドロステンジオンを分泌している．卵巣の大きさは，性成熟期の半分程度に縮小することが多い．組織学的には，間質が萎縮すると卵巣は小さくなり，相対的に血管が目立つ．

3. 生理変化と画像

a) 正常画像所見

- 卵巣の間質はT2強調像で低信号から中等度信号を示し，周辺の皮質が中心部の髄質よりもやや低信号となることが多い．性成熟期の卵巣には，2cm前後までの大きさの卵胞が，1～数個，卵巣皮質に存在するT2強調像高信号の球形の構造として認められる（図7a）．黄体も皮質にみられ，独特の形と強い造影効果がみられる（図7b）．未破裂卵胞や黄体は時に大きくなり，機能性囊胞として卵巣漿液性腺腫などと鑑別を要することもあるが，撮像時期を変えて再検すると縮小しているので機能性囊胞とわかる．生殖可能年齢全般にみられるが，更年期以降はまれである．
- 正常卵巣は性成熟期では87～95％の症例で描出される．

b) 妊娠

- 妊娠黄体はかなり大きくなることもある．

c) 閉経後

- 閉経後，卵巣は小さくなり，T2強調像では低信号の索状物となる．周囲臓器からのコントラストが低くなるため同定できないこともある．封入囊胞は小さいものが描出されることがある．

（安彦　郁，万代昌紀）

G 腟

> **ポイント**
> - 腟上部1/3はミュラー（Müller）管（中胚葉）が癒合して形成され，腟下部2/3は尿生殖洞（内胚葉）から形成される．
> - 腟内には腟粘膜ひだと呼ばれる無数の横走ひだが存在し，腟に伸展性を与えている．
> - 腟壁は角化しない重層扁平上皮で覆われ，弾性線維が混ざった薄い筋層が存在する．
> - 腟壁には腺は存在しない．
> - 腟上皮細胞はエストロゲンの作用により好酸性の表層細胞が増え，プロゲステロンの作用により好塩基性の中層細胞が多くなる．

1. 発生

- 胎生7週までは両性は決定されていない未分化な段階で，女性生殖器の元となる中腎傍管（ミュラー管）と男性生殖器の元となる中腎管［ウォルフ（Wolff）管］が存在する．
- 胎生12週にはミュラー管（中胚葉由来）が癒合して，卵管，子宮，腟上部1/3が形成され，腟下部2/3は尿生殖洞から形成される．
- 尿生殖洞（内胚葉由来）はミュラー管下端部と接し，洞腟腔を形成した後，腟管を形成する．

2. 解剖・組織学

- 腟の長さは約7cmであり，後壁は前壁より1～2cm長い．腟の上部は子宮腟部を取り囲み，腟円蓋部を形成する．腟の尾側は腟前庭に開口しており腟口と呼ばれる．図1に腟周辺組織を示す．
- 腟は前後に圧平され，腟内には腟粘膜ひだと呼ばれる無数の横走ひだが存在し，腟に伸展性を与えている．
- 腟の前壁と後壁には静脈叢によって隆起した部分があり，腟皺柱と呼ばれる．特に前壁では尿道が走行するため，高く隆起し尿道隆起とも表現される．
- 腟壁には薄い筋層が存在し，この筋層は平滑筋と弾性線維が混ざった格子状の構造をしている．

3. 生理変化と画像

- 腟壁の中には腺は存在せず，腟の分泌部は子宮頸管腺からの分泌物や腟口に開口するバルトリン（Bartholin）腺やスキーン（Skene）腺からの分泌物，および静脈叢からの漏出液からなる．

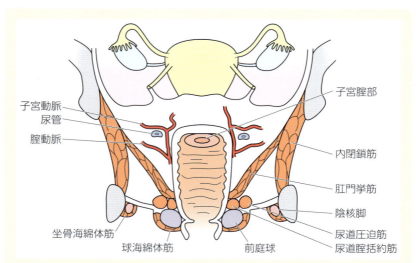

図1 腟周辺組織． 腟の冠状断を示し，子宮頸部の腹膜を除去して周辺組織を示したものである．肛門挙筋が腟管に接する部位より頭側に腟傍結合織があり，血流が豊富である．

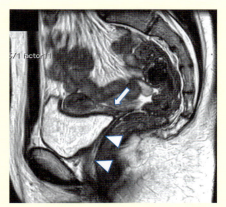

図2　腟欠損症．10歳代．MRI T2強調像 矢状断．子宮頸部が低形成であり（⇨），腟は認められない（▷）．

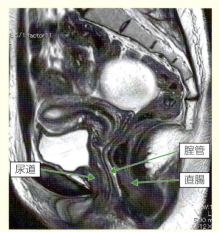

図4　健常例．20歳代．MRI T2強調像 矢状断．尿道および腟が線状の高信号として描写されている．腟と直腸の間には脂肪織が存在しているため，MR像では白色調を呈している．子宮後方にあるのは卵巣嚢腫である．

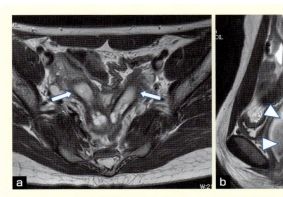

図3　OHVIRA症候群．20歳代．a：MRI T2強調像，b：同 矢状断．重複子宮（a⇨）に片側腟閉鎖があり，腟腔内に血液の貯留が認められる（b▷）．本症例では片側腎が欠損していた．

- 腟上皮は重層扁平上皮からできており，正常では角化しない．また，女性ホルモンの影響を受け，その厚さや性状は性周期に伴って変化する．
- 腟上皮細胞はエストロゲンの影響を受けて厚くなり，好酸性で凝縮した核を有する表層細胞が多くなる．排卵期の腟上皮はプロゲステロンの影響を受けて薄くなり，表層細胞の割合が減少し，好塩基性の中層細胞が多くみられるようになる．
- 腟上皮はエストロゲンの作用で細胞内に大量のグリコーゲンが蓄積される．グリコーゲンを含んだ表層細胞が腟内に剥離されると，常在菌である乳酸桿菌［デーデルライン（Döderlein）桿菌］によりグリコーゲンを代謝して乳酸が生成され，腟内が酸性に保たれて他の細菌の繁殖を防ぐ．
- 先天性腟欠損症は，痕跡子宮を有するもの（Rokitansky症候群）と機能的子宮を有するものに分類される（図2）．重複子宮の片側腟閉鎖と腎欠損を伴う症候群をOHVIRA（obstructed hemivagina and ipsilateral renal anomaly）症候群という（図3）．
- 腟腫瘍を画像上評価する場合はMRIを用いることが多い（図4）．通常，腟は前後壁が接しているため，小さな腟腫瘍を診断する際には，腟腔内に綿球などを入れると描出されやすくなる場合もある．

（田畑　務）

Ⅱ章　女性骨盤臓器の発生・解剖・組織構築と生理変化

H 外陰

ポイント

- 胎生6〜7週に，外生殖器の元となる生殖結節，尿生殖ひだ，生殖隆起が形成され，後に陰核，小陰唇，大陰唇となる.
- 外生殖器は胎生8週までは両性の形態的特徴を示さない.
- 腟前庭とは左右の小陰唇の間を指し，前方には尿道口が，後方には腟口が開口する.
- 外陰部の深部には，大前庭腺［バルトリン（Bartholin）腺］，小前庭腺，尿道傍腺［スキーン（Skene）腺］が左右一対存在する.

1. 発生

- 性分化はY染色体上の*SRY*遺伝子が関与する.
- 精巣のライディッヒ（Leydig）細胞からテストステロンが，セルトリ（Sertoli）細胞から抗ミュラー管ホルモン（anti-müllerian hormone：AMH）が分泌され，ミュラー（Müller）管が退縮して男性型生殖器となる.
- SRYはAMHのプロモーター領域に結合する転写因子として働くのではないかと考えられている.
- 尿生殖洞は，①膀胱部，②骨盤部，③生殖茎部に分かれる. 骨盤部の一部は尿道となり，生殖茎部は生殖結節へ成長していく.
- 胎生6〜7週に，外生殖器の元となる生殖結節，尿生殖ひだ，生殖隆起（陰唇陰嚢隆起）が形成され，後に陰核，小陰唇，大陰唇となる. 胎生7週までは，両性の区別がつかない（図1）.
- 尿生殖ひだの間に尿生殖膜が存在するが，後に破れて尿生殖口となり，腟前庭部を形成する.

2. 解剖・組織学

- 外陰部とは，恥丘，大陰唇，小陰唇，腟前庭などを総称した呼び名である（図2）.
- 恥丘と大陰唇は皮下脂肪が多く，脂腺と汗腺がある. 大陰唇の土台となっているのは皮下脂肪と静脈叢である.

- 小陰唇には皮下脂肪はないが脂腺はある.
- 外陰部の深部には，大前庭腺（バルトリン腺），小前庭腺，尿道傍腺（スキーン腺）が左右一対存在する. バルトリン腺は腟口に開口し，小前庭腺は尿道と腟口の間にあり，粘液様物質を分泌する. スキーン腺は外尿道口周辺に開口し，男性の前立腺に相当する.
- 陰核は男性の陰茎に相当して陰核海綿体が内部にあり，先端部は陰核亀頭と呼ばれ恥骨下部で左右の陰核脚に分かれて恥骨下枝に付着する.
- 大陰唇の深部には薄い白膜で包まれた静脈叢があり前庭球と呼ばれ，後端にバルトリン腺が存在する. 両者は球海綿体筋で覆われている.

3. 生理変化と画像

- 思春期では最初に乳腺が発達し，次に陰毛が発育し，その後，月経が発来する.
- 外陰部は月経周期に伴う変化はない.
- 性的興奮時は前庭球が充血し，大前庭腺を圧迫し粘液の排出を促す.
- 外陰部の腫瘍は肉眼で明らかとなることが多く，画像診断は腫瘍の浸潤の程度，ならびにリンパ節転移の有無を診断するのに有用である（図3）.

（田畑　務）

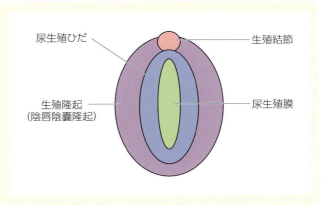

図1 胎生6〜7週の外生殖器の未分化段階. この時期の外生殖器は両性の判断はできない.

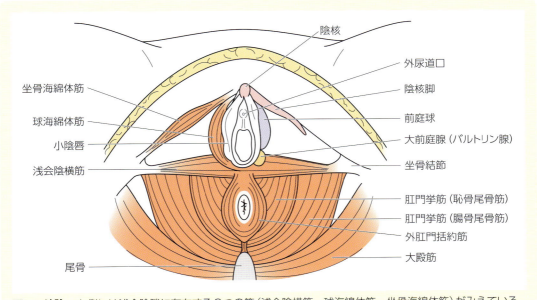

図2 外陰. 左側には浅会陰隙に存在する3つの筋(浅会陰横筋,球海綿体筋,坐骨海綿体筋)がみえている.右側では球海綿体筋,坐骨海綿体筋と小陰唇の一部を取り除いた状態である.

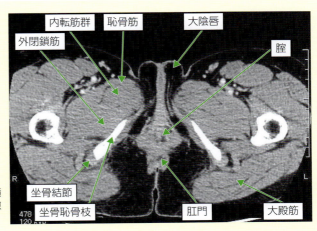

図3 造影CT像. 大陰唇を含むCTの横断像である.図2で示したような浅会陰隙の筋肉は薄く,CTではわかりづらい.

H. 外陰 35

Ⅲ章　婦人科腫瘍・疾患の組織学的分類

Ⅲ章　婦人科腫瘍・疾患の組織学的分類

A 子宮頸部腫瘍

ポイント
- 子宮頸癌は組織学的に，扁平上皮癌，腺癌，その他に分けられる．
- 扁平上皮癌の前駆病変である扁平上皮内病変（Squamous intraepithelial lesions：SIL）は，わが国では，子宮頸部上皮内腫瘍（Cervical intraepithelial neoplasia：CIN）と併記してLSIL/CIN 1，HSIL/CIN 2，HSIL/CIN 3の3つに分類することが推奨されている．
- 子宮頸癌の大部分はその発生にヒトパピローマウイルス（human papillomavirus：HPV）が関与しているが，HPVと無関係に発生する腺癌があり，その代表は胃型粘液性癌である．

1. 組織学的分類

- WHO分類　第4版（2014年）および子宮頸癌取扱い規約　病理編　第4版（2017年）において，子宮頸部腫瘍は組織学的に，①上皮性腫瘍，②間葉性腫瘍，③上皮性・間葉性混合腫瘍，④メラノサイト腫瘍，⑤胚細胞腫瘍，⑥リンパ性および骨髄性腫瘍，⑦二次性腫瘍に分類され，①が大多数を占める．
- 上皮性悪性腫瘍すなわち癌は，扁平上皮癌，腺癌，神経内分泌腫瘍，その他（腺扁平上皮癌，腺様基底細胞癌，腺様嚢胞癌，未分化癌）に分類される．
- 良性腺腫瘍および腫瘍類似病変には多彩な病変が含まれるが，肉眼的に病変が観察されることが多いのは，頸管ポリープ，ナボット（Naboth）嚢胞，分葉状頸管腺過形成（Lobular endocervical glandular hyperplasia：LEGH）である．

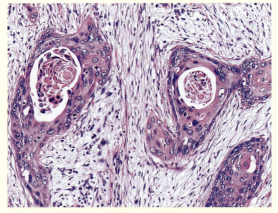

図1　**角化型扁平上皮癌**．異型扁平上皮が不規則な胞巣を形成して浸潤増殖している．腫瘍胞巣の中心には，同心円状に配列する好酸性の角質層ないし球状構造すなわち角化浸潤が認められる．間質には線維形成性反応がみられる．

2. 病理診断（マクロとミクロ）

a）扁平上皮癌および前駆病変

- 肉眼的に，びらん状，顆粒状変化，外向性発育を示す腫瘤形成，内向性発育を示し表面に潰瘍を形成するものまでさまざまである．壊死を伴うことが多い．
- 組織学的に，扁平上皮癌の大部分は，角化型（角化真珠を伴うもの）か非角化型（角化真珠を欠くもの）であり（図1），その他の特殊型として，乳頭状扁平上皮癌，類基底細胞癌，コンジローマ様癌，疣状癌，扁平移行上皮癌，リンパ上皮腫様癌がある．
- 扁平上皮癌およびその前駆病変であるSILの発生にはHPVが関与している．
- SILは，HPVの感染症である軽度扁平上皮内病変

（Low-grade SIL：LSIL）と腫瘍である高度扁平上皮内病変（High-grade SIL：HSIL）に分類されるが，わが国では，子宮頸部上皮内腫瘍（CIN）と併記してLSIL/CIN 1，HSIL/CIN 2，HSIL/CIN 3の3分類が推奨されている．これは，わが国では一般的に，HSIL/CIN 2までは経過観察，HSIL/CIN 3を治療対象とするためである．

b）腺癌および前駆病変

- 肉眼的に，扁平上皮癌と同様に多彩であるが，頸管内に発生し内向性発育を示す場合は，肉眼的に粘膜面の変化や腫瘤を確認できないことがある．
- 腺癌は，通常型内頸部腺癌，粘液性癌，絨毛腺管癌，類内膜癌，明細胞癌，漿液性癌，中腎癌，神経内分泌癌を伴う腺癌に分類される．
- 通常型内頸部腺癌は，細胞質内粘液に乏しい円柱

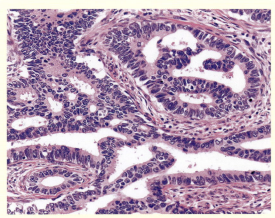

図2 **通常型内頸部腺癌.** 異型円柱上皮が不規則に癒合する管状構造を形成して浸潤増殖している. 腫瘍細胞の細胞質は好酸性で細胞質内粘液に乏しい.

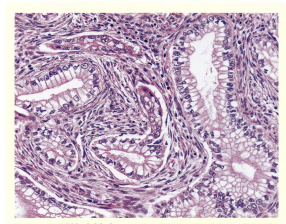

図3 **胃型粘液性癌.** 不整な形態の異型腺管が浸潤性に増殖している. 腫瘍細胞の細胞質は淡明ないし好酸性で豊富であり, 細胞境界は明瞭である.

上皮細胞で構成され, 頸部腺癌で最も頻度が高い(図2).
- 粘液性癌は, 豊富な細胞質内粘液を有する腫瘍細胞で構成される腺癌と定義され, ①胃型, ②腸型, ③印環細胞型, ④非特殊型がある.
- 胃型粘液性癌は, 豊富な淡明ないし好酸性の細胞質を有する腫瘍細胞で構成され, 細胞境界は明瞭である(図3). 胃型, 特に胃の幽門腺と同様の形質(免疫組織化学でHIK1083, claudin 18, MUC6陽性)を示す. LEGHないし幽門腺化生が発生母地と考えられ, Peutz-Jeghers症候群との関連が知られている. 最小偏倚腺癌は極めて高分化な胃型粘液性癌の亜型と位置づけられている.
- 頸部腺癌の多くは発生にHPVが関与しているが, 胃型粘液性癌, 類内膜癌, 明細胞癌, 漿液性癌, 中腎癌はHPV非関連腺癌と考えられている.
- 上皮内腺癌は, 腺癌の前駆病変で, 腺への分化を示す悪性細胞が既存の子宮頸管腺を置換性に増殖する状態を指す.

c) その他の腫瘍
- 腺扁平上皮癌は, 扁平上皮癌成分と腺癌成分が移行・混在する腫瘍であるすりガラス癌は, 低分化型腺扁平上皮癌として位置づけられている.
- 神経内分泌腫瘍は, 低異型度神経内分泌腫瘍(Low-grade neuroendocrine tumor: NET)と高異型度神経内分泌癌(High-grade neuroendocrine carcinoma: NEC)に分類され, 前者にはカルチノイド腫瘍(Carcinoid tumor: NET G1)と非定型的カルチノイド腫瘍(Atypical carcinoid tumor: NET G2)が, 後者には小細胞神経内分泌癌と大細胞神経内分泌癌が含まれる.
- 腺筋腫は, 上皮性・間葉性混合腫瘍に分類される良性病変で, 頸管腺と平滑筋の増殖で構成される. 最小偏倚腺癌との鑑別が問題となることがあるが, 線維形成性間質反応を伴わない点, 境界明瞭な腫瘤を形成する点が鑑別に有用である. 小さな生検検体での診断時には, 画像で境界明瞭な腫瘤の存在が確認されれば診断の助けとなる.
- 子宮頸部に発生する腺肉腫はまれであるが, 体部に発生したものが下垂し, 臨床的に頸部病変として捉えられることがある.

d) 良性腺腫瘍および腫瘍類似病変
- LEGHは, 拡張した腺管を取り囲む小型腺管の分葉状増殖で構成され, 胃幽門腺形質を示す特殊な頸管腺過形成である. 偶発的に発見されるものから, 水様性帯下を契機として頸部の嚢胞性病変として捉えられるものまで病変の広がりはさまざまである.

(清川貴子)

Ⅲ章　婦人科腫瘍・疾患の組織学的分類

B 子宮体部腫瘍

> **ポイント**
> - 子宮体癌は組織学的に類内膜，粘液性，漿液性，明細胞などの組織型に分類される．
> - 平滑筋腫瘍の良悪は腫瘍性壊死，細胞異型，核分裂像数で判断する．
> - 平滑筋性以外の間葉性腫瘍として子宮内膜間質細胞腫瘍などがある．
> - 癌肉腫は上皮，間質の両成分ともに悪性の像を示す上皮性・間質性混合腫瘍で，子宮内腔に大きな隆起性病変を形成する．

1．組織学的分類

- 子宮体部原発の腫瘍は上皮性腫瘍，間葉性腫瘍，上皮性・間葉性混合腫瘍などに大きく分類される．
- 癌の組織型には類内膜癌，粘液性癌，漿液性癌，明細胞癌，神経内分泌癌，未分化癌/脱分化癌などがある．
- 間葉性腫瘍は腫瘍細胞の性格から平滑筋腫瘍，平滑筋肉腫，子宮内膜間質腫瘍，その他に分類される．
- 上皮性・間葉性混合腫瘍はそれぞれの成分の悪性度により腺筋腫，異型ポリープ状腺筋腫，腺線維腫，腺肉腫，癌肉腫に分類される．

2．病理診断（マクロとミクロ）

a）上皮性腫瘍

- 子宮体癌の多くは子宮内腔に隆起性病変を形成し，限局性（図1）とびまん性のものがある．
- 類内膜癌が最も多く，増殖期内膜の上皮に似た形態を示す（図2）．扁平上皮への分化を伴うこともある．
- 粘液性癌は細胞質内に明瞭に粘液を含む細胞が増殖する．
- 漿液性癌は高度な核異型を特徴とし，複雑に分岐した乳頭状構造を呈することが多い（図3）．TP53の変異が高頻度にみられる．
- 明細胞癌は淡明あるいは好酸性細胞質を持つ腫瘍細胞の乳頭状，腺管囊胞状，充実性増殖を呈し，鋲釘細胞（ホブネイル細胞）の出現がみられることがある．
- 未分化癌は分化を示さない癌であり，未分化癌が低異型度の類内膜癌と併存しているものを脱分化癌という．

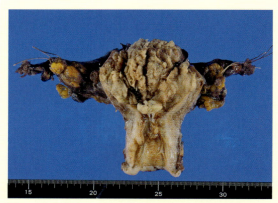

図1　**子宮体癌**．子宮底部に表面不整な隆起性病変がみられる．

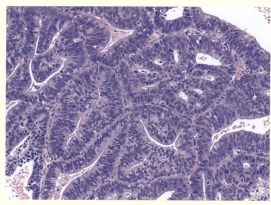

図2　**類内膜癌**．異型核を持つ円柱上皮が腺管状および篩状に増殖している．

b）間葉性腫瘍

- 平滑筋腫は筋層内だけでなく，漿膜下あるいは粘膜下腫瘍としてもみられ，多くの場合，多発性である（図4）．

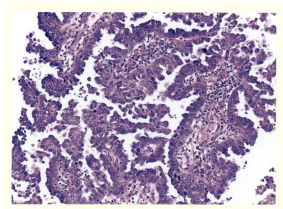

図3 漿液性癌．N/C比が高く，高度な異型を示す立方上皮が複雑な乳頭状構造を呈して増殖している．

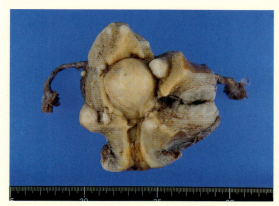

図4 平滑筋腫．筋層内および粘膜下に多発する腫瘍が認められる．

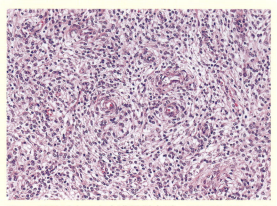

図5 低異型度子宮内膜間質肉腫．細胞質に乏しい小型細胞が増殖している．毛細血管周囲の渦巻き状配列もみられる．

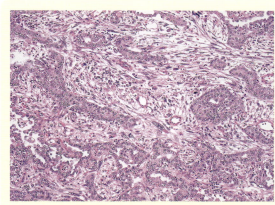

図6 癌肉腫．異型上皮が腺管状に増殖する癌腫成分とその間に異型紡錘形細胞が増殖する肉腫成分が混在している．

- 平滑筋腫には硝子化，水腫状変化，石灰化などの変化をしばしば伴う．
- 子宮の平滑筋腫には良性であっても静脈内に病変が進展する静脈内平滑筋腫症など特殊な広がり方をする腫瘍がある．
- 平滑筋肉腫は腫瘍細胞壊死（凝固壊死），核異型，核分裂像数を根拠に診断する（Ⅲ章G．図4，5参照）．
- 子宮内膜間質腫瘍のうち，核異型が軽度で周囲の筋層に浸潤性に増殖するものを低異型度子宮内膜間質肉腫という（図5）．
- 高異型度子宮内膜間質肉腫は高度な異型を示し，*YWHAE-FAM22*融合遺伝子形成が特徴的である．
- 未分化子宮肉腫は特定の分化がみられない肉腫で，多くの場合，腫瘍細胞は多形性を示す．
- その他の間葉性腫瘍としてアデノマトイド腫瘍，血管周囲性類上皮細胞腫などが発生する．

c）上皮性・間葉性混合腫瘍

- 癌肉腫は上皮性の癌腫，間葉性の肉腫が混在する腫瘍で（図6），子宮内腔の大きな隆起性病変としてみられることが多い．
- 癌肉腫には肉腫成分が線維，子宮内膜間質，平滑筋に分化するか未分化肉腫の像を示す同所性のものと，骨，軟骨，横紋筋，脂肪に分化する異所性のものがある．

（柳井広之）

Ⅲ章　婦人科腫瘍・疾患の組織学的分類

C 卵巣腫瘍，卵管腫瘍，腹膜腫瘍

ポイント

- 卵巣悪性上皮性腫瘍は，①低異型度漿液性癌，②高異型度漿液性癌，③明細胞癌，④類内膜癌，⑤粘液性癌が主たる組織型で，臨床病理像の他，分子機序，組織発生が異なる．
- 高異型度漿液性癌の多くは卵管を起源とし，漿液性卵管上皮内癌（Serous tubal intraepithelial carcinoma：STIC）の播種によって発生すると考えられている．
- 類内膜腫瘍，明細胞腫瘍，漿液粘液性腫瘍は子宮内膜症関連卵巣腫瘍である．

1. 組織学的分類

- WHO分類 第4版（2014年）および卵巣腫瘍・卵管癌・腹膜癌取扱い規約 病理編 第1版（2016年）では，卵巣腫瘍は，①上皮性腫瘍，②間葉系腫瘍，③混合型上皮性間葉系腫瘍，④性索間質性腫瘍，⑤混合型性索間質性腫瘍，⑥胚細胞腫瘍，⑦単胚葉性奇形腫および皮様嚢腫に伴う体細胞型腫瘍，⑧胚細胞・性索間質性腫瘍，⑨その他の腫瘍，⑩中皮腫瘍，⑪軟部腫瘍，⑫腫瘍様病変，⑬リンパ性・骨髄性腫瘍，⑭二次性腫瘍に分類される（Ⅷ章．表8参照）．
- 卵管腫瘍には卵巣に発生する多くの上皮性腫瘍が含まれる．
- 腹膜腫瘍は，①上皮性腫瘍，②中皮腫瘍，③平滑筋腫瘍，④起源不明の腫瘍，⑤その他の原発腫瘍，⑥二次性腫瘍が含まれる．
- 卵巣上皮性腫瘍は従来『卵巣表層上皮（ovarian surface epithelium）』あるいは『皮質封入嚢胞（cortical inclusion cyst）』から発生すると考えられていたが，卵管上皮や子宮内膜症に由来するものがあると考えられるようになった．
- 境界悪性腫瘍は軽度～中等度の核異型，細胞重積などによって特徴づけられるが，高度の核異型を示す腫瘍細胞で構成されているにもかかわらず破壊性浸潤がない場合，あるいは浸潤径が5mm未満である場合は境界悪性として扱われる．
- 悪性上皮性腫瘍は良性腫瘍，境界悪性腫瘍を経て多段階的に発生するのか，あるいは*de novo*発生であるのかによってⅠ型，Ⅱ型に分けられる（表1）．
- 生物学的特性と臨床的取り扱いの違いにより，卵巣腫瘍は，①良性，②境界悪性，③悪性の3つのカテゴリーに分けられるが（Ⅷ章．表8参照），ICD-O（国際疾病分類－腫瘍学）コード上では上皮内癌あるいは悪性であるにもかかわらず，従来どおり境界悪性腫瘍として扱われる微小乳頭状漿液性境界悪性腫瘍（＝非浸潤性低異型度漿液性癌），顆粒膜細胞腫，カルチノイド腫瘍，未熟奇形腫は境界悪性と悪性の2つのカテゴリーにまたがる腫瘍群に含められる．

2. 病理診断（マクロとミクロ）

a) 漿液性腫瘍

- 漿液性腫瘍は良性（嚢胞腺腫，腺線維腫，表在性乳頭腫），境界悪性，悪性（漿液性癌）に分けられる．
- 漿液性癌は臨床病理学的および分子遺伝学的特徴が異なる高異型度（図1），低異型度（図2）に二分される．

表1　組織発生からみた卵巣癌（悪性上皮性腫瘍）の分類

	組織型	前駆病変	発生過程
Ⅰ型腫瘍	低異型度漿液性癌 粘液性癌 低異型度類内膜癌 明細胞癌	漿液性境界悪性腫瘍 粘液性境界悪性腫瘍 子宮内膜症／境界悪性腫瘍 子宮内膜症／境界悪性腫瘍	多段階発生
Ⅱ型腫瘍	高異型度漿液性癌 高異型度類内膜癌 未分化癌 癌肉腫	なし*	*de novo*発生

*高異型度漿液性癌の多くは漿液性卵管上皮内癌の卵巣播種によって発生すると考えられている．

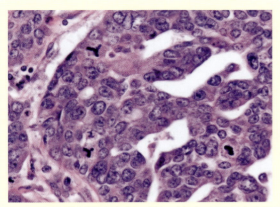

図1 **高異型度漿液性癌．** 高度の核形不整，核大小不同，核クロマチンの増量を示す異型細胞が微小乳頭状に増殖し，所々で裂隙状の空隙が認められる．多数の核分裂がみられ，対物40倍強拡大1視野あたり1，2個以上認められる．3極分裂などの異常核分裂も散見される．

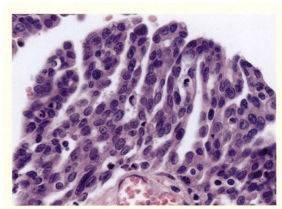

図2 **低異型度漿液性癌．** 核の腫大，核形不整は軽度〜中等度で，比較的均一である．核小体が小型である．核分裂数は対物40倍強拡大10視野あたり2，3個程度であることが多い．

- 高異型度漿液性癌は漿液性癌全体の約90〜95％程度，卵巣悪性上皮性腫瘍の50〜60％程度を占め，その多くがSTICに由来する．*TP53*遺伝子変異，高度の遺伝子不安定性を特徴とし，予後不良である．囊胞部と充実部が混在し，診断時には多くが卵巣外に進展している．多形性に富む異型細胞の乳頭状，微小乳頭状増殖で構成され，核分裂が多数認められる．
- 低異型度漿液性癌は漿液性境界悪性腫瘍を背景として発生し，*KRAS*，*BRAF*遺伝子変異を伴っていることが多い．予後は比較的良好であるが，化学療法抵抗性で，10年以上経過した後に再発したり，高異型度漿液性癌への転化をきたすことがある．微小乳頭状漿液性境界悪性腫瘍（micropapillary serous borderline tumor）は非浸潤性低異型度漿液性癌（non-invasive low-grade serous carcinoma）と同義語である．肉眼的には囊胞部と充実部が混在する．
- 卵巣を主座とする高異型度漿液性癌は卵管，腹膜に同様の形態を示す腫瘍成分が存在していても，それらは卵巣からの播種病巣であるとされ，卵巣原発として取り扱われるのに対して，腫瘍の主座が腹膜で，卵巣に腫瘍が存在しないか，径5mm未満の場合には腹膜原発として扱われる．卵管の検索によりSTICが認められた場合には，卵管原発であるとする新基準が提案されているが，現時点では広く受け入れられていない．

b) 粘液性腫瘍

- 胃型あるいは腸型粘液細胞を模倣する腫瘍細胞で構成される腫瘍で，杯細胞，パネート（Paneth）細胞を模倣する細胞がみられる．
- 良性（囊胞腺腫，腺線維腫，囊胞腺線維腫），境界悪性，悪性（粘液性癌）に分類される．肉眼的には片側性かつ多房性で，境界悪性，悪性の場合は径10cmを超えることが少なくない．
- 粘液性癌は浸潤様式により圧排型（expansile type）と侵入型（infiltrating type）に二分される．圧排型で卵巣に限局する場合には予後良好であるのに対して，侵入型は再発リスクが高く，予後不良である．

c) 類内膜腫瘍

- 良性，境界悪性，悪性（類内膜癌）に分けられる．
- 類内膜腫瘍は子宮内膜症性囊胞を背景に発生することが多いため，しばしば出血性の囊胞と充実部で構成される．
- 類内膜境界悪性腫瘍は腺線維腫の形態をとることが多いが，子宮体部の子宮内膜異型増殖症と同様の形態を示す病変も境界悪性として取り扱われる．
- 類内膜癌は子宮体部の類内膜癌と同様に，充実性成分の量に基づいてGrade 1（5％以下），Grade 2（6〜50％），Grade 3（51％以上）に分けられる．

d) 明細胞腫瘍

- 腫瘍細胞が子宮内膜腺の妊娠性変化[アリアス-ステラ（Arias-Stella）反応]を模倣する淡明な細胞質を有する細胞で構成される腫瘍で，良性，境界悪性，悪性（明細胞癌）に分けられる．
- 明細胞腫瘍は子宮内膜症性囊胞を背景に発生する．そのため，肉眼的には出血性の囊胞と充実部で構成されることが多い．
- 境界悪性腫瘍は腺線維腫の形をとることが多い．
- 明細胞癌は欧米と比較してわが国で頻度が高く，卵巣上皮性悪性腫瘍の20～25％程度を占める．形態的には淡明な細胞質を有する異型細胞が乳頭状，管状，囊胞管状，あるいは充実性シート状に増殖する．

e) 漿液粘液性腫瘍

- 頸管腺上皮を模倣する粘液産生円柱細胞の他，線毛細胞，内膜腺型，移行上皮型の上皮成分が種々の割合で混在する．
- 良性，境界悪性，悪性（漿液粘液性癌）に分けられるが，ほとんどは境界悪性腫瘍で，漿液粘液性癌はまれである．
- 子宮内膜症性囊胞を背景に発生する．そのため，囊胞部と充実部で構成され，両側性であることが少なくない．
- 漿液粘液性境界悪性腫瘍は漿液性境界悪性腫瘍と同様に広い間質性の芯を有する乳頭状発育を示し，子宮頸部の頸管腺上皮に類似した上皮で構成される（図3）．すなわち淡青調の細胞質内粘液を有する円柱細胞と線毛を伴う好酸性の細胞質を有する細胞で構成され，軽度から中等度の核腫大，核大小不同，核形不整，核重積を示す．漿液粘液性癌では核異型が高度で篩状の癒合腺管がみられる．

f) ブレンナー（Brenner）腫瘍

- 膀胱の尿路上皮と同様の形態を示す上皮成分で構成される腫瘍で，良性，境界悪性，悪性に分けられる．境界悪性，悪性はそれぞれ低異型度，高異型度の膀胱乳頭状尿路上皮癌に類似する．悪性ブレンナー腫瘍は良性ないし境界悪性成分が併存する．

g) 性索間質性腫瘍，混合型性索間質性腫瘍

- 線維腫と莢膜細胞腫は一連の腫瘍だが，後者は黄体化がみられる点で区別される．肉眼的には充実性かつ弾性硬で，線維腫は白色ないし淡黄色調で

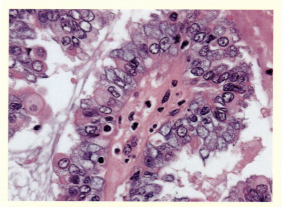

図3　漿液粘液性境界悪性腫瘍．好酸性の細胞質を有する線毛細胞と淡青調の細胞質を有する粘液細胞が混在している．

あるのに対し，莢膜細胞腫は黄色調を呈する．いずれも浮腫，囊胞変性がみられることがある．
- 硬化性間質性腫瘍は黄体化間質細胞と線維芽細胞様紡錘形細胞が種々の割合で混在し，浮腫や細胞密度が低い領域が介在するため偽分葉状構造を示す．
- 成人型顆粒膜細胞腫は顆粒膜細胞を模倣する腫瘍細胞の増殖で構成され，線維腫様間質成分が種々の割合で混在する．腫瘍細胞は小型ないし大型の濾胞様構築を示す他，囊胞様空隙を形成するため，肉眼的には充実部と囊胞部が種々の割合で混在する．
- 若年型顆粒膜細胞腫は円形の核と比較的淡明な細胞質を有する腫瘍細胞で構成され，濾胞構造を呈するため，充実部と囊胞部が混在する．
- セルトリ（Sertoli）細胞腫はセルトリ細胞を模倣する腫瘍細胞で構成される良性腫瘍で，管腔構造がみられる．セルトリ・ライディッヒ（Leydig）細胞腫はさらにライディッヒ細胞を模倣する好酸性細胞質を有する細胞が混在し，高分化型，中分化型，低分化型がそれぞれ良性，境界悪性，悪性腫瘍に相当する．

h) 胚細胞腫瘍

- 成熟奇形腫は3胚葉に由来する成熟組織成分で構成され，主として囊胞成分で構成される．
- 未熟奇形腫は胎芽でみられる未熟な組織成分で構成され，主として充実成分で構成される．未熟神経上皮成分の量によってGrade 1～3に分けられ，Grade 1は境界悪性腫瘍に準じて扱われる．腹膜

壁が平滑な単房性嚢胞
・漿液性嚢胞腺腫
・卵胞嚢胞

 粘性が高い内容物を入れた単房性ないし多房性嚢胞で，乳頭状，充実性の領域を有する
・粘液性境界悪性腫瘍ないし粘液性癌
・壁在結節を伴う粘液性腫瘍
・転移性腺癌

 充実性で軟らかい肉様，褐色〜灰白色，黄色調の腫瘍
・顆粒膜細胞腫
・リンパ腫・骨髄肉腫
・未分化胚細胞腫
・転移性カルチノイド
・低分化型セルトリ・ライディッヒ細胞腫
・小細胞癌
・悪性間葉系腫瘍

 出血性嚢胞
・内膜症性嚢胞
・黄体嚢胞
・漿液粘液性境界悪性腫瘍

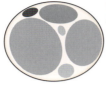 巨大片側性多嚢胞性腫瘍
・粘液性境界悪性腫瘍ないし粘液性癌

 充実性で軟らかく，壊死を伴う腫瘍
・悪性上皮性腫瘍
・顆粒膜細胞腫
・転移性カルチノイド
・低分化型セルトリ・ライディッヒ細胞腫
・小細胞癌
・癌肉腫
・未分化胚細胞腫瘍
・悪性リンパ腫

 壁が不整あるいは肥厚している単房性嚢胞
・器質化，黄色腫反応，脱落膜変化を伴う内膜症性嚢胞
・漿液粘液性境界悪性腫瘍
・低分化腺癌
・明細胞癌

 暗調の褐色，多房性嚢胞性，あるいは光沢のある腫瘍
・卵巣甲状腺腫

 主として充実性で脆弱，壊死を伴う
・悪性上皮性腫瘍
・悪性胚細胞腫瘍
・顆粒膜細胞腫
・セルトリ・ライディッヒ細胞腫
・転移性腫瘍

 乳頭状突出を伴う嚢胞
・漿液性境界悪性腫瘍
・漿液粘液性境界悪性腫瘍
・増殖型ブレンナー腫瘍
・明細胞癌

 充実性で白色
・線維腫
・腺線維腫（小嚢胞が混在）
・ブレンナー腫瘍
・平滑筋腫
・硬化性間質性腫瘍
・転移性間葉系腫瘍

 黄色調の腫瘍
・ブレンナー腫瘍
・莢膜細胞腫
・顆粒膜細胞腫
・セルトリ細胞腫
・ステロイド産生腫瘍
・転移性癌

図4　卵巣腫瘍・腫瘍の肉眼所見のパターンおよびそれぞれの鑑別診断

病変が成熟した神経膠組織で構成されている場合は腹膜神経膠腫症（peritoneal gliomatosis）(Grade 0) と呼ばれる.
- 未分化胚細胞腫は原始生殖細胞に類似した大型の空胞状核と淡明な細胞質を有する細胞の充実性シート状増殖で構成される. 肉眼的には灰白色調, 充実性で, 光沢があるが, 種々の程度の出血・壊死がみられる.
- 卵黄嚢腫瘍は卵黄嚢などの内胚葉由来の胎芽組織や腸管・肝臓などへの分化を示す悪性腫瘍で, 主として充実性で白色ないし灰白色調で, やや透明感がある.
- 胎芽性癌は大型核を有する腫瘍細胞が乳頭状, 管状あるいは充実性増殖を示す腫瘍で, 多数の核分裂がみられる.
- 奇形腫とともにカルチノイド腫瘍, 悪性卵巣甲状腺腫, 神経外胚葉性腫瘍が併存することがある.

i) 転移性腫瘍
- 他臓器からの卵巣への転移を考慮するべき所見として, ①両側性である, ②腫瘍が多結節状である, ③腫瘍径が小さい, ④卵巣表面あるいは皮質に腫瘍が存在している, ⑤線維形成性間質反応を伴って侵入している, ⑥卵巣門部などで脈管侵襲が認められる, などが挙げられる.
- 両側性で腫瘍径が10cm未満の粘液性腫瘍は虫垂や膵胆道系, 子宮頸部からの転移である可能性がある.

- 卵巣腫瘍・腫瘍の肉眼所見のパターンおよびそれぞれの鑑別診断を図4に示す.　　　（三上芳喜）

D 腟腫瘍

> **ポイント**
> - 腟癌はまれで，婦人科悪性腫瘍の約1％にすぎない．大部分はヒトパピローマウイルス（human papillomavirus：HPV）関連扁平上皮癌である．腟上部1/3に発生する．まれに明細胞癌がみられる．
> - 子宮頸癌，外陰癌との鑑別や進行期の判定のためMRIによる画像診断が肝要である．腟と子宮頸部の両方を巻き込む癌は子宮頸癌，腟と外陰にまたがる癌は外陰癌として扱われる．また，常に転移性腫瘍の可能性に留意する．
> - 臨床的に問題となる非上皮性腫瘍として横紋筋肉腫・悪性黒色腫，病理組織学的診断で鑑別診断に苦慮する腫瘍として平滑筋性腫瘍・侵襲性血管粘液腫・混合性腫瘍・筋線維芽細胞腫などが挙げられる．

1. 組織学的分類

- 主な腟腫瘍の分類を表1に示す．

2. 病理診断（マクロとミクロ）

a) 扁平上皮癌

- 大部分の症例はhigh-grade HPV関連性である．腟上部1/3，後壁に好発する．骨盤リンパ節に転移をきたすことが多い．隆起性ないし潰瘍性の発育をする．組織学的には角化型，非角化型，乳頭状等に分類される．異型細胞のシート状，地図状，乳頭状の浸潤増殖像を示す（図1）．
- 多変量解析による予後不良因子は，高齢者，腫瘍径4cm大以上，直腸・腟，鼠径リンパ節転移である．HPV関連癌は非関連癌に比して無病期間が長く，生存率が高い．

b) 明細胞癌

- 胎内でDES（diethylstilbestrol）に曝露された若年に発生することが多いが，わが国ではまれである．淡明な細胞質を有する類円形細胞の管状，乳頭状の増殖を示す．

c) 混合性腫瘍

- 紡錘形細胞上皮腫（spindle cell epithelioma）とも呼ばれる．処女膜付着部に好発し臨床的に無症状のことが多い．境界明瞭な充実性腫瘍で，5cm大を超えることはまれである．組織学的に癌肉腫や滑膜肉腫と誤診されやすい良性腫瘍である．異型性に乏しい類円形細胞の胞巣状，索状，管状の増殖，扁平上皮成分，短紡錘形の間葉系細胞の増殖よりなる（図2）．付属器腺由来とされている．

d) 横紋筋肉腫

- 胎児型が多く，ブドウ状肉腫（sarcoma botryoides）と呼ばれることも多い．約90％が5歳以下の

表1 主な腟腫瘍の分類

1. 上皮性病変
   上皮内病変：軽度扁平上皮内病変と高度扁平上皮内病変
2. 浸潤癌
   扁平上皮癌と腺癌
3. その他の上皮性腫瘍
   混合性腫瘍
4. 非上皮性腫瘍
   横紋筋肉腫
   平滑筋腫瘍：平滑筋腫と平滑筋肉腫
   侵襲性血管粘液腫
   血管筋線維芽細胞腫
   筋線維芽細胞腫
   悪性黒色腫

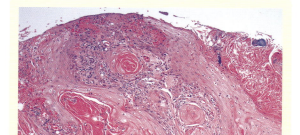

図1 角化型扁平上皮癌．軽度の異型を示す細胞の充実性，浸潤性の増殖がみられ，角化を伴う．

女児に発生し腟にポリープ状，ブドウの房状の腫瘍を形成する．類円形の偏在性核，好酸性の細胞質を有する横紋筋芽細胞の増殖（図3）とcambium layer（扁平上皮下での細胞の密な増殖）を特徴とする．

e) 平滑筋腫瘍

- 子宮発生の腫瘍と同様の像を示すが，上皮様の配

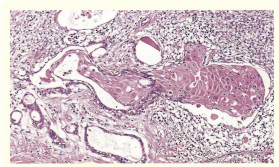

図2　**混合性腫瘍**．扁平上皮化生を伴う腺の増生と間質の小型の短紡錘形細胞の増殖よりなる．

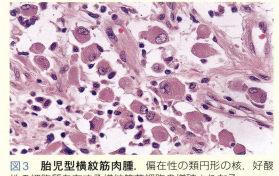

図3　**胎児型横紋筋肉腫**．偏在性の類円形の核，好酸性の細胞質を有する横紋筋芽細胞の増殖よりなる．

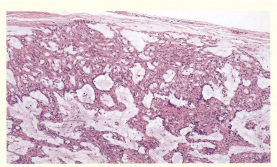

図4　**平滑筋腫**．好酸性の細胞質を有する紡錘形細胞の上皮様の増殖と粘液状の間質よりなる．

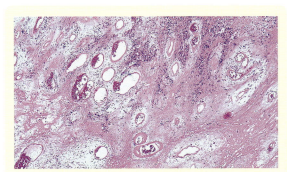

図5　**侵襲性血管粘液腫**．紡錘形細胞の疎ないし密な増生よりなり，間質は粘液状で大小の血管の増生がみられる．

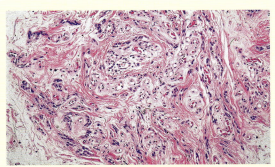

図6　**血管筋線維芽細胞腫**．小血管の増生，その周囲の異型性の乏しい紡錘形細胞の合胞体状，波状の増生がみられ，間質は線維性，浮腫状である．

列，粘液状（myxoid）の間質を有する症例が多い（図4）．平滑筋肉腫の診断基準として5cm大以上，浸潤性増殖，中等度以上の核異型，核分裂像5個/10HPF以上，腫瘍細胞壊死（凝固壊死）の5所見のうち，3所見以上みられる症例とされている．

f) 侵襲性血管粘液腫

- 浸潤増殖の顕著な腫瘍で肉眼的にゼラチン様を示し，境界は不明瞭である．線維芽細胞様，平滑筋細胞様の紡錘形細胞の疎ないし密な増生よりなる．間質は粘液状で大小の血管の軽度の増生がみられる（図5）．再発しやすい．

g) 血管筋線維芽細胞腫

- 境界明瞭な充実性良性腫瘍である．小血管の増生，その周囲の異型性の乏しい紡錘形細胞の合胞体状，波状の増生がみられ，間質は線維性，浮腫状である（図6）．

h) 筋線維芽細胞腫

- 表在性頸部腟筋線維芽細胞として報告された良性腫瘍である．上皮との間に境界帯（grenz zone）が介在する．被膜を欠き，異型のない線維芽細胞様細胞の錯綜状の増生と線維性間質よりなる．

i) 悪性黒色腫

- 婦人科領域では外陰が最も多く，腟がそれに次ぐ．腟の悪性腫瘍の頻度では扁平上皮癌に次ぎ2番目である．大型の核小体，大型の類円形核，メラニン色素を有する細胞の胞巣状の増殖が認められる．無色素性症例もまれにみられる．

（福永眞治）

Ⅲ章　婦人科腫瘍・疾患の組織学的分類

E　外陰腫瘍

ポイント

◆ 外陰悪性腫瘍はまれで，婦人科悪性腫瘍の1〜2%にすぎない．

◆ 扁平上皮性腫瘍にはヒトパピローマウイルス（human papillomavirus：HPV）関連群とHPV非関連群が含まれる．

◆ パジェット（Paget）病以外の腺系腫瘍は極めてまれである．

1.　組織学的分類

◆ 外陰に原発する腫瘍（表1）のうち，悪性腫瘍はまれで，婦人科悪性腫瘍の1〜2%にすぎず，腟や子宮頸部，尿路（尿道），消化管（肛門，直腸）からの進展を考慮する必要がある．

◆ 扁平上皮内病変には，子宮頸部および腟と同様の軽度/高度扁平上皮内病変（low/high-grade squamous intraepithelial lesion：LSIL/HSIL）とともに，HPVに関連しない分化型外陰上皮内腫瘍（differentiated vulvar intraepithelial neoplasia：分化型VIN）を含む．

2.　病理診断（マクロとミクロ）

a) 軽度および高度扁平上皮内病変

◆ 子宮頸部と同様に，発生はHPVに関連しており，一過性感染に伴うものをLSIL，HPV DNAの宿主への組み込みが示唆されるものをHSILとする．

◆ 免疫組織化学でp16びまん性強陽性を示す．p53は有意な陽性所見を示さない．

b) 分化型外陰上皮内腫瘍

◆ HPVに関連しない上皮内病変で，HPV非関連扁平上皮癌の前駆病変とされる．

◆ 核異型は主に基底層に認められ，中〜表層の細胞はよく分化している．しばしば過角化，錯角化，個細胞角化などの角化異常や釘脚の不規則な延長を伴う．

◆ HSILに比して浸潤癌に進展しやすいとされる．

◆ 免疫組織化学でp16陰性，p53はびまん性強陽性あるいは完全陰性となる異常発現パターンを示す．

c) 扁平上皮癌

◆ HPV関連群は全体の4割を占めており，喫煙も危険因子の1つである．HSILを前駆病変とする．

◆ 肉眼的には乳頭状あるいは潰瘍形成性の腫瘤を呈する．

◆ HPV関連群は非角化型を示すことが多く，免疫

表1　主な外陰腫瘍の分類

■上皮性病変
　扁平上皮病変
　　扁平上皮内病変
　　　軽度扁平上皮内病変（LSIL）
　　　高度扁平上皮内病変（HSIL）
　　　分化型外陰上皮内病変（分化型VIN）
　　扁平上皮癌（squamous cell carcinoma）
　腺病変
　　パジェット病（Paget's disease）
　　腺癌（バルトリン腺由来の癌，乳腺型，汗腺型，その他）
■間葉系腫瘍
　表在性血管粘液腫（superficial angiomyxoma）
　表在性筋線維芽細胞腫（superficial myofibroblastoma）
　富細胞性血管線維腫（cellular angiofibroma）
　血管筋線維芽細胞腫（angiomyofibroblastoma）
　侵襲性血管粘液腫（aggressive angiomyxoma）
　類上皮肉腫（epithelioid sarcoma）
■メラノサイト系腫瘍
　悪性黒色腫（malignant melanoma）

組織化学でp16陽性を示す．その他，類基底型（basaloid），湿疣型（warty）でHPVが検出されることが多い．

◆ HPV非関連群は，背景に硬化性萎縮性苔癬や扁平苔癬を伴うことがある．

◆ HPV非関連群は角化型が多く，角化真珠の形成をしばしば伴う（図1）．分化傾向が強いため，少量生検の場合は炎症性変化との鑑別が難しい．免疫組織化学でp16陰性，p53はびまん性強陽性あるいは完全陰性となる異常発現パターンを示す．

d) パジェット病（図2）

◆ 乳房外パジェット病のうち，外陰原発が最も頻度が高い．

◆ バルトリン腺や皮膚付属腺由来とされる腺系腫瘍である．

◆ 肉眼的には発赤，びらん，湿疹様外観などを呈する．

◆ 表皮内あるいは粘膜上皮内の基底層を中心に，核

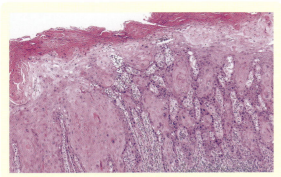

図1 扁平上皮癌（HPV非関連）．釘脚の不規則な延長を示す．角化型扁平上皮癌である．

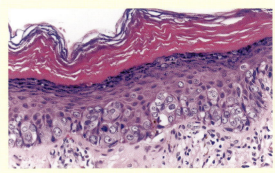

図2 パジェット病．核小体の目立つ大型核を有する腫瘍細胞が，表皮内に小胞巣状，個細胞性に増殖・進展している．

表2 血管と間質細胞の増殖からなる腫瘍の鑑別診断

	表在性血管粘液腫	表在性筋線維芽細胞腫	富細胞性血管線維腫	血管筋線維芽細胞腫	侵襲性血管粘液腫
局在	表層	表層	表層	深部	深部
大きさ	<5cm	<5cm	<5cm	<5cm	5cm<
発育形態	外向性	外向性	外向性	圧排性	浸潤性
腫瘍境界	明瞭	明瞭	明瞭	明瞭	不明瞭
grenz zone	なし	あり	あり		
間葉系細胞および免疫組織化学	星芒状・紡錘形間質細胞	筋線維芽細胞 desmin (+) CD99 (+) α-SMA (−) CD34 (+/−) ER (+/−)	線維芽細胞 desmin (−) ER (+) PgR (+) CD34 (+/−) α-SMA (−)	筋線維芽細胞 desmin (+) ER (+) PgR (+) CD34 (−)	筋線維芽細胞 desmin (+) ER (+) PgR (+) α-SMA (+/−) CD34 (+/−)

α-SMA：α-smooth muscle actin，ER：estrogen receptor，PgR：progesterone receptor

小体の目立つ大型類円形異型核を有する腺細胞が，個細胞性・小胞巣形成性，時に腺腔形成性に増殖・進展する．真皮内（間質）浸潤をきたした症例では低分化腺癌の形態を示すことが多い．
- 免疫組織化学ではCK7，CAM5.2などの腺系マーカーやアポクリン腺マーカーであるGCDFP-15が陽性となる．HER2/neu，アンドロゲン受容体も通常陽性である．CK20，p63は陰性である．
- 肛門直腸癌，尿路上皮癌の上皮内進展の除外には，免疫組織化学が有用である．肛門直腸癌ではCK7陰性，CK20陽性，CDX-2陽性となる．尿路上皮癌ではCK7，CK20はともに陽性であることが多く，p63陽性を示す．

e）腺癌
- 極めてまれである（外陰悪性腫瘍の5％）．
- バルトリン腺に由来するものが最も多く，その他，乳腺型，汗腺型などが報告されている．

f）表在性血管粘液腫，表在性筋線維芽細胞腫，富細胞性血管線維腫，血管筋線維芽細胞腫，侵襲性血管粘液腫
- いずれも，血管とその周囲の間葉系細胞の増生からなる腫瘍である．
- 各腫瘍の特徴と鑑別点を表2に示す．
- このうち侵襲性血管粘液腫は，境界不明瞭な浸潤性発育を示し，しばしば再発をきたす．

g）悪性黒色腫
- 婦人科臓器の悪性黒色腫のなかでは外陰発生が最も多い．
- 不整形，境界不明瞭な黒色斑が認められる．時に潰瘍形成を伴う腫瘤を形成する．
- 核小体の目立つ大型類円形核と好酸性細胞質を有する異型メラノサイトが，上皮内（表皮内）あるいは上皮下（真皮）に増殖する．核分裂像がしばしばみられる．
- 細胞質内に顆粒状のメラニン色素を有する．ただし約1/4の症例は無色素性である．（笹島ゆう子）

Ⅲ章 婦人科腫瘍・疾患の組織学的分類

F 絨毛性疾患

ポイント

- 日常臨床で遭遇する全胞状奇胎の多くは，妊娠12週以前の早期全胞状奇胎であり，従来の全胞状奇胎の臨床像，組織診断基準と異なる．
- 全胞状奇胎では部分胞状奇胎や通常妊娠・流産と比較して存続絨毛症・絨毛癌の頻度が高いため，全胞状奇胎を正確に鑑別・診断することが重要である．
- 絨毛癌，胎盤部トロホブラスト腫瘍，類上皮性トロホブラスト腫瘍の鑑別には，それぞれの肉眼像，組織像，免疫組織学的特徴を理解しておくことが重要である．

1. 組織学的分類

- 絨毛性疾患取扱い規約 第3版（2011年）では，胞状奇胎，侵入胞状奇胎，絨毛癌，胎盤部トロホブラスト腫瘍（Placental site trophoblastic tumor：PSTT），類上皮性トロホブラスト腫瘍（Epithelioid trophoblastic tumor：ETT），存続絨毛症の6つが絨毛性疾患と総称されている．
- WHO分類 第4版（2014年）では，腫瘍性病変として絨毛癌，PSTT，ETT，胞状奇胎として全胞状奇胎（Complete hydatidiform mole：CM），部分胞状奇胎（Partial hydatidiform mole：PM），侵入奇胎があり，侵入奇胎の組織像は，CM，PMのいずれでもよい．

2. 病理診断（マクロとミクロ）

a) 胞状奇胎

- 絨毛における栄養膜細胞の異常増殖と間質の浮腫を特徴とする病変である．
- 存続絨毛症に移行する可能性は，CMが15〜29%，PM・流産は5%以下であり，CMを正しく診断することが臨床的に重要である．鑑別点を表1に示す．

1) 全胞状奇胎（全奇胎）Complete hydatidiform mole（CM）（図1a〜c）
- 核型：父方由来の2倍体（46,XXか46,XY）である．
- 古典的CM肉眼像：絨毛の水腫状腫大，ブドウの房状を呈する．
- 古典的CM組織像：絨毛間質の囊胞状の空洞（槽形成）と間質浮腫を呈する．
- 妊娠12週以前の早期CMの肉眼像：水腫状腫大は部分的である．
- 早期CM（ECM）の組織学的特徴：絨毛の八つ頭状の不整な輪郭，絨毛の全周性にみられる栄養膜

細胞の増殖，絨毛間質の細胞密度の増加，核破砕片，細胞性・中間型栄養膜細胞の異型が認められる．
- 免疫組織化学的特徴：p57^{KIP2} 絨毛間質細胞や細胞性栄養膜細胞が陰性である．

2) 部分胞状奇胎（部分奇胎）Partial hydatidiform mole（PM）（図1d〜f）
- 核型：父方由来2 haploid，母方由来1 haploidの3倍体（69,XXXなど）である．
- CMの部分像ではない．肉眼的には一部囊胞形成がみられる．
- 組織像：浮腫状に腫大した絨毛とほぼ正常大の絨毛が混在し，貝殻模様やフィヨルド様の不整な輪郭，間質の槽形成，栄養膜細胞の間質への封入像，局所的に発芽状の合胞体性栄養膜細胞の増殖がみられる．
- CMとの違い：間質の線維化，絨毛血管内の有核赤血球，胎児成分がみられることがある．絨毛間質の細胞密度の増加や核破砕片は認められない．
- 免疫組織化学的特徴：p57^{KIP2} 絨毛間質細胞や細胞性栄養膜細胞が陽性である．

b) 絨毛性腫瘍

- 絨毛癌，PSTT，ETTの鑑別点を表2に示す．

1) 絨毛癌（図2）
- 最も異型度が高く，合胞体性栄養膜細胞，中間型栄養膜細胞，細胞性栄養膜細胞からなる．
- 出血壊死が著明である．
- 血管や間質細胞が腫瘍内にみられない．
- 免疫組織化学的特徴：hCG びまん性陽性，SALL4陽性，CD146 陽性，Ki-67 index＞90%である．

2) PSTT（図3a，b）
- 着床部中間型栄養膜細胞由来の腫瘍である（p63/p40陰性）．

50 Ⅲ章 婦人科腫瘍・疾患の組織学的分類

表1 胞状奇胎と流産（非奇胎絨毛）の臨床病理学的特徴

	CM	ECM（6.5〜12週）	PM	流産（水腫様変性＋）
核型	46XX, 46XY（父方由来のみ）	46XX, 46XY（父方由来のみ）	69XXX, 69XXY 69XYY	46XX, 46XY
hCG (mIU/mL)	100,000以上	通常妊娠程度〜100,000以下	通常妊娠程度〜100,000以下	上昇なし
胎児成分	なし	なし	まれにあり	あり
存続絨毛症	15〜29%	15〜29%	0〜4%	0%
肉眼所見	ブドウの房状	特徴なし	部分的に囊胞	異常なし
絨毛の形態				
輪郭	円形〜楕円形	ポリープ状 八つ頭状	フィヨルド様 偽封入像	円形〜楕円形
大きさ	著明に腫大	通常大	一部腫大	しばしば腫大
槽（cistern）	多い	まれ	まれ	まれ
栄養膜細胞				
増殖の程度	多中心性 著明な増殖	全周性に増殖	一部，合胞体性のみ（発芽状）	なし
核異型	著明	軽度〜中等度	なし〜軽度	なし
正常形態絨毛	なし〜少ない	一部	多数	一部
絨毛間質				
核破砕片	多い	少〜多い	まれ	なし
血管 有核赤血球	なし	なし，毛細血管みられることあり	よくみられる	一般的には目立たない
p57 KIP2	陰性	陰性	陽性	陽性

hCG：human chorionic gonadotropin　　　　　　　　　　　　　　　（WHO分類 第4版（2014年）より一部改変）

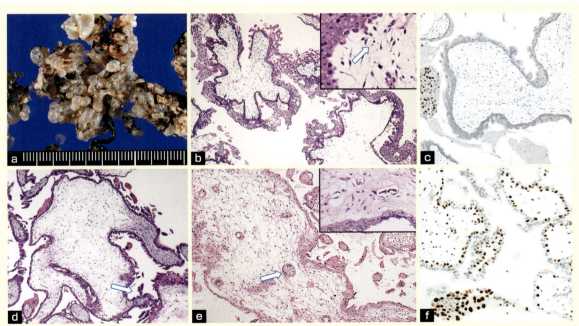

図1　**CMとPMの肉眼像および組織像．** a〜c：CM，d〜f：PM．a：肉眼像，ブドウの房状の絨毛腫大が認められる．b：HE染色，強拡大（挿入図），絨毛の八つ頭状の不整な輪郭，絨毛の全周性に栄養膜細胞の増殖，間質には核破砕片（⇨）がみられる．c：p57 KIP2，細胞性栄養膜細胞と絨毛間質細胞に陰性である（コントロールの中間型栄養膜細胞は陰性）．d：HE染色，絨毛はフィヨルド様の不整な輪郭を示し，合胞体性栄養膜細胞の発芽状の増殖（⇨）　e：HE染色，強拡大（挿入図），栄養膜細胞の間質への封入像（⇨），絨毛血管内の有核赤血球（挿入図）．f：p57 KIP2，PMや非奇胎絨毛では細胞性栄養膜細胞や絨毛間質細胞の核に陽性．

F．絨毛性疾患

表2　妊娠性絨毛性腫瘍の臨床病理学的特徴

	絨毛癌	PSTT	ETT
好発年齢（歳）	平均：30	20〜63（平均：30）	15〜48（平均：36）
先行妊娠	満期産，全胞状奇胎	満期産	満期産
期間（最終妊娠から発症まで）	数ヵ月〜14年	2週間〜17年	1〜25年
臨床症状	性器出血，存続絨毛症	流産，無月経	性器出血
hCG値（mIU/mL）	100,000以上	1,000以下	3,000以下
肉眼所見	全周性，浸潤性，出血性腫瘤	膨張性〜浸潤性，充実性大型腫瘤	膨張性，充実性腫瘤
好発部位	体部	体部	頸部，峡部，体部
境界	浸潤性	浸潤性	圧排性
細胞所見	著明な異型を示すIT，ST，CT	着床部IT 中等度〜高度異型	絨毛膜無毛部IT 軽度〜中等度異型
増殖パターン	著明な出血壊死，すべてのタイプの栄養膜細胞の増殖（two cell pattern）	腫瘤辺縁部で浸潤性増殖，血管壁置換性増殖	シート状，胞巣状，索状配列，背景は地図状壊死，粘膜表層上皮に集塊形成
硝子様物質（背景）	なし	まれにあり	著明
間質	介在間質や血管なし	辺縁部で平滑筋細胞が介在	脱落膜化間質細胞が近傍に存在
免疫組織化学	hCG, hPL, SALL4 Ki-67 index：>90%	hPL, CD146, hCG（focal），Ki-67 index：10〜30%	p63/p40, hPL（focal），CD146（focal），Ki-67 index：>10%

CT：cytotrophoblast, ST：syncytiotrophoblast, IT：intermediate trophoblast, hPL：human placental lactogen, SALL4：Sal-like protein 4

（WHO分類 第4版（2014年）より一部改変）

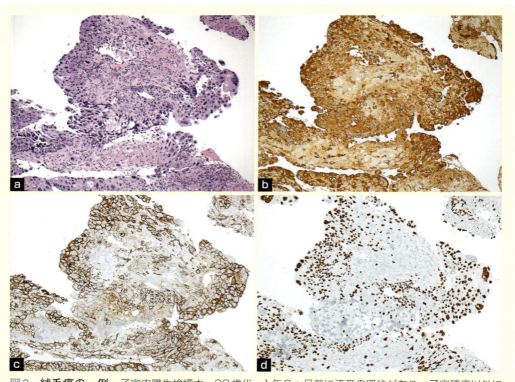

図2　絨毛癌の一例．子宮内膜生検標本．30歳代，1年2ヵ月前に流産の既往があり，子宮腫瘍以外に肺・脳に転移巣がある．初診時hCG値 60万mIU/mL．a：HE染色，多核，広い細胞質を持つ合胞体性栄養膜細胞および単核の細胞性ないし中間型栄養膜細胞の増殖がみられる．b：hCG，びまん性に細胞質，膜陽性を示す．c：CD146，中間型栄養膜細胞の膜陽性を示す．d：Ki-67．

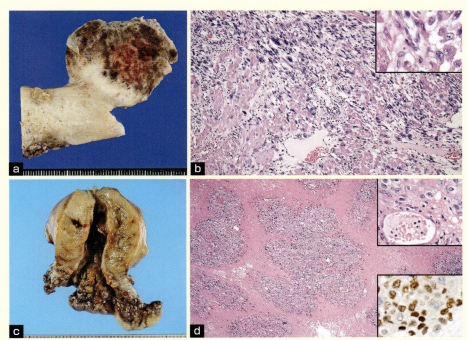

図3 PSTTとETTの肉眼像および組織像．a，b：PSTT，c，d：ETT．a：肉眼像，一部出血壊死を伴う内腔に突出した腫瘍で，筋層との境界はやや不明瞭．b：HE染色，強拡大（挿入図），筋層内に分け入るように浸潤する腫瘍細胞．c：肉眼像，子宮峡部-子宮頸部に腫瘍形成．d：HE染色，強拡大（挿入図上）とp63（挿入図下），好酸性の細胞質を有し，核異型は比較的軽度である．硝子化間質や地図状壊死が目立つ点や，免疫組織化学でp63陽性となる点がPSTTとの違いである．

- 筋層内に分け入るような浸潤像が特徴である．
- 栄養膜細胞の異型度は，絨毛癌≫PSTT＞ETTとなる．
- 免疫組織化学的特徴：hCG 一部陽性，SALL4 陰性，CD146 陽性，p63/p40 陰性，Ki-67 index 10～30％である．

3) ETT（図3c, d）
- 絨毛膜部栄養膜細胞由来の腫瘍である（p63/p40 陽性）．
- 他の絨毛性腫瘍と異なり，子宮頸部や子宮峡部にも発症する．
- 背景の硝子化物質や地図状壊死が顕著である．
- 免疫組織化学的特徴：hCG 一部陽性，SALL4 陰性，CD146 陽性，p63/p40 陽性，Ki-67 index ＞10％である．

（南口早智子）

Ⅲ章 婦人科腫瘍・疾患の組織学的分類

G 子宮間葉性腫瘍

ポイント

- 平滑筋系腫瘍の大多数は良性の平滑筋腫である．ただし，平滑筋肉腫との鑑別が問題となる病変が一定頻度で認められる．
- 子宮内膜間質肉腫の分類に関しては変遷が続いており，混乱が多い．低異型度子宮内膜間質肉腫では *JAZF1-SUZ12* 融合遺伝子，高異型度子宮内膜間質肉腫では *YWHAE-FAM22* 融合遺伝子が高頻度に検出されることが明らかとなり，遺伝子異常をある程度反映する形で分類は運用されている．

1. 組織学的分類

- WHO分類 第4版（2014年）および子宮体癌取扱い規約 病理編 第4版（2017年）では，子宮間葉性腫瘍は，①平滑筋腫，②悪性度不明な平滑筋腫瘍，③平滑筋肉腫，④子宮内膜間質腫瘍と関連病変，⑤その他の間葉性腫瘍に分類される（巻末資料参照）．
- 良性腫瘍のなかでは圧倒的に平滑筋腫の頻度が高い．ただし，平滑筋腫は病理組織像のバリエーションが豊富で種々の亜型（富細胞，奇怪な（bizarre）核を伴う，活動性核分裂型，水腫状，卒中性，など）が存在する．また，一部の平滑筋腫は静脈内を進展したり［静脈内平滑筋腫症（intravenous leiomyomatosis）］，遠隔転移をきたす［転移性平滑筋腫（metastasizing leiomyoma）］ことが知られており，実はbehaviorも多様といえる．
- 婦人科領域の平滑筋系腫瘍は軟部の平滑筋系腫瘍とは性質が異なる面が多々ある．その1つが良悪判定の難しさに表れている．事実，婦人科領域に限って，平滑筋腫と平滑筋肉腫の鑑別に腫瘍性凝固壊死の有無，核異型の程度，核分裂像の数を組み合わせたアルゴリズムが適用される．病理組織像のみをもって良悪を厳密に判定することが難しい症例が少なからず存在するため「悪性度不明な平滑筋腫瘍（smooth muscle tumor of uncertain malignant potential：STUMP）」なる概念が設定されている．STUMPに関しては，確固たるというよりも，良悪判定困難例をカテゴライズするための便宜的な分類と捉えた方が理解が早い．
- 肉腫に関しては，まず平滑筋肉腫，低異型度子宮内膜間質肉腫，高異型度子宮内膜間質肉腫の3つを押さえておくべきであろう．残りの大部分は

waste basket的な高悪性度肉腫で，内膜間質との類似性がなければ未分化子宮肉腫というカテゴリーに入れざるをえない．なお，子宮内膜間質肉腫の分類に関しては変遷が続き，混乱が多い．低異型度子宮内膜間質肉腫では *JAZF1-SUZ12* 融合遺伝子の存在が，高異型度子宮内膜間質肉腫では *YWHAE-FAM22* 融合遺伝子の存在が明らかとなり，これらをある程度反映する形で分類が再編されている．ただし，これらの融合遺伝子は全例に存在するわけではないので，注意が必要である．また，近年の次世代シーケンサーを用いた研究により，新たな融合遺伝子が続々と報告されているので，今後も分類に変更が加えられていく可能性がある．

2. 病理診断（マクロとミクロ）

a) 平滑筋腫

- 肉眼的には境界明瞭な結節性腫瘤を形成する．子宮筋層内，漿膜下，子宮内膜下などさまざまな部位に生じる．典型的な症例では，弾性硬で，割面は白色調，唐草模様を呈する（図1）．ただし，出血や浮腫状変化，石灰化などの変性所見もしばしば認められる．
- 組織学的には紡錘形核を有する平滑筋細胞への分化を示す腫瘍細胞が束状，渦巻き状になって増殖する（図2）．錯綜配列もしばしばみられる．腫瘍細胞の分布には疎密があり，全体的に細胞密度が高い場合には富細胞平滑筋腫と診断する．局所的な硝子様変性や水腫様変性はしばしばみられる．腫瘍細胞は一般的に異型性に乏しいが，時として核の大小不同を示す細胞や，奇怪核を有する細胞が出現する．このような多形性を示す腫瘍細胞が出現したとしても，核分裂像が乏しく，凝固壊死が存在しなければ，良性（平滑筋腫）の範疇と判

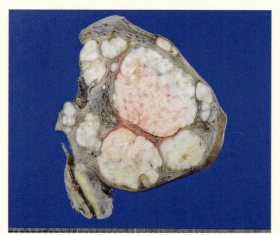

図1 多発子宮筋腫．境界明瞭な腫瘤で，割面は白色調を呈する．

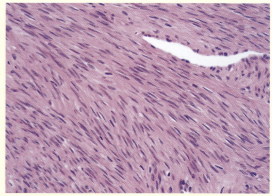

図2 平滑筋腫．異型性に乏しい紡錘形細胞が束状に配列する．核分裂像は乏しい．

断され，奇怪核を伴う平滑筋腫に分類される．核分裂像は通常まれ（4個/HPF未満）である．虚血性変化による硝子様壊死が一部の症例で認められることがあるが，これは悪性を示唆する所見ではなく，腫瘍性凝固壊死と区別する必要がある．

- 免疫組織化学的に腫瘍細胞はα-smooth muscle actin（α-SMA），desmin，h-caldesmon，estrogen receptor（ER），progesterone receptor（PgR）に陽性となる．
- 7割の症例に*MED12*遺伝子の変異が検出される．

b) 悪性度不明な平滑筋腫瘍（STUMP）

- 「通常の診断基準では平滑筋肉腫と言い切れないが，平滑筋腫の診断基準も満たさないもの」という大雑把な定義がなされている．平滑筋腫，STUMP，平滑筋肉腫の境界については腫瘍性凝固壊死の有無，核異型，核分裂像の数を軸とした複数のアルゴリズムが提唱されており，完全な統一をみていない．腫瘍性凝固壊死がみられるものの，核分裂像が乏しく，核異型が目立たない群や，腫瘍性凝固壊死の存在が疑われるが断定的な所見といえない群などが該当する．このカテゴリーは，診断困難な平滑筋肉腫を内包している可能性があり，再発の可能性を含めて経過観察が必要とされる．

c) 平滑筋肉腫

- 平滑筋分化を示す悪性腫瘍で単発性のものが多い．平滑筋腫と比較すると軟らかく，腫瘍の境界は不明瞭になりがちである（図3）．
- 組織学的にはクロマチンの濃い紡錘形核を有する細胞の密な増殖が認められる．核の多形性に富む症例が多い．典型的なものでは細胞密度の上昇，著明な核異型，多数の核分裂像，腫瘍性凝固壊死が認められる．具体的には「中等度以上の核異型が広範に認められるか」，「核分裂像が10個/10HPF以上あるか」「腫瘍性凝固壊死が存在するか」の3点を評価し，2つ以上合致すれば平滑筋肉腫と診断される（図4，5）．
- 免疫組織化学的に腫瘍細胞はα-SMA，desmin，h-caldesmonといった平滑筋マーカーに陽性となるが，悪性度が増すとこれらの発現が減弱することがある．なお，p53やp16の陽性所見が一部の症例では確認される．

d) 子宮内膜間質結節

- 肉眼的には子宮筋層内もしくは粘膜下に生じる境界明瞭な腫瘤で，割面は黄色調，褐色調，時に灰白色調を呈する．囊胞状の変性が生じることもある（図6）．
- 組織学的には増殖期の子宮内膜間質細胞に類似した比較的小型で均一な短紡錘形・類円形核を有する腫瘍細胞のびまん性増殖からなる（図7）．既存の子宮筋層との境界が明瞭で，周囲を圧排するような広がりを示すことが特徴である．らせん動脈様の血管の周囲を取り巻くような増殖パターンがみられ，硝子様間質の誘導，泡沫状組織球の出現を伴うものもある．
- 免疫組織化学的所見（CD10，ER，PgR陽性），遺伝子異常（高頻度に*JAZF1-SUZ12*融合遺伝子を検出）に関しては低悪性度子宮内膜間質肉腫と共

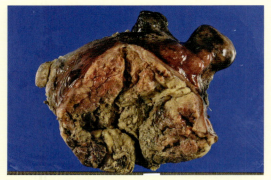

図3 平滑筋肉腫．子宮の壁全体に広がる腫瘍で，軟らかく，出血性変化が目立つ．

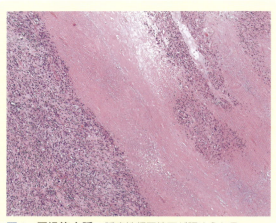

図4 平滑筋肉腫．腫瘍性凝固壊死が認められる．

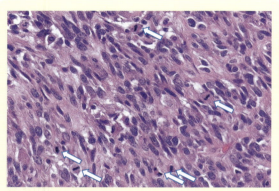

図5 平滑筋肉腫．腫瘍細胞の核はクロマチンが増量しており，核分裂像が多数みられる（⇨）．

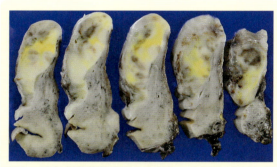

図6 子宮内膜間質結節の肉眼像．黄色調の領域，白色調の領域が不規則に混在する境界明瞭な腫瘤である．

通で，子宮内膜間質結節と低異型度子宮内膜間質肉腫は一連の疾患スペクトラムとして捉えられる．

e) 低異型度子宮内膜間質肉腫

- 肉眼的には子宮内腔に突出する病変，または子宮筋層内に不規則な広がりを示す病変で，しばしば癒合結節状を呈する．黄色，淡褐色，あるいは灰白色で，総じて軟らかい．
- 組織学的には子宮内膜間質結節と同様の子宮内膜間質細胞に類似した腫瘍細胞のびまん性増殖を認める．大小さまざまな結節状構造，島状構造をとって子宮筋層に分け入るように広がるのが特徴である（"tongue-like" growth）（図8）．腫瘍細胞は異型性に乏しく，核分裂像も目立たない（通常＜5個/10HPF）．小型血管の介在が豊富にみられ，血管を取り巻くような増殖形式が認められる．一定頻度で平滑筋分化を伴う．また，粘液腫様変化をきたしたり，上皮様の像，性索系の像を呈する成分が混在したりと，形態のバリエーションが豊富であることも特徴といえる．
- 免疫組織化学的に一般的な低異型度子宮内膜間質肉腫の腫瘍細胞はCD10，ER，PgRが陽性となる．平滑筋分化を伴う症例においてはα-SMAを始めとした種々の平滑筋マーカーが陽性となるので，診断の際には注意が必要である．
- 分子生物学的異常として，*JAZF1-SUZ12*融合遺伝子が高頻度に確認される．ただし，全例ではない．性索系の形態を示すものでは*PHF1*融合遺伝子の存在が知られている．

f) 高異型度子宮内膜間質肉腫

- WHO分類第4版においては*YWHAE-FAM22*融合遺伝子を有することが実質的な定義となっている．しかし，実臨床において全例で融合遺伝子の有無を確認するのは困難である．本疾患のようなgenotypeを基軸とした病変の扱いは今後の課題

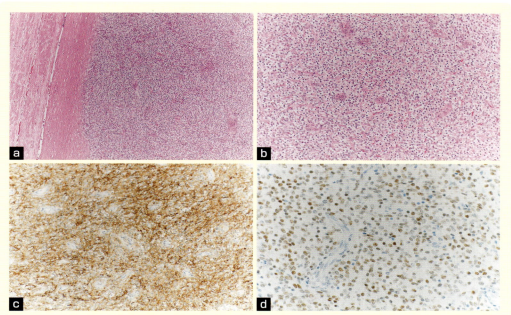

図7 子宮内膜間質結節の組織像. a：子宮筋層との境界は明瞭である. b：小型類円形核を有する均一な細胞が小血管の介在を伴いつつ増殖している. c：CD10陽性を示す. d：ER陽性を示す.

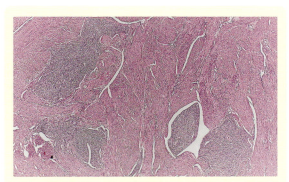

図8 低異型度子宮内膜間質肉腫の組織像. 子宮筋層内に腫瘍細胞の増殖巣が散在性に分布しており、筋層への浸潤として捉えられる.

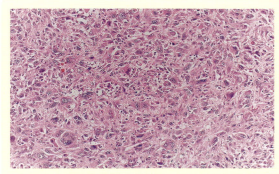

図9 未分化子宮肉腫の組織像. 核異型の目立つ腫瘍細胞が特定のパターンを示さずに増殖している.

といえる. なお, 以下の記載は, 現状において高異型度子宮内膜間質肉腫とされるものの一般的な特徴にとどめる.

- 組織学的には一定の子宮内膜間質細胞らしさを示す腫瘍細胞の増殖, 低異型度子宮内膜間質肉腫様の浸潤形式が認められる病変である. ただし, クロマチンの濃い類円形核・円形核を有する high-grade round cell の増殖巣が存在し, 低異型度の紡錘形細胞 (low-grade spindle cell) の増殖巣が不規則に混在する. 核分裂像は通常10個/10HPFを超える. そして, 高度の筋層浸潤, 脈管侵襲が認められる. 低異型度内膜間質肉腫と異なり, 高悪性度成分では腫瘍細胞がCD10, ER, PgR陰性を示す. そして, cyclin D1 の発現亢進が特徴的とされる. KIT (CD117) もしばしば陽性となる.

g) 未分化子宮肉腫

- 子宮内膜あるいは子宮筋層から発生する高度の細胞異型を示す腫瘍で, 破壊性の浸潤を示す. 高異型度の肉腫のなかで, 子宮内膜間質系, 平滑筋系といった特定の分化を示さないものが未分化子宮肉腫に分類される. そのなかには, 比較的均一な腫瘍細胞からなるものから多形性に富む腫瘍細胞によって構成されるものまで幅がある (図9).

(前田大地)

Ⅲ章　婦人科腫瘍・疾患の組織学的分類

H　乳腺疾患

ポイント

◆ 乳腺疾患の診断においては，乳癌か非癌かの鑑別に最も重きがおかれている．2相性の有無は良悪性の鑑別のポイントとして重要である．

◆ 乳癌は非浸潤癌，浸潤癌，Paget（パジェット）病に分類される．浸潤癌には浸潤性乳管癌（通常型）と特殊型がある．

◆ 浸潤癌の病理診断に際しては，組織型に加えて浸潤径，グレード，バイオマーカー発現の検索などが，治療法の選択や予後推定のために重要である．

1．組織学的分類

◆ 2018年に刊行された臨床・病理乳癌取扱い規約 第18版は，従来の分類法を踏襲しつつ，WHO分類 第4版（2012年）に記載されているすべての組織型にも対応し，読み替えを可能としている．本稿執筆時，WHO分類は第5版発刊の準備に入っている時期でもあり，以下は乳癌取扱い規約 第18版に準じて記載する．

◆ 乳腺腫瘍の組織学的分類は，上皮性腫瘍・結合織性および上皮性混合腫瘍・非上皮性腫瘍・その他に分類される．上皮性腫瘍は良性腫瘍と悪性腫瘍に分類し，後者はさらに非浸潤癌と浸潤癌に，浸潤癌はさらに浸潤性乳管癌（いわゆる通常型）と特殊型に分類する．また，Paget病は独立した組織型として分類する．

◆ 良性腫瘍のなかには乳管内乳頭腫，腺腫などがある．その一部に癌を合併した場合は悪性腫瘍に分類する．乳腺疾患にはいわゆる境界悪性腫瘍のカテゴリーは設けられていないが，異型上皮内病変として異型乳管過形成，異型小葉過形成，平坦型異型が知られている．それらは浸潤性乳癌発生のリスク病変としての意義が強い．

◆ 非浸潤癌のほとんどは非浸潤性乳管癌である．そのグレードによって浸潤癌発生のリスクが異なると考えられる．微小浸潤癌は浸潤径が1mm以下のものである．

◆ 浸潤性乳管癌は優勢な組織形態により腺管形成型，充実型，硬性型に分類する．特殊型は独特の浸潤性小葉癌，粘液癌などさまざまなものがあり，特異的な形態が90％以上を占める場合に分類するが，50％以上90％未満であれば混合型とする．

◆ 結合織性および上皮性混合腫瘍には線維腺腫と葉状腫瘍があり，後者は良性，境界悪性，悪性の3つに分けられる．

◆ その他のなかには，いわゆる乳腺症や女性化乳房などが含まれる．

2．病理診断（マクロとミクロ）

a) 良性腫瘍

◆ 乳管内乳頭腫は，中枢型（多くは単発）と末梢型（多くは多発）があるが，いずれも乳管内の樹枝状間質と，それらを取り巻く上皮の介在を伴う．上皮は，管腔側に存在する乳管上皮と，その外側に筋上皮が介在しており，2細胞性（2相性・2層性）である．部分的にアポクリン化生を伴うこともある．

b) 異型上皮内病変

◆ 異型乳管過形成，異型小葉過形成，平坦型異型のいずれも，顕微鏡レベルの病変である．前癌病変よりも両側乳房における浸潤性乳癌発生のリスク病変としての意義が重視されている．

c) 悪性腫瘍

◆ 乳癌のほとんどが，終末乳管小葉単位（terminal duct-lobular unit：TDLU）の乳管上皮に由来する．

◆ 非浸潤性乳管癌（図1）は，乳頭型，篩状型，充実型，面疱（コメド）型など多彩な組織形態をとる．グレード分類とコメド壊死の有無を組み合わせた悪性度分類なども行われている．

◆ 浸潤癌のうち，主病変の大部分が乳管内癌巣からなるものは，"乳管内成分優位の"と付記する．

◆ 浸潤性乳管癌（図2）は乳癌全体の70～80％を占める．組織亜型として腺管形成型，充実型，硬性型に分類し，いずれが優位かの判断が難しい場合にはその他とするとされている．充実型は境界明

58　Ⅲ章　婦人科腫瘍・疾患の組織学的分類

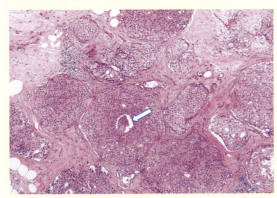

図1　**非浸潤性乳管癌**．乳管内および小葉内に癌細胞が篩構造を形成し増殖しており，一部にコメド壊死を伴う（⇨）．個々の管腔は拡張しているが間質浸潤を欠く．

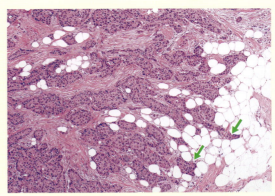

図2　**浸潤性乳管癌**．不規則な形状の癌胞巣が間質内に増殖しており，脂肪組織内にも浸潤を示している（→）．核異型は中程度である．

瞭な腫瘤を形成し，線維腺腫や粘液癌などと鑑別を要することがある．硬性型は境界不明瞭な結節を形成し，浸潤性小葉癌や，良性では放射状硬化性病変と鑑別を要する．

- 浸潤性乳管癌は，さらにグレード分類（核グレードまたは組織学的グレード），バイオマーカー（ER，PgR，HER2，Ki-67）が必須の検索項目として，薬物治療の適応決定や予後推定に用いられている（表1）．
- 乳癌の70〜80％がホルモン依存性（ホルモン受容体陽性）で，luminal型といわれる．内分泌療法の適応があるが，化学療法の上乗せが必要なluminal B型と，それが不要なluminal A型に分ける．ホルモン受容体陰性乳癌は，HER2の過剰発現が認められるHER2型と，2種類のホルモン受容体とHER2の三者がいずれも陰性のトリプルネガティブ乳癌に分けられる．
- 特殊型乳癌は，それ自体が悪性度や予後にかかわるものが多い．例えば粘液癌や管状癌は予後良好で，化生癌は予後不良である．また，浸潤性小葉癌は多中心性発生や晩期再発，腹膜や卵巣などへ

表1　乳癌の病理診断に必要な情報

組織型
腫瘍径（浸潤径，乳管内癌巣を含む腫瘍径）
グレード（核グレード，組織学的グレード）
組織学的波及度（g：病巣が乳腺組織内に留まる，f：乳腺外脂肪に及ぶ，s：皮膚に及ぶ，p：大胸筋に及ぶ，w：胸郭に及ぶ）
脈管侵襲（リンパ管侵襲，静脈侵襲）
バイオマーカー：ホルモン受容体（ER, PgR），HER2，Ki-67
治療効果判定
切除断端（乳房温存療法の場合）
リンパ節転移（センチネルリンパ節の検索を含む）

の転移様式を特徴としている．

- 線維腺腫は長期経過に伴い退縮することが多く，癌化は極めてまれである．葉状腫瘍は急速増大する症例があり，その悪性度は局所再発や転移能にかかわる．
- いわゆる乳腺症は，組織学的に乳管過形成，腺症（硬化性，閉塞性を含む），嚢胞，アポクリン化生などの混在からなる．

（森谷卓也）

IV章　初回診断と治療後画像フォローアップ

1 手術後

> **ポイント**
> - 再発画像診断のためにはまずは術後の画像変化を知っておく必要がある．
> - 術前診断と同様に術後の画像所見もMRIの方が有用なことが多い．
> - 起こり得る合併症についても理解しておく必要がある．

1. 術後変化の画像所見

- 婦人科領域の疾患に用いられる術式として，子宮疾患に対する子宮頸部円錐切除術，単純子宮全摘出術，準広汎子宮全摘出術，広汎子宮全摘出術，超広汎子宮全摘出術，骨盤除臓術，付属器疾患に対する卵巣摘出術や片側付属器摘出術，両側付属器摘出術，およびそれらに伴うさまざまなレベルでのリンパ節郭清術が知られている．小さな再発病変を同定するためには，術後の経時的な画像変化を理解しておくことが重要である．
- 子宮頸部円錐切除術後と広汎子宮全摘出術＋両側付属器摘出術後の画像所見について以下に解説する．

a）子宮頸部円錐切除術後

- 子宮頸部の長軸断面を評価するためにMRIのT2強調矢状断像または頸部長軸に合わせた撮像方向のT2強調像が有用である．子宮頸部が円錐状に切除されるため，MRIで子宮頸部長径の短縮を確認できる（図1a, b）．円錐切除後早期の段階では浮腫が残存しているので，残存病変の有無を判断することは困難である．筆者らの経験では術後1～2ヵ月経過していれば浮腫性変化はみられない．また，治療後変化がまだある段階でも残存腫瘍の評価に拡散強調像が役立つ場合がある．

b）広汎子宮全摘出術＋両側付属器摘出術後

- 子宮とともに腟の頭側部分（腟切断の長さは腟壁浸潤の有無，年齢を考慮して決定される）が切除されるので，断端部は腟壁で構成される．CT上は同部位が軟部濃度の構造として同定できる（図2a）．
- MRIのT2強調像では，断端部は線維化と筋層の信号で低信号を呈するが，術後早期では肉芽組織が高信号を呈し得る．T2強調矢状断像で腟壁筋層は線状の低信号域として確認でき，T2強調横断像では腟周囲（傍腟組織）が淡く高信号を呈する（図2b, c）．なお，子宮が摘出されたため，膀胱が通常よりも背側に落ち込んでみえることがある．
- 両側の卵巣動静脈は通常中枢側で結紮されるが，状況により遠位側で結紮されると術直後には卵巣静脈内に血栓が認められることがある（図3）．

2. 術後合併症の画像所見

- 婦人科手術の合併症として，出血，感染・膿瘍，腸管損傷，尿管損傷，骨盤底機能障害，創離開がある．

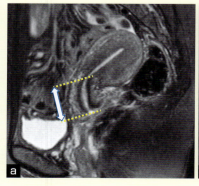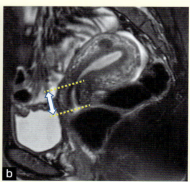

図1　子宮頸部円錐切除前後の変化．30歳代．脂肪抑制T2強調像矢状断．a：子宮頸部円錐切除術前，b：子宮頸部円錐切除後9ヵ月．術前のMRIと比較すると術後では子宮頸管が短縮している（⇔）．子宮頸部に浮腫はない．

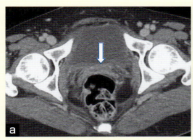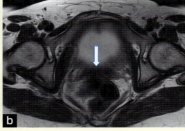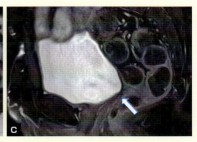

図2 広汎子宮全摘出術および両側付属器摘出術後．50歳代．a：造影CT像．腟断端部が軟部濃度を呈する構造として認められる（⇨）．b：T2強調像．断端部は腟壁筋層と線維化が低信号を呈し（⇨），周囲には静脈叢と脂肪織が高信号を呈する．c：脂肪抑制T2強調像 矢状断．腟断端部（⇨）．

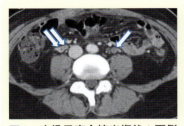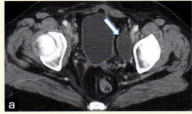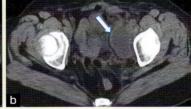

図3 広汎子宮全摘出術後＋両側付属器摘出術後．40歳代．造影CT像．両側卵巣静脈が残存しており，静脈内に血栓が認められる（⇨）．

図4 広汎子宮全摘出術後＋両側付属器摘出術後．50歳代．a：術後フォローアップの造影CT像．術後のCTでは骨盤腔左側に壁の薄い囊胞性病変が認められ，リンパ囊胞と考えられる（⇨）．b：発熱で来院時の単純CT像．骨盤腔左側のリンパ囊胞は緊満感をもって腫大し，壁も厚く描出されている（⇨）．感染性のリンパ囊胞と考えられる．

- 術後の合併症として出血が疑われる場合には単純CTで腹水が水濃度より高吸収になっていないか，ダイナミック造影検査で仮性動脈瘤や血管外漏出像がないかなどを確認する必要がある．
- リンパ節郭清術が行われた場合には，術後にリンパ囊胞が認められることがある．頻度は10〜50％程度とされている．通常は無症状だが，感染を伴い熱源になることもある（図4a, b）．術後に発熱が生じた場合にはリンパ囊胞の緊満感や壁の肥厚，壁の造影増強効果，周囲脂肪の変化などに注意して読影する．
- 尿路損傷は単純子宮全摘出術後より広汎子宮全摘出術後で頻度が高いとされている．特に過去の手術歴や放射線治療歴，骨盤内炎症性疾患，子宮内膜症などによる骨盤内の癒着は，尿路損傷のリスクファクターとなる．
- 尿路損傷は自然治癒する場合もあるが，尿瘤形成や尿管の狭窄・閉塞をきたす場合，尿管腟瘻や膀胱腟瘻を形成することもある．

（稲村健介，椛 靖）

IV章 初回診断と治療後画像フォローアップ— A. 治療後の画像変化

2 化学療法後

> **ポイント**
> - 化学療法は全身化学療法と動注化学療法に分けられ，影響を生じる範囲に差がある．
> - 薬剤性肺障害は化学療法による重篤な副作用の1つであり，臨床症状や画像所見に注意しながら早期発見を心がける．

1. 化学療法について

- 婦人科領域においては卵巣癌で化学療法が行われることが多い．また，施設によっては進行した子宮頸癌（bulky massを有するIB2～ⅡB期）の術前（もしくは放射線治療前）に化学療法が用いられることがある．
- 投与方法については経静脈的に全身化学療法を行うことが基本となるが，子宮頸癌の場合は腫瘍への抗癌薬濃度を選択的に高めることを目的として動注化学療法が行われることがある．

2. 子宮と卵巣の変化

- 抗癌薬により卵巣内の卵子が死滅することで卵胞の数が減り，女性ホルモン分泌不全に伴う子宮内膜の萎縮やT2強調像での筋層の低信号化などが予測される．その変化の程度は年齢や薬剤の種類，投与経路，量などに影響されると考えられる（図1）．

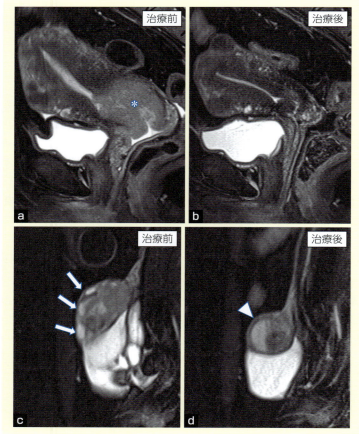

図1 子宮頸癌に対する全身および動注化学療法前後の子宮・卵巣の変化． 40歳代．MRI T2強調像［a，b：矢状断（子宮），c，d：矢状断（左側卵巣）］．治療2ヵ月後の子宮体部（b）は治療前（a）に比べ筋層の信号が低下し，子宮体部の面積も小さくみえる．頸部腫瘍（＊）は消失している．左側卵巣については，治療前には出血性嚢胞の腹側表面に複数の卵胞（c：⇨）が同定できたが，治療後には卵巣実質が薄い層状構造として同定できるのみである（d：▷）．

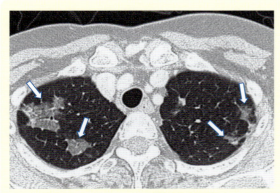

図2 卵巣成熟顆粒膜細胞腫術後BEP療法4コース施行後，フォローアップCT．50歳代．両肺上葉優位に多発するすりガラス影（⇨）が出現し，ブレオマイシンによる薬剤性肺障害と考えられた．

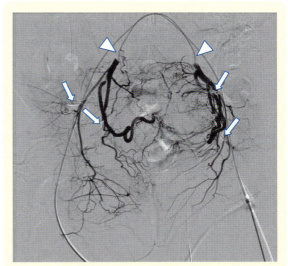

図3 子宮頸癌術前動注化学療法（バルーン閉塞下両側内腸骨動脈造影，コイル塞栓後）．40歳代．両側内腸骨動脈にバルーンカテーテル（▷）を挿入，上殿動脈および下殿動脈をそれぞれ選択し，腫瘍への血流がないことを確認後にコイル塞栓を施行した（⇨：コイル）．この状態から動注化学療法を行った．

3．全身化学療法による変化

- 原発巣や転移巣の縮小と前述の子宮・卵巣の変化以外に目立った画像変化はないことが多い．ただし，抗癌薬による副作用についてはさまざまなものが知られている．画像上捉えられるものでは，卵巣癌（胚細胞腫瘍）で標準治療とされるBEP（ブレオマイシン，エトポシド，シスプラチン）療法のブレオマイシンによる薬剤性肺障害が有名である（図2）．
- その他，化学療法により血栓傾向が増強して血栓症を発症することがあり，一部の抗癌薬の副作用や腫瘍細胞の破壊に伴う組織因子の放出などが原因と考えられている．子宮頸癌などで用いられるシスプラチンの副作用として，静脈血栓塞栓症が2013年に添付文書に追記された．

4．子宮頸癌に対する動注化学療法

- 腫瘍が子宮頸部に限局している場合は子宮動脈からの選択的な動注を，子宮傍組織浸潤が認められる場合は内腸骨動脈から動注が行われる．この際，高濃度の抗癌薬を腫瘍に曝露させるためにバルーン閉塞下での動注化学療法を用いる場合もある．放射線治療の場合と異なり，動注を行っても健常子宮頸部はT2強調像で低信号を保つため，腫瘍の評価がしやすい．
- 内腸骨動脈から注入する際は，癌のない領域が抗癌薬に曝露されることを避けるために，コイルで上殿動脈や下殿動脈を塞栓した後に動注を行うことがある（図3）．この場合，治療後のフォローアップCTでは塞栓部にコイルによる金属アーチファクトがみられる．なお，通常用いられるコイルは非磁性体のプラチナ合金製であり，MRIの施行は可能であるが，コイル近傍のリンパ節や骨はアーチファクトにより評価が難しくなる．

（稲村健介，椛　靖）

Ⅳ章　初回診断と治療後画像フォローアップ ― A．治療後の画像変化

3　放射線治療後

> **ポイント**
> - 放射線治療後の画像変化の評価はMRIが有用である．
> - 照射範囲を確認して，画像上の異常所見が治療に基づくものか否かを判断する．
> - 治療からどれだけ経過したかによって画像所見が変化するため，放射線治療開始からの経過時間を意識した読影を行う．

1. 放射線治療について

- 子宮頸癌において，放射線治療は手術と並ぶ根治的治療法である．Ⅰ・Ⅱ期では手術と同様に選択される治療法で外部照射と腔内照射の併用で行われる．手術非適応となるⅢ・ⅣA期では，放射線治療とシスプラチンを中心とした化学療法の同時利用が推奨されている．
- 外部照射の範囲は，画像上で判断される肉眼的腫瘍体積（gross tumor volume：GTV）に加えて顕微鏡的な進展範囲や所属リンパ節領域など（総腸骨・外腸骨・内腸骨・閉鎖・仙骨前リンパ節，子宮傍組織，腟，卵巣）を含めた臨床的標的体積（clinical target volume：CTV）が設定される．それに子宮頸部・子宮体部の移動などを考慮したうえで，最終的な照射範囲（planning target volume：PTV）が決定される．このため，腫瘍の大きさ・進行期によって照射法，範囲が異なり，影響を受ける臓器も個々の治療ごとに異なる．画像上も骨盤内の比較的広い範囲に照射による変化が生じるので，治療後の画像変化を再発や他の病変と誤認しないようにする．
- 子宮体癌では，手術が第1選択となるため，根治的放射線治療は手術不能例に限られる．術後再発リスクを有する症例には，全骨盤照射や腟断端への腔内照射が行われる．
- 子宮頸癌に対する根治的放射線治療後の変化を以下に述べる．

2. 子宮頸部と腫瘍の変化

- 放射線治療開始後数週間より，子宮頸部腫瘍はT2強調像で高信号のまま縮小する．周囲の健常な子宮頸部は治療開始後数週間で炎症細胞浸潤に伴う浮腫のためT2強調像で高信号に変化する．

このため腫瘍の存在範囲の評価が難しくなる．Gd造影T1強調像でも炎症性変化，血流豊富な肉芽組織を反映し，腫瘍周囲組織が増強される．一方，拡散強調像は腫瘍の細胞密度を反映するため，残存病変と照射後の炎症性変化の鑑別に役立つことがある．

- 急性の反応が落ち着くと，T2強調像で高信号となっていた頸部間質も線維化により低信号となる．Gd造影T1強調像でも，頸部間質の増強効果が弱まり，残存腫瘍や再発病変とのコントラストが照射後早期に比べて改善することが多い．

3. 子宮と卵巣の変化

- 閉経前では照射に伴う卵巣機能の低下により，T2強調像では子宮体積の縮小，子宮内膜の菲薄化，筋層信号の低下が観察されjunctional zoneが認識しにくくなる．
- 年齢によって異なるが，画像でも卵巣自体も15～20Gy以上で縮小する様子が確認できる．

4. 子宮・卵巣以外の骨盤部臓器

- 一般的に，骨盤部に対する放射線治療の有害事象として，急性期（照射中～1ヵ月程度）には腸炎・膀胱炎・皮膚炎・白血球減少，晩期（3ヵ月以降）には直腸出血・膀胱出血・尿管狭窄・膀胱腟瘻・直腸腟瘻（図1）などが挙げられる．
- 画像で捉えられる反応としては膀胱や腸管壁の浮腫状肥厚，仙骨前組織の浮腫性変化（図2），骨格筋の浮腫性変化，骨髄の脂肪髄化（図3）などがあり，時間が経過すると腸管の癒着，仙骨脆弱性骨折（図4）などもみられる．なお，浮腫性変化については臨床的な症状がなくても長期にわたって観察されることが多い．

（稲村健介，楫　靖）

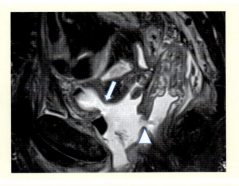

図1 子宮頸癌に対し広汎子宮全摘出術後，再発に対して放射線化学療法後9年．60歳代．脂肪抑制T2強調像 矢状断．膀胱後壁と腟前壁が欠損し，膀胱腟瘻（⇨）を形成している．さらに腟後壁と下部直腸前壁が欠損し，直腸腟瘻（▷）を形成している．全体に水信号（尿）が認められる．

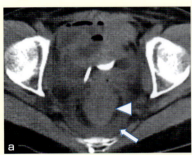 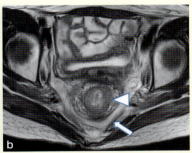

図2 子宮頸癌に対し放射線化学療法後5年，直腸壁の浮腫状の肥厚と仙骨前腔の浮腫．70歳代．a：単純CT．仙骨前腔に濃度上昇が認められ（⇨），直腸壁も肥厚している（▷）．b：T2強調像．仙骨前腔は高信号を呈し浮腫性変化が明瞭である（⇨）．直腸壁も浮腫状の肥厚がみられる（▷）．治療後5年が経過しているが，上記のような浮腫性変化が残存していた．このように浮腫が長期にわたり認められることもよくあり，再発病変と見間違えないように注意が必要である．

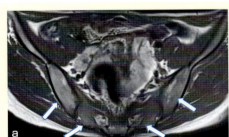 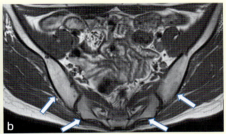

図3 子宮頸癌に対し放射線化学療法開始後の骨髄の脂肪髄化．20歳代．a：治療前のT1強調像．若年であり，治療開始前は造血髄を反映してT1強調像で骨髄は比較的淡く低信号を呈していた（⇨）．b：治療中のT1強調像．照射開始から約4週間（30 Gy照射時点）で骨髄は脂肪髄化し，治療前と比べ高信号を呈している（⇨）．

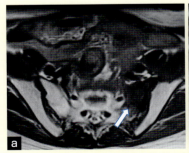 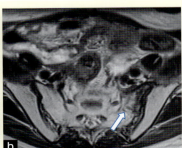 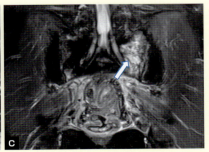

図4 子宮頸癌に対し放射線化学療法後6年，仙骨脆弱性骨折．60歳代．a：T1強調像．仙骨左側は低信号を呈し，転位を伴わない骨折線（⇨）が認められる．b：T2強調像．脂肪髄とほぼ等信号となるため判断が難しい．c：脂肪抑制T2強調像 冠状断．脂肪信号を抑制することで仙骨左側の浮腫は明瞭な高信号を呈する．T1強調像と同様に骨折線（⇨）が認められる．

3．放射線治療後　67

IV章 初回診断と治療後画像フォローアップ—B. 初回診断と再発診断

1 子宮頸癌（扁平上皮癌）

ポイント
- 子宮頸癌における画像診断の目的は，腫瘍径，腫瘍の局所進展，さらに遠隔転移を評価することである．
- 腫瘍径および局所進展の評価には，T2強調像を中心としたMRIが推奨され，遠隔転移の評価には，短時間で広範囲な撮影が可能なCTが施行される．
- 再発子宮頸癌では，年齢や全身状態，前治療としての放射線治療の有無，特に再発様式（孤発性か多発性か）により治療法が大きく異なるため，CTによる広範囲の評価が必須である．

1. 初回画像評価項目

- 子宮頸癌では原発巣の腫瘍径が重要な評価項目であり，加えて子宮傍組織浸潤，腟浸潤，膀胱浸潤，直腸浸潤，リンパ節転移の有無などで病巣の広がりを評価する．局所診断にはMRIが優れており，病巣は通常，T1強調像で子宮頸部間質とほぼ等信号，T2強調像では子宮頸部間質より高信号となる（図1a, b）．また，拡散強調像では高信号となり（図1c），正常子宮頸部間質のADC（apparent diffusion coefficient：見かけの拡散係数）値（$\times 10^{-3}$ mm^2/s）が1.41〜1.59程度であるのに対し，病巣は0.81〜1.1となり拡散制限が認められる．扁平上皮癌はT2強調像で高信号となるが腺癌と比べてやや低信号となり，扁平上皮癌のADC値は0.80〜0.85であるのに対し，腺癌は0.98〜1.01であり，腺癌と比べやや強い拡散制限を示す．ダイナミック造影では，早期濃染されることが多く，小さな腫瘍の検出に有用である．

a）腫瘍径

- 腫瘍径の評価にはMRIが適しておりT2強調像で高信号となる範囲を計測するが（図1a, b），時に周囲間質も高信号となることがあり，その際は拡散強調像での高信号の範囲を参考にする（図1c）．造影が施行されている場合はダイナミック造影動脈相で濃染され（図1d），遅延相で周囲間質より弱く造影される領域のサイズを計測する．

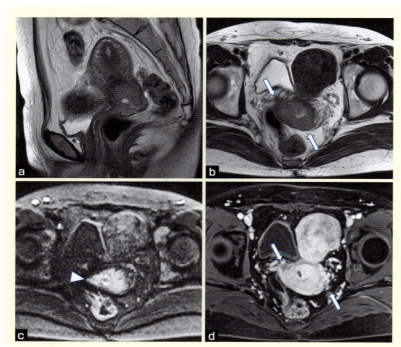

図1 子宮頸癌IIB期初回診断MRI．30歳代．（a：T2強調像 矢状断，b：T2強調像，c：拡散強調像，d：ダイナミック造影動脈相）．a, b：子宮頸部にT2強調像で周囲間質より高信号となる不整形腫瘤が認められる．間質の低信号は右側および背側で途絶しており，子宮傍組織浸潤が疑われる（⇨）．c：拡散強調像では腫瘍は高信号となり，右側子宮傍組織浸潤が疑われる（▷）．d：ダイナミック造影動脈相では腫瘍は濃染され，間質との境界が明瞭となる（⇨）．

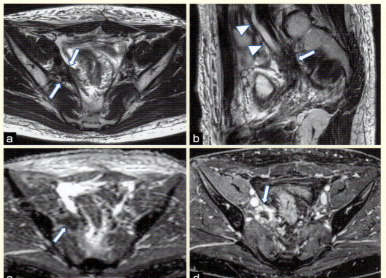

図2 子宮頸癌術後局所再発 MRI. 30歳代. (a：T2強調像, b：T2強調像 矢状断, c：ADC map, d：ダイナミック造影動脈相). a：右側骨盤壁にT2強調像で筋肉よりわずかに高信号となる不整形腫瘤が認められる(⇨). b：腫瘤(⇨)により右側尿管は拡張し水尿管症となっている(▷). c, d：腫瘤の辺縁部は拡散制限により低信号を呈し, ダイナミック造影動脈相では濃染される(⇨).

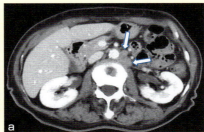 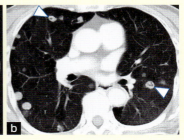

図3 子宮頸癌再発 造影CT像. 30歳代. (a：腹部, b：胸部肺野条件). a：腫大した傍大動脈リンパ節に増強効果が認められ(⇨), リンパ節転移が疑われる. b：肺野には多数の円形結節が認められ, 多発肺転移が疑われる. 一部の結節は中心部に空洞を伴っている(▷).

b) 子宮傍組織浸潤および腟浸潤

- T2強調像で扁平上皮癌は高信号となるのに対し子宮頸部間質は低信号となるため, 間質の低信号の構造が保たれているかを評価する(図1b). 腟もT2強調像で低信号となるため, 低信号の連続性が保たれているかを評価する.

c) 膀胱・尿管・直腸浸潤

- 膀胱や直腸への浸潤はMRIで腫瘍との境界消失, 増強効果の連続性や粘膜肥厚の有無を評価する. また, 病巣の子宮傍組織浸潤による水腎・水尿管症の評価は造影CT遅延相での評価が可能であり, 最近では排泄性尿路造影は省略される傾向にある.

d) リンパ節転移および遠隔転移

- CTは短時間に全身撮影が可能であり, リンパ節転移や遠隔転移の評価に必須である. CTでのリンパ節転移は短径1cm以上を病的腫大と診断するが, 形態学的診断のみでは十分な正診率が得られない. 子宮頸癌のリンパ節転移の評価について

はFDG-PET/CTの有用性が報告されている.

2. 再発画像所見

- 子宮頸癌の再発では, 骨盤腔だけでなく傍大動脈や鎖骨上窩のリンパ節転移, 肺転移など全身性に転移をきたすことがある. 局所再発の評価にはMRIが優れ, 転移病巣の診断には広範囲の撮影が可能なCTが有用である.

a) 骨盤内局所再発

- 骨盤腔の局所に再発した病巣はMRIのT2強調像で高信号となる結節として認められ, 低信号を呈する周囲の術後性の瘢痕や線維成分と区別される(図2a, b). 拡散制限を受け(図2c), 造影により周囲との境界が明瞭となる(図2d).

b) リンパ節転移および遠隔転移

- リンパ節転移(図3a)や遠隔転移(図3b)は主にCTで胸部から骨盤部を撮像して評価され, FDG-PET/CTも有用とされている.

（齋藤文誉, 浪本智弘, 片渕秀隆）

IV章 初回診断と治療後画像フォローアップ—B. 初回診断と再発診断

2 子宮頸癌（腺癌）

> **ポイント**
> - 子宮頸部腺癌における画像診断において注意すべきことは，扁平上皮癌に比較して浸潤・転移能が高く，リンパ節や遠隔転移をきたしている症例が多い点である．
> - 扁平上皮癌に比べ，病巣の主座が子宮頸管内寄りに存在することが多く，特に胃型腺癌や最小偏倚腺癌（minimal deviation adenocarcinoma：MDA）については，より子宮体部側に病巣が存在することが特徴である．
> - 子宮頸部腺癌は再発時には複数の臓器や部位にわたって再発巣が認められることがあり，CTやFDG-PET/CTを用いた全身的な検索が必要である．

1. 初回画像評価項目

- 子宮頸部扁平上皮癌と比較して，子宮頸部腺癌では子宮傍組織浸潤やリンパ節転移，卵巣転移の頻度が高く，治療前に正確に評価する必要がある．これらの評価にはMRIが優れている．

a) 組織型としての腺癌の特徴

- 一般的に扁平上皮癌が子宮頸部から外向性に発育することが多いのに対し，粘液性癌は子宮頸部の形態を保ちつつ既存の子宮頸部間質の中に内包的に発育する，いわゆる「だるま状」の形態を呈することがある（図1a）．
- また，粘液性癌や類内膜癌は子宮頸部の表面より子宮頸管に沿った頸管腺から発育することが多く，そのため頸管を中心として周囲の間質に進展する形態をとることが多い（図1b）．

b) 腫瘍径

- 子宮頸部腺癌は内向発育型や病変が頸管奥に局在する場合が多く，腟側から肉眼的に腫瘍が確認できないことがある．このような場合にはMRIは腫瘍の描出に有用であるが，正常組織との境界が不明瞭で腫瘍径が正確に把握できない場合もあり，注意が必要である（図1a）．

c) リンパ節転移および遠隔転移

- 子宮頸部腺癌では原発巣の腫瘍径が小さくてもリンパ節転移や遠隔転移をきたしている場合があるので注意が必要である（図2）．

d) 特殊型の評価：MDA

- 子宮頸部腺癌のなかには，組織学的に分化度が非常に高いものの既存の子宮頸部間質内に進展し，肉眼的にも病変の範囲を同定することが困難な症例があり，MDAとして腺癌の1亜型として位置づけられている．Peutz-Jeghers症候群に本症が合併することもよく知られている．MDAは，頸管腺が胃の幽門腺に類似の形態を示しつつ過形成

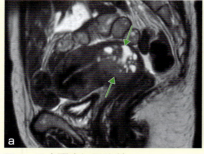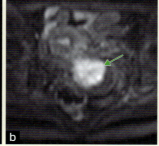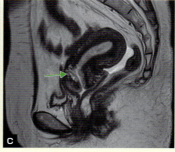

図1 子宮頸癌初回診断 MRI． a：50歳代．子宮頸癌ⅡB期（胃型腺癌），T2強調像 矢状断．子宮頸部間質に広範囲に内向性に発育する高信号腫瘤が認められる（→）．子宮頸部は「だるま」に腫大し，腫瘤により置換されている．腫瘍内には囊胞性病変が散見される．b：図1aの拡散強調像（b値1,000 s/mm²）．腫瘍は拡散強調像で著明な高信号を呈する（→）．c：50歳代．子宮頸癌ⅠB1期（通常型），T2強調像 矢状断．子宮頸管内膜に沿って内向性に発育する信号強度の高い腫瘤が認められる（→）．

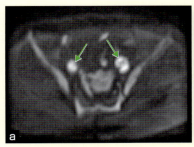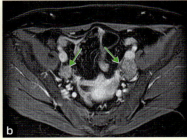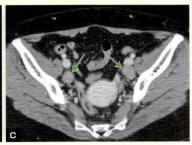

図2 子宮頸癌IB1期　MRI．図1cと同一症例，両側内腸骨動脈リンパ節転移が認められる（→）．a：拡散強調像（b値1,000s/mm^2），b：造影後脂肪抑制T1強調像，c：造影CT．

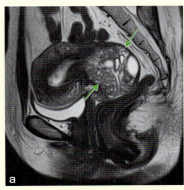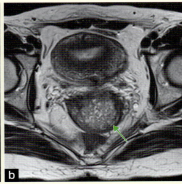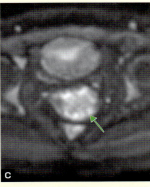

図3　Peutz-Jeghers症候群に発症したMDA　MRI．40歳代．a，b：T2強調像（a：矢状断，b：水平断）で，子宮頸部間質に広汎に内包性に発育する微小な囊胞構造が集簇した病変がみられ（→），c：同部は拡散強調像（b値1,000s/mm^2）で高信号を呈している．

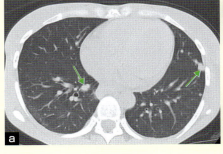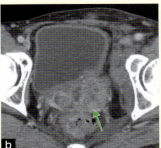

図4　子宮頸部腺癌再発　CT像．30歳代．a：再発（多発肺転移），胸部CT像肺野条件．b：局所再発，骨盤部造影CT像．腟断端に接して再発腫瘍が認められる（→）．

を呈する分葉状頸管腺過形成（lobular endocervical glandular hyperplasia：LEGH）との鑑別が重要とされ，LEGH様の拡張した腺管に明らかな浸潤癌部分を示すもののみをMDAと報告すべきとされている（図3）．

2. 再発画像所見

- 子宮頸部腺癌では，骨盤内，リンパ節，肺などの他臓器に多発的に再発することが多い．そのためMRIによる局所の評価だけではなくCTもしくはFDG-PET/CTによる全身的な評価が必要である（図4）．

（小林陽一，苅安俊哉）

IV章　初回診断と治療後画像フォローアップ—B.　初回診断と再発診断

3 子宮体癌（類内膜癌）

ポイント

- 子宮体癌の初回診断における画像診断の目的は，筋層浸潤・子宮頸部浸潤・腹膜播種・リンパ節転移・遠隔転移などを評価することである．
- 筋層浸潤や子宮頸部浸潤の評価には造影MRIが有用であり，腹膜播種・リンパ節転移・遠隔転移の評価にはCTが用いられることが多い．
- 再発は腟断端や腹膜，遠隔などさまざまな部位に起こるため，CTで広範囲に検索を行う．
- 再発様式により治療方針が異なるため，再発に対する画像診断の果たす役割は大きい．

1. 初回画像評価項目

- 子宮体癌の標準的治療は手術であり，術式を決定するうえで画像診断の果たす役割は大きい．すなわち，子宮体癌においては筋層浸潤・子宮頸部浸潤・付属器転移・腹膜播種・リンパ節（骨盤内・傍大動脈）転移の有無により切除範囲が異なるため，これらを術前に正確に診断する必要がある．また，遠隔転移が認められる場合には治療方針が大きく異なるため，治療開始前の評価が不可欠である．筋層浸潤の程度や子宮頸部への浸潤の有無の診断は主に造影MRIで行われる．一方，腹膜播種やリンパ節転移・遠隔転移の診断はCTで行われることが多く，必要に応じて糖代謝をターゲットにしたFDG-PET/CTが施行される．
- 以下では類内膜癌に焦点を当てて解説する．

a) 筋層浸潤

- 子宮体癌の予後因子のなかでも，筋層浸潤は最も重要な因子の1つである．子宮体癌はT2強調像で正常子宮内膜より低信号で（図1a），子宮筋層よりもやや高信号を示し，造影で造影効果が乏しく，拡散強調像で高信号を示す腫瘍として描出される（図1b）．筋層浸潤の有無は，T2強調像によるjunctional zoneの断裂，またはダイナミック造影による子宮内膜と子宮筋層間にみられる早期濃染像（subendometrial enhancement：SEE）の断裂の有無で診断される（図1c）．
- これまでは，T2強調像と造影MRIとの組み合わせが筋層浸潤の診断に推奨されてきたが，昨今では，拡散強調像の有用性が報告されている．筋層浸潤の程度によってリンパ節郭清の範囲が決定されることが多く，術中迅速病理診断を行えない施設では，術前のMRIによる評価が極めて重要で

ある．

b) 子宮頸部浸潤

- 子宮頸部間質浸潤は，T2強調像で低信号を示す子宮頸部間質が，腫瘍によって断裂・菲薄化している像が典型的な像となる．ただし腫瘍が子宮頸管内に侵入し，内子宮口を開大させ，腫瘍と子宮頸部間質との境界が不明瞭になっているような症例では診断が難しいとされる．
- 診断にはダイナミック造影MRIが有用である．術前に子宮頸部浸潤と診断された場合には広汎子宮全摘出術が行われることが多く，術式決定にも重要である．

c) リンパ節および遠隔転移

- 遠隔転移は主にCTで評価される．リンパ節では短径で1cm以上に腫大している場合に転移と診断する．しかし，リンパ節が反応性に腫大している場合や，1cm未満の微小なリンパ節転移については，CTによる形態学的観点からの観察では正確な診断が困難である．
- 最近ではFDG-PET/CTが有用との報告も多い．腹膜播種や遠隔転移についてもCTで評価されるが，FDG-PET/CTが有用との報告も多い．付属器転移や骨盤内腹膜播種などはMRIでも検出される．

2. 再発画像所見

- 子宮体癌の初回治療後の経過観察における定まった画像検査の実施指標はなく，無症状の患者に対する定期的な画像検査の意義は不明である．胸部X線は肺への再発のスクリーニングとして有用であるが，標準的な検査として実施すべきかどうかは定まっていない．有症状者に対しては，再発の検索として画像検査が行われる．

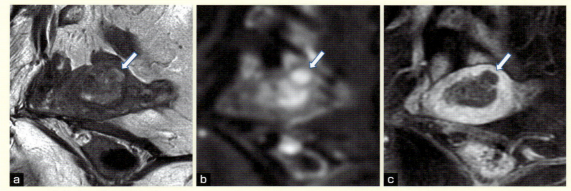

図1　子宮体癌ⅠB期初回診断　MRI. 70歳代.（a：T2強調像，b：拡散強調像，c：ダイナミック造影平衡相）．短軸像（子宮体部長軸に直交する断面）．a：子宮体部内腔にT2強調像で正常子宮内膜よりも低信号を示す不整形腫瘤（⇨）が認められる．腫瘤（⇨）は前壁において，深部筋層に向かって突出しており，筋層1/2を越えた浸潤が疑われる．b，c：腫瘤（⇨）は拡散強調像で高信号を示し，造影で増強効果が乏しく，深部筋層への突出が認められる．

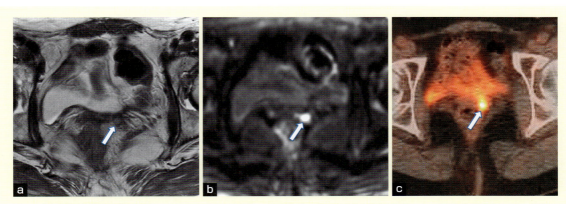

図2　子宮体癌術後局所再発　MRIおよびCT像. 50歳代.（a：MRI T2強調像，b：同拡散強調像，c：FDG-PET/CT像），軸位断．a：腟断端部左側に境界明瞭な淡い高信号の腫瘤（⇨）が認められる．b：腫瘤（⇨）は拡散強調像で高信号を示し，拡散の低下が認められる．c：腫瘤（⇨）にはFDGの高集積が認められる．

- 子宮体癌の再発部位としては，腟断端（図2）や骨盤内・骨盤外腹膜，その他，リンパ節（骨盤内・傍大動脈，左側鎖骨上窩など），肝・肺・脳などの遠隔臓器が挙げられる．腹膜やリンパ節に多発性に認められることが多いが，腟断端などに単発性に認められることもある．単発か多発か，手術摘出や放射線照射が可能か否か，などにより治療方針や予後が大きく異なるため，画像診断の果たす役割は極めて大きい．一般にはCTで診断されることが多いが，必要に応じてMRIやFDG-PET/CTが施行される．

a）骨盤内局所再発

- CTで診断されることが多いが，術後の瘢痕などの鑑別が時に困難である．骨盤内局所再発に対しては手術摘出や放射線照射が選択されることがあり，周囲組織との関係などを造影MRIで評価することもある．必要に応じてFDG-PET/CTも施行される．

b）腹膜播種再発，リンパ節転移再発および遠隔転移再発

- ほとんどの場合，CTで診断される．腹膜播種やリンパ節・遠隔転移の場合は，摘出などを行わずに化学療法が行われることが多いため，病理組織学的診断に代わる診断精度が求められる．必要に応じてFDG-PET/CTも施行される．

〔上田　豊，太田崇詞，木村　正〕

Ⅳ章 初回診断と治療後画像フォローアップ─B. 初回診断と再発診断

4 子宮体癌（特殊組織型）

> **ポイント**
> - 子宮体癌の特殊組織型には漿液性癌，明細胞癌，扁平上皮癌，移行上皮癌，小細胞癌，混合癌，未分化癌が挙げられ，一般的に悪性度が高く予後不良である．
> - 子宮体部の評価にはMRIが用いられるが，単純撮影ではしばしば評価が難しい．造影剤を用いた評価や拡散強調像が重要となる．遠隔転移の評価にはCT検査が用いられるが，特殊組織型ではリンパ節転移や腹膜播種，遠隔転移の有無に注意が必要である．
> - 進行症例では再発が高頻度にみられることからフォローアップの画像評価では腹膜播種や遠隔転移の有無に注意が必要である．

1. 初回画像評価項目

- 子宮体癌取扱い規約　病理編　第4版（2017年）では，類内膜癌以外の特殊組織型として漿液性癌，明細胞癌，扁平上皮癌，移行上皮癌，小細胞癌，混合癌，未分化癌が挙げられている．特殊組織型は子宮体癌の約10％を占め，漿液性癌が約4.6％，明細胞癌が約2.4％，混合癌が約2.4％，その他が1％に満たないとされる．一般的に特殊組織型は悪性度が高く予後不良である．漿液性癌では子宮内膜限局例が多いにもかかわらず，腹膜播種が多いことが報告されている．
- 以下では特殊組織型の典型例である漿液性癌の症例を用いて解説する．

a) 子宮体癌の基本像

- 子宮内膜の肥厚，あるいは子宮内腔の拡大所見を捉えることがまず第一である．MRIのT2強調像で，腫瘍は正常子宮内膜より低信号，正常筋層より高信号を呈するのが一般的である（図1a, b）．拡散強調像で腫瘍は高信号を呈し（図1c），造影剤を用いた評価では後期相で腫瘍は正常子宮内膜や正常筋層より造影効果が弱いのが一般的である．この信号の差を利用し病変の位置を把握しつつ筋層浸潤の評価を行う．

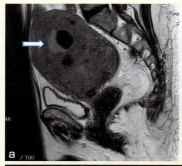
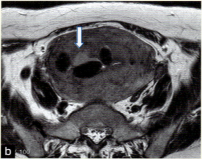
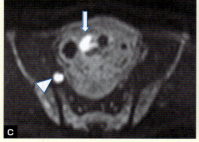
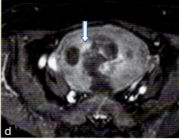

図1　子宮体癌（漿液性癌）ⅢC2期　初回診断　MRI． 50歳代．（a：T2強調像 矢状断，b：T2強調像，c：拡散強調像，d：ダイナミック造影像）．a, b：子宮底部前壁にT2強調像で周囲筋層より高信号の腫瘍がみられる（⇨）．c：拡散強調像では同部に高信号が認められる．後壁では淡く高信号となっている．右骨盤リンパ節で高信号域がみられ，リンパ節転移が疑われる（▷）．d：ダイナミック造影像では，前壁の腫瘍は比較的強く増強されている（⇨）．その周囲にある筋腫の増強は弱く，後壁は岬角の圧迫により増強効果が乏しくなったと思われる．本症例では造影像によって得られる追加情報は乏しい．

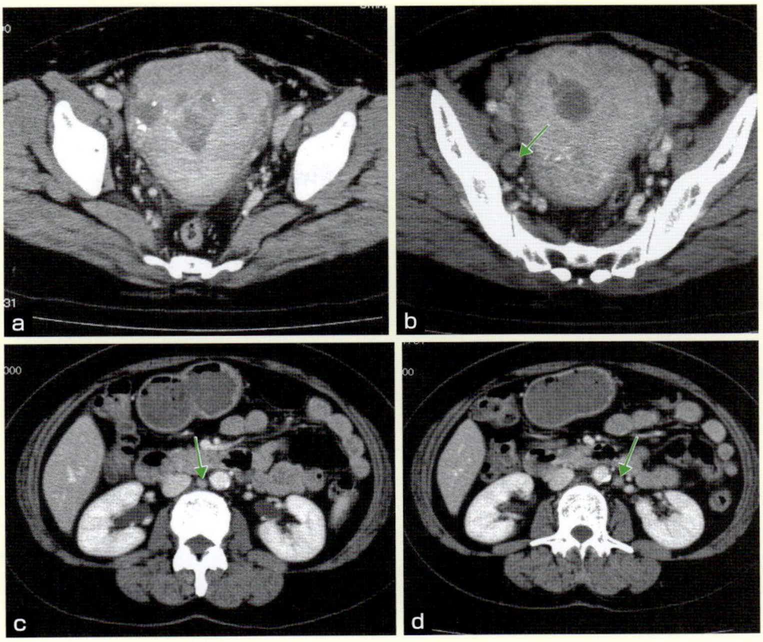

図2 子宮体癌（漿液性癌）ⅢC2期初回診断 CT像. 50歳代.（a, b：骨盤内，c, d：腎門の高さ）．a, b：子宮は腫大し，不均一に造影効果が認められる．右骨盤内に腫大したリンパ節が認められ，転移が疑われる（→）．c, d：傍大動脈領域にリンパ節腫大が認められ，転移が疑われる（→）．

b) 筋層浸潤の評価

- 筋層浸潤に関してMRIで注目すべきポイントは，T2強調像でのjunctional zoneと造影像でのSEE（subendometrial enhancement；正常子宮内膜と筋層境界にみられる1層の造影効果）の途絶である．明瞭にそれらの所見がみられれば筋層浸潤ありと判定する．しかし，SEEは正常であっても必ずしも描出されるわけではない点に注意が必要である．また，junctional zoneは閉経後に不明瞭となりやすく，また，有経女性であっても性周期などの影響により必ずしも鮮明に描出されるわけではない．そこで拡散強調像や造影剤を用いた評価が有用となる．筋層浸潤の評価では特にダイナミック造影検査の有用性が高く，T2強調像単独での評価より有意に優れているとする報告が多い．特殊組織型は筋層へびまん性に浸潤するタイプが多いためT2強調像単独での評価が難しいことが多いため（図1a, b），特に有用と考えられる．
- 筋層浸潤を評価する際のピットフォールとして，子宮内膜ポリープや子宮筋腫，子宮腺筋症の合併時の診断が挙げられる．腫瘍と接している場合は正常筋層との境界が不明瞭となり，明瞭なコントラストが得られないため診断が困難となる．特に子宮腺筋症との合併では難しく，病変を過小評価

したり逆に過大評価したりする要因となるため注意が必要である．

c) リンパ節転移および遠隔転移の評価

- リンパ節転移は短径1cm以上を病的腫大とすることが多いが，形態学的診断のみでは難しい場合が存在する．その際は拡散強調像（図1c）やダイナミック造影像が診断に有用となる．また，骨盤外のリンパ節病変の評価はCTが有用である．短時間で全身撮影が可能であり，遠隔病変の評価には必須である．子宮体癌では特に傍大動脈リンパ節の評価が重要となる（図2c, d）．

2. 再発画像評価

- 子宮体癌の再発では骨盤内のみならず，肝，肺，縦隔リンパ節，鎖骨上窩リンパ節など遠隔転移の評価が重要となり，全身検索可能なCT検査は必須の検査である．特殊組織型（特に漿液性癌）では，上記に加え腹膜播種の検索も重要となってくる．

a) 骨盤内再発

- 骨盤内の局所再発例に対してはMRIが有用である．通常，T2強調像では周囲の線維成分や術後瘢痕部より高信号の腫瘤として抽出され，拡散強調像で高信号，造影剤使用で造影効果を伴う腫瘤として抽出される．

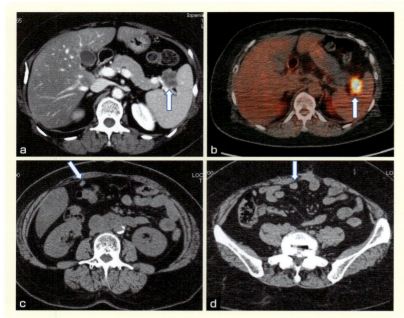

図3 子宮体癌（漿液性癌）ⅢC2期再発時 CT, PET像. 50歳代. (a：腹部造影CT, b：FDG-PET/CT像, c, d：腹部単純CT). a, b：腹部造影CT, PET/CTで脾門部に腫瘤がみられ再発が疑われた（後に脾臓摘出を施行し再発の診断）(⇨). c, d：腹膜播種病巣がみられる(⇨).

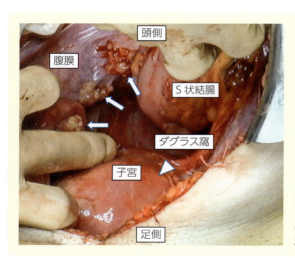

図4 子宮体癌の腹膜播種（別症例）. 50歳代. 子宮体癌（類内膜癌G2）で腹膜播種, 大網転移が認められたⅣ期症例の腹腔内所見. この症例では腹膜切除を行うことで肉眼的に腫瘍切除は可能であった. 腹膜播種(⇨), 子宮(▷).

b) リンパ節転移や遠隔転移

- 骨盤外の病変の評価ではCTが特に有用となる. また, 近年ではFDG-PET/CT（図3b）も有用とされ感度が高いとする報告が多い. 子宮体癌の特殊組織型では腹膜播種病巣の存在にも注意を要する（図3c, d, 4）.

（田中良道, 山本和宏, 大道正英）

IV章　初回診断と治療後画像フォローアップ — B. 初回診断と再発診断

5 卵巣腫瘍（上皮性腫瘍）

ポイント

- 超音波検査は卵巣腫瘍の発見に不可欠であるが，主な目的は良性あるいは悪性のどちらの可能性が高いかを検討することである．
- MRIは，T1，T2強調像，脂肪抑制像，拡散強調像，ダイナミック造影像などさまざまな条件で撮影することにより付属器腫瘤の質的診断が可能となる．
- 造影CTは術前の広範囲の検索や再発診断，化学療法の効果判定に有用である．
- 卵巣悪性腫瘍においては，画像所見により隣接臓器浸潤，腹膜播種，リンパ節転移，遠隔転移について評価する．

1. 初回画像評価項目

- 上皮性腫瘍は卵巣腫瘍のうち最も発生頻度が高く，わが国では全卵巣腫瘍の約半数を占める．組織型として漿液性・粘液性・類内膜・明細胞・漿液粘液性腫瘍などに分類され，それぞれが固有の生物学的性格を有する．さらに，転帰や予後に相関し，良性，境界悪性，悪性腫瘍に分類されることから，画像診断においてもさまざまな所見を呈する．
- 超音波検査は付属器腫瘤の発見に不可欠であるが，主な目的は良性あるいは悪性のどちらの可能性が高いかを検討することである．卵巣腫瘍のエコー所見は嚢胞性パターン，混合パターン，充実性パターンに分類され，さらに隔壁の有無，内部エコーの状態により良悪性を評価する．

a）良悪性の鑑別診断

- 卵巣腫瘍の悪性度を推定するにはMRIが有用である．超音波検査で悪性の可能性を考える場合は造影MRIを行うことが望ましい．MRIは，T1，T2強調像，脂肪抑制像，拡散強調像，ダイナミック造影像などさまざまな条件で撮影することにより，CTより優れた腫瘍の質的診断が可能となる．
- 造影MRIに加え，拡散強調像とそれにより計算されたADC（apparent diffusion coefficient：見かけの拡散係数）mapやADC値を用いることも良悪性の推定に有用である．腫瘍の細胞密度が高いと見かけの拡散係数であるADC値が低くなり悪性を疑う．

b）組織型・悪性度による画像所見の特徴

- MRIでは形態のみならず，血流や拡散低下と

いった機能を評価することができ，典型例では組織型の推定が可能である（図1）．画像診断のポイントを表1に示す．

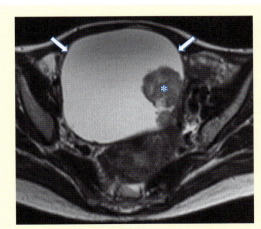

図1　卵巣腫瘍初回診断　MRI． 40歳代．T2強調像．右側卵巣に充実部（＊）を伴う嚢胞性腫瘤があり（⇨），卵巣癌が疑われる．単房性嚢胞性腫瘤で，嚢胞内容液はT1強調像で高信号を示し，充実部には拡散制限と早期造影効果がみられた（非提示）．組織型は明細胞癌が考えられる．

表1　画像診断のポイント

1) 病変の形状：嚢胞性，嚢胞性＋充実性，充実性
2) 充実部の信号と造影効果：T2強調像の信号強度，拡散低下，早期造影効果
3) 嚢胞内の信号：T1，T2強調像の信号強度，脂肪成分，stained glass appearance*
4) 片側性/両側性
5) 腹水，腹膜病変，リンパ節腫大，癒着性変化

*stained glass appearance：腫瘍内容液の蛋白成分や血液成分の混入量や粘稠度によって異なる信号強度を示し，ステンドグラス様所見を呈する．粘液性腫瘍で多くみられる．

5. 卵巣腫瘍（上皮性腫瘍）　77

- 漿液性良性腫瘍は単房性あるいは少房性の囊胞であることが多い．粘液性良性腫瘍は多くは片側性，多房性で，径30cmを超える巨大なものもある．
- 漿液性境界悪性腫瘍は径5cmを超える囊胞性腫瘍を形成し，囊胞内外にさまざまな程度の乳頭状部分を伴うことがあり，時として両側性である．粘液性境界悪性腫瘍は多房性で，囊胞壁の肥厚，結節形成がみられる．
- 漿液性癌は低異型度（low-grade）と高異型度（high-grade）の2つに分けられるが，高異型度漿液性癌が大半を占め，両側性，充実性腫瘍を呈し，囊胞部分を伴うことが多い．卵巣・卵管・腹膜の部位の同定に困難な症例がある．粘液性癌は片側卵巣に，囊胞性部分と充実性部分が混在する大きな腫瘍を形成する．明細胞癌は片側性，径15cm程度のものが多い．内腔にポリープ様または結節状に隆起する充実性成分を有する囊胞性腫瘍であることが多いが，充実性腫瘍のこともある．子宮内膜症の合併が多く，子宮内膜症性囊胞内に結節が認められる場合は悪性化を疑う．

c) 隣接臓器浸潤

- 卵巣悪性腫瘍を疑う場合は，子宮，膀胱，直腸との関係，癒着や浸潤の有無・程度を評価する．CTに加え，局所のより詳細な評価にはMRIが有用である．

d) 腹膜播種

- 横隔膜下，肝周囲，大網，脾臓周囲，腸骨窩，腸間膜，腸管表面，膀胱子宮窩，ダグラス（Douglas）窩など広範囲に播種性結節の有無を評価する．術前に広範囲を検索する必要があることから造影CTが有用である．胸・腹水の有無についても評価する．進行卵巣癌では多量腹水を伴うことも多い．

e) リンパ節転移

- 短径で1cm以上を陽性とするのが一般的であり，球形に近いものや内部に造影領域を伴うものは転移の可能性が高い．傍大動脈，総腸骨，外腸骨，鼠径上，内腸骨，閉鎖リンパ節などの腫大の有無を評価する．鼠径リンパ節転移や心横隔膜角リンパ節転移は遠隔転移と規定される．

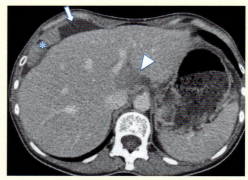

図2　卵巣腫瘍再発（DFI：8ヵ月）　造影CT像．図1と同一症例．腹水が貯留し（⇨），右側横隔膜に腫瘤（＊）が認められ，肝門部（▷）にも腫瘤が疑われる．

f) 遠隔転移

- 卵巣癌を考える場合は肝実質，肺，胸膜などの遠隔臓器転移や，骨転移の有無を評価する．卵巣癌の手術においては手術完遂度が重要であり，完全摘出が可能か，腫瘍減量術の対象となり得るかの判断に有用である．

g) FDG-PET/CT

- FDG-PET/CTは，他の画像診断により病期診断，転移・再発の診断が確定できない場合に限って施行する．リンパ節転移，遠隔臓器転移，骨転移などの診断に優れている．

2. 再発画像所見

- 再発卵巣癌に対しては化学療法が主たる治療法となるが，症例によっては腫瘍減量術が予後を改善させる可能性がある．前回の化学療法終了後から再発までの期間（disease free interval：DFI），初回手術の状況，再発部位，病変の個数およびPS（performance status）などを総合的に判断して治療方針を決定する．画像診断による再発腫瘍の評価も進行期診断に準じて，隣接臓器浸潤，腹膜播種，リンパ節転移，遠隔臓器転移の有無を診断する．初回治療後の再発診断には造影CT（図2）が行われるが，化学療法の効果判定にも有用である．

（山田恭輔，北井里実）

IV章 初回診断と治療後画像フォローアップ—B. 初回診断と再発診断

6 卵巣腫瘍（性索間質性腫瘍）

> **ポイント**
> - 性索間質性腫瘍は，それぞれが比較的特徴的な画像所見を呈する．
> - ホルモン産生能による二次的な子宮の変化，特に子宮内膜癌の合併に注意する．

1. 初回画像評価項目

- 性索間質性腫瘍は，純粋型間質性腫瘍と純粋型性索腫瘍に分類され，良性のものから悪性のものまである．それぞれが比較的特徴的な画像所見を呈し，ホルモン産生能を有することもある．
- 頻度の高い3腫瘍を以下に取り上げる．

a）線維腫（純粋型間質性腫瘍）

- 膠原線維産生細胞を主体とする良性腫瘍である．性索間質性腫瘍のなかで最も頻度が高く，全卵巣腫瘍の4％を占める．組織学的に莢膜細胞の増生を伴っていても，主体が線維芽細胞である場合は線維腫と診断する．線維腫成分のみであればホルモン産生能はない．大量腹水や胸水を伴うMeigs症候群や母斑性基底細胞癌症候群との関連が知られている．
- 画像所見（図1）：線維成分を反映し，T2強調像では著明な低信号を示す充実性腫瘍を呈するが，変性や囊胞を伴うこともある．莢膜細胞成分の程度によるが，通常，増強効果は弱く，拡散制限も乏しい．鑑別の筆頭は漿膜下筋腫であり，鑑別点は子宮との連続性，正常卵巣の有無につきる．

b）莢膜細胞腫（純粋型間質性腫瘍）

- 莢膜細胞類似の腫瘍細胞を主体とする良性腫瘍である．ほとんどが閉経後発生であり，ホルモン産生能を有することがある．
- 画像所見（図2）：T2強調像では比較的高信号を示す境界明瞭な充実性腫瘍で，変性や囊胞を伴うこともある．細胞密度を反映し，拡散制限も強いことが多い．増強効果も比較的強い．

c）顆粒膜細胞腫（純粋型性索腫瘍）

- 顆粒膜細胞優位の悪性度不明な腫瘍である．エストロゲン産生能を有することで知られ，50％に子宮内膜増殖症，10％以下に子宮内膜癌の合併があるといわれる．成人型と若年型に分かれる．
- 画像所見（図3）：画像所見は多彩で，単房性〜多房性囊胞性〜充実性を示し得る．富血流性，易出血性であり，典型的には囊胞内に急性期出血を，充実部には強い増強効果と拡散制限が認められる．

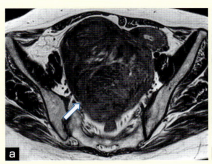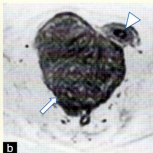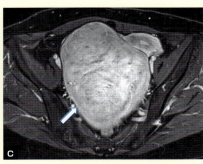

図1 線維腫 MRI．60歳代．[a：T2強調像，b：拡散強調像（白黒反転表示），c：造影後期相]．子宮の右後方に13cmの類円形腫瘤（⇨）があり，T2強調像では著明な低信号（a）で，拡散制限は乏しい（b）．造影早期の増強効果は不良で，後期には子宮筋層と同等の増強効果を示す（c）．漿膜下筋腫と類似する画像所見であるが，子宮との間に栄養血管の連続を示すbridging vascular signは同定できない．年齢に比して，子宮内膜（▷）は厚く，T2強調像では低信号で，拡散制限もあり（b），子宮内膜癌を疑う所見である．本症例は高分化型類内膜癌（IA期）と診断された．術前のエストラジオールは異常高値で，腫瘍内の莢膜細胞成分がエストロゲン産生能を有し，子宮内膜癌が誘発されたと推測される．

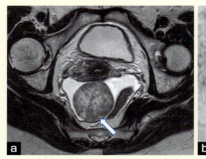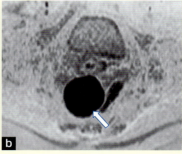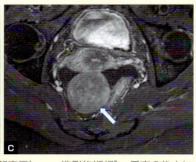

図2 莢膜細胞腫 MRI. 60歳代．[a：T2強調像，b：拡散強調像（白黒反転表示），c：造影後期相]．子宮の後方に5cmの類円形腫瘤（⇨）があり，T2強調像では中等度～高信号（a）で，拡散制限は比較的強い（b）．造影早期の増強効果は不良で，後期には均一な増強効果（c）を示す．細胞密度が高く，増強効果を示すが，境界明瞭，内部均一であり，上皮性悪性腫瘍との画像所見とは異なる．充実性の顆粒膜細胞腫など他の性索間質性腫瘍や転移性腫瘍が鑑別に挙がる．本症例はホルモン産生能を有していなかった．

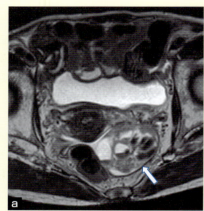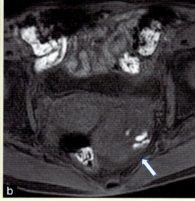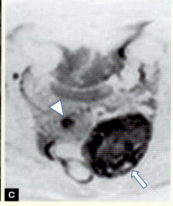

図3 顆粒膜細胞腫 MRI. 70歳代．[a：T2強調像，b：脂肪抑制T1強調像，c：拡散強調像（白黒反転表示）]．子宮の左後方に6cmの充実性成分を伴う多房性嚢胞性腫瘤（⇨）が認められる．T2強調像で嚢胞内部に高信号と低信号成分の液面形成（a）があり，急性期の出血を示唆する．T1強調像でも出血を示す高信号（b）がある．充実部は拡散制限を伴い（c），造影早期から強く染まる．年齢に比して，子宮内膜（▷）は厚く，T2強調像では低信号で，拡散制限もあり（c），子宮内膜癌を疑う所見である．本症例は子宮内膜増殖症と診断された．術前のエストラジオールは異常高値であり，エストロゲン産生により子宮内膜増殖症が誘発されたと推測される．多房性嚢胞性腫瘤で，拡散制限を示す充実部を伴う点からは粘液性癌が鑑別に挙がるが，急性期出血や早期濃染は顆粒膜細胞腫の特徴を反映している．

2. 再発画像所見

- 治療後の経過観察にはエビデンスがないため，卵巣癌に準じた対応が必要であるとされる．顆粒膜細胞腫においては，20～30％で再発し，長期経過後の再発もある．そのため，治療後は10年以上の経過観察を要する．

（佐藤豊実，齋田　司）

7 卵巣腫瘍（胚細胞腫瘍）

> **ポイント**
> - 胚細胞腫瘍（成熟奇形腫と未熟奇形腫）における画像診断の目的は，卵巣腫瘍の囊胞性病変や充実性病変を評価することである．
> - 卵巣腫瘍の評価では，T2強調像，T1強調像，脂肪抑制T1強調像を用いたMRIで脂肪成分の有無や散在性を確認する．
> - 成熟奇形腫における拡散強調像は多彩な像を示し，良悪の鑑別の決め手にはならない．

1. 初回画像評価項目

- 成熟奇形腫は囊胞性であることが多い（図1）のに対し，未熟奇形腫は充実性腫瘍を形成し，内部に脂肪と石灰化の撒布像がみられるのが特徴とされる（図2）．

a）囊胞性腫瘍

- T2強調像，T1強調像でともに高信号を示し（図1a），脂肪抑制T1強調像で低信号を示す脂肪を含有した囊胞性病変であれば（図1b），成熟囊胞性奇形腫を疑う．図1cでみられる囊胞内の拡散低下は角化した扁平上皮由来の痂皮で，Rokitansky結節や皮様結節と呼ばれ，拡散制限を呈する．
- 画像的に成熟囊胞性奇形腫の形態を特徴づけるのは脂肪組織であり，卵巣腫瘍の内部に脂肪が認められた場合にはほぼ成熟奇形腫と考えられる．微小な脂肪の場合には脂肪抑制像で信号抑制がみられないことがあり，chemical shift imagingの追加による微小な脂肪の検出が必要である．

b）充実性腫瘍

- 成熟奇形腫が囊胞性であることが多いのに対して，未熟奇形腫は充実性腫瘍を形成する（図2）．腫瘍内部に脂肪（図2b）と石灰化（図2c）の撒布像が認められる．また，T2強調像（図2a）では充実性成分は不均一な高信号を示し，小囊胞構造を伴っている．また，奇形腫の悪性転化は，充実部分の出現や分葉状構造がみられることが多く，高齢や血中SCC値の上昇がみられる場合には悪性転化を疑う．

2. 再発画像所見

- 胚細胞腫瘍は主に若年で発症する頻度が高いため，妊孕性温存手術が行われることが多く，また，再発様式は骨盤内再発，腹膜播種および遠隔転移である．提示した症例（図3）は，右側卵巣未熟奇形腫（Grade 3）で約3.5年後に再発した症例である．右側付属器領域に出現した囊胞性腫瘤は辺縁に小さな石灰化および脂肪部分が認められ，再手術での組織診断で未熟奇形腫の再発と診断さ

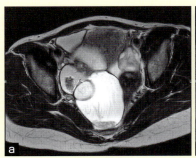 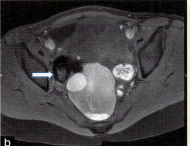 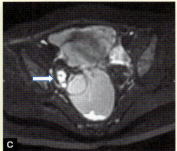

図1　成熟囊胞性奇形腫　MRI．30歳代．（a：T2強調像，b：脂肪抑制T1強調像，c：拡散強調像）．a：T2強調像で高信号を示す右側付属器部に多房性の囊胞性腫瘤が認められる．b：脂肪抑制T1強調像で低信号を示す脂肪成分がみられる（⇨）．c：壁在性の充実性成分が認められており，拡散低下を伴っている（⇨）．Rokitansky結節をみている．

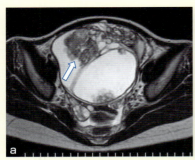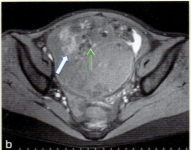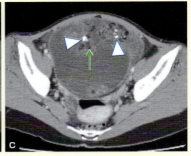

図2 未熟奇形腫（Grade 3）初回診断　MRIおよびCT像. 20歳代.（a：MRI T2強調像，b：脂肪抑制造影T1強調像，c：造影CT像）．a：充実成分を伴った嚢胞性腫瘤が認められる．T2強調像では充実成分は軽度高信号を示し（⇨），多数の小さな房を伴っている．b：T1強調像（非提示）で高信号，脂肪抑制像で低信号を示す脂肪成分がみられる（→）．T2強調像でみられた淡い高信号の充実成分は造影されている（⇨）．c：腫瘍内部に散在する低吸収の脂肪成分（→）と点状の石灰化成分（▷）が認められ，未熟奇形腫の所見である．

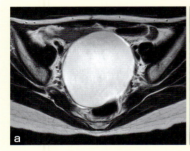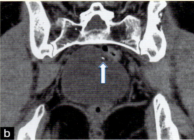

図3　未熟奇形腫（Grade 3）再発 MRIおよびCT像. 図2と同一症例．（a：MRI T2強調像，b：CT像冠状断）．a：骨盤内に嚢胞性腫瘤が出現し，b：腫瘍内後上方に石灰化および脂肪成分（⇨）が認められ，組織診断では未熟奇形腫の再発であった．

れた．

- 成熟嚢胞性奇形腫は術後約3％で再発すると報告され，超音波検査，CTやMRIでの腫瘤の評価が必要である．また，未熟奇形腫では化学療法後に腫瘍マーカーが正常範囲内まで低下するものの腫瘍の増大が認められ，病理組織学的所見上は成熟奇形腫の成分のみが認められるものをgrowing teratoma syndromeという．いずれも再発診断において脂肪や石灰化の検出に努める必要がある．

（大原　樹，鈴木　直，西尾美佐子）

IV章 初回診断と治療後画像フォローアップ― B. 初回診断と再発診断

8 卵巣腫瘍（子宮内膜症性嚢胞）

ポイント

- 子宮内膜症性嚢胞（チョコレート嚢胞）はこれまでは腫瘍様病変であったが，WHO分類 第4版（2014年），および卵巣腫瘍・卵管癌・腹膜癌取扱い規約 病理編 第1版（2016年）では良性腫瘍に分類された．
- 画像診断の目的は質的評価，病変の広がりや癒着の評価（進行期分類），卵巣癌合併の有無，および内分泌療法の効果予測を評価することである．
- 周囲組織と癒着することが特徴であり，血性の嚢胞であっても単房性で癒着の所見に乏しい場合には卵巣出血（黄体出血）が疑われる．
- 外力により破裂すると急性腹症の原因となる．
- 症状はさまざまな程度の疼痛であるが，不妊症の一因としても治療が必要とされる．

1. 初回画像評価項目

- 子宮内膜症性嚢胞では病変の局在，癒着の評価，卵巣癌合併の有無が重要な評価項目である．病巣は出血を伴う嚢胞であり，新旧の出血が混在するため画像所見は多彩で，T1強調像で高信号，T2強調像でshadingや房ごとに高から低信号のさまざまな信号を呈する（図1a, b）．また，拡散強調像でも不均一な高信号となり（図1c），出血を反映して見かけの拡散係数（apparent diffusion coefficient：ADC）は著明な低値となる（図1d）．PETで新鮮な出血部位にFDGの集積が指摘され発見されることもある．

a）病変の広がり

- 子宮内膜症性嚢胞は出血を伴う壁が厚い多房性嚢胞であり，脂肪抑制T1強調像が病変の検出に有用である（図1a）．卵巣病変以外にも腹膜の播種性病変が点状高信号として描出される．深部子宮内膜症や子宮腺筋症も同時に認める頻度が高い．

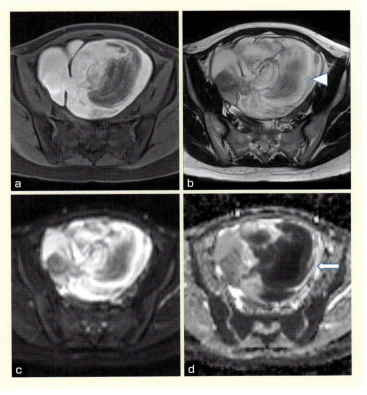

図1 子宮内膜症性嚢胞初回診断 MRI.
20歳代．（a：脂肪抑制T1強調像，b：T2強調像，c：拡散強調像，d：ADC map）．内部は脂肪抑制T1およびT2強調像ともに不均一な高信号域が認められ，T2強調像でshading（▷）を呈している．また，拡散強調像でも不均一な高信号となり，ADCは著明な低値を呈しており，出血を反映している（⇨）．

8．卵巣腫瘍（子宮内膜症性嚢胞） 83

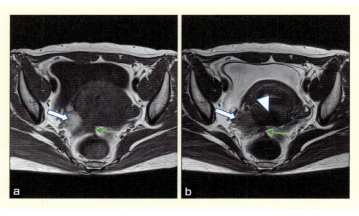

図2 深部子宮内膜症と癒着の評価
MRI. 40歳代. (a：T1強調像, b：T2強調像). T1およびT2強調像ともにダグラス窩腹膜から子宮後壁へ向かう索状の低信号域が認められ（→）, ダグラス窩腹膜と子宮後壁との癒着が考えられる. また, T2強調像で低信号を示す軟部腫瘤が認められ（▷）, 同部位と子宮後壁に接する囊胞性病変（⇨）との間には脂肪織が消失しており癒着が疑われる.

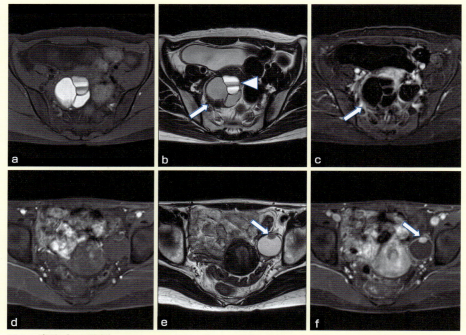

図3 囊胞内の評価 MRI. 40歳代. (a～c：子宮内膜症性囊胞, a：脂肪抑制T1強調像, b：T2強調像, c：造影サブトラクション, d～f：子宮内膜症性囊胞内に卵巣癌が認められた例, d：脂肪抑制T1強調像 造影早期相, e：T2強調像, f：造影サブトラクション). aおよびbでは, 脂肪抑制T1強調像で高信号域, T2強調像で多彩な信号域が混在し壁在性の低信号域（⇨）およびshading（▷）が認められ, 子宮内膜症性囊胞の所見である. bのT2強調像で認められた壁在性の低信号域（⇨）は, cの造影サブトラクション像で造影効果が認められないことより, 凝血塊と考えられる. 一方, 同じくdおよびeでも子宮内膜症性囊胞内に壁在性の低信号域（⇨）が認められ, fの造影サブトラクション像で造影効果を伴う充実部が検出される（⇨）. 摘出後の組織診断で, 同部位は子宮内膜症性囊胞内の類内膜癌と診断された.

b) 周囲組織との癒着評価

- T1強調像で周囲臓器との間に介在する脂肪織が消失していることや, 臓器間をつなぐ低信号線状影が癒着の所見である（図2a）. 癒着の程度により治療法や手術難易度が異なり, T1およびT2強調像のthin slice画像を用いた詳細な癒着の評価が重要である（図2）.

c) 壁在結節様所見の評価（悪性腫瘍合併の有無）

- 子宮内膜症性囊胞内には, しばしば凝血塊や線維化巣が壁在結節様に認められる（図3）. 卵巣癌合併との鑑別には造影剤を用いた増強効果の有無の確認が必須であり（図3）, 充実性の癌では増強効

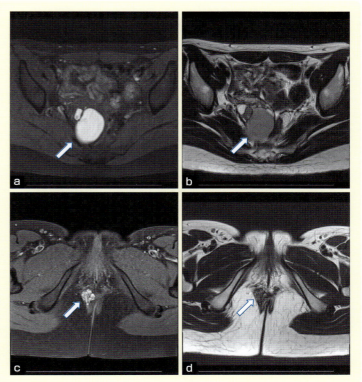

図4 子宮内膜症性囊胞再発 MRI. 20歳代．[a, b：卵巣病変再発（a：脂肪抑制T1強調像，b：T2強調像），c, d：会陰切開瘢痕部に認められた稀少部位子宮内膜症病変（d：脂肪抑制T1強調像，e：T2強調像）]．aおよびbでは，T1強調像で高信号を示す多房性囊胞が認められ，T2強調像で低信号から高信号域まで多彩な信号域を呈しており，卵巣病変の再発であった．また，cおよびdでは，月経周期に合わせて会陰切開瘢痕部に疼痛が出現し，同部位にはT1強調像で点状かつ多房性の高信号域，T2強調像で高信号から低信号の不均一な信号域が認められる．同部位を外科的に摘出した後の組織診断で子宮内膜症病変が認められた．

果が認められる．T1強調像で高信号を示す子宮内膜症性囊胞内の壁在結節の増強効果を評価するには，造影前後の画像を差分したサブトラクション像が有用である（図3c, f）．子宮内膜症性囊胞に合併する卵巣癌の組織型は類内膜癌と明細胞癌の頻度が高い．卵巣癌を合併している囊胞はshadingが欠如する（図3b, e）．

- 妊娠中は，子宮内膜症性囊胞の異所性内膜にも脱落膜化が起こり肥厚するため癌の合併と鑑別を要する．脱落膜化した異所性内膜は胎盤と等信号を呈し，特にT2強調像で胎盤と同等の極めて高信号であることは鑑別に役立つ．

d）内分泌療法の効果予測

- T2強調像で信号が低い囊胞は，囊胞壁の線維化が広範囲であることや血腫の粘稠度が高いと考えられ，内分泌療法では縮小効果が乏しいことが示唆される．

2. 再発画像所見

- 子宮内膜症性囊胞に対する治療には薬物療法と手術療法がある．手術では病巣切除術や付属器切除術が行われるが癒着が強い場合には病巣の完全切除は難しく，再発することも多い．再発病変は卵巣以外にも腹膜や直腸壁，膀胱壁など骨盤内を主としてあらゆる場所に発生し得る（図4）．

a）卵巣病変再発

- 患側卵巣だけでなく，対側の卵巣病変や腹膜播種病変として出現する．画像所見は基本的には初発時と変わりなく，T1強調像で高信号を示す多房性囊胞である（図4a, b）．

b）深部子宮内膜症

- ダグラス（Douglas）窩（直腸腟中隔，仙骨子宮靱帯）に好発しT2強調像で低信号を示す軟部腫瘤を形成する（図2b）．内部にT1強調像で点状の高信号が認められ，造影では増強効果が認められる．

（三浦清徳，増﨑英明，瀬川景子）

9 卵管癌

ポイント
- 卵管から発生する悪性腫瘍の大部分が高異型度漿液性癌であり，卵巣や腹膜原発の高異型度漿液性癌と組織学的には同一の疾患である．
- 漿液性卵管上皮内癌（serous tubal intraepithelial carcinoma：STIC）から発生する．
- 早期に腹膜に進展した症例では画像診断でも組織診断でも腹膜癌と鑑別できない．
- 卵管の腫大を呈する症例ではT2強調像でソーセージ状に拡張した卵管が認められる．
- 再発では卵巣癌と同様に，腹膜播種やリンパ節転移など，多彩な形式をとる．

1. 初回画像評価項目

- 卵管癌の大部分を占める高異型度漿液性癌は組織学的には卵巣癌・腹膜癌の高異型度漿液性癌と同一の疾患である．STICから発生するが，STICは大部分が卵管采に存在しているため，腹腔内，特に腹膜や卵巣に早期に進展する場合があり，これらの多くは臨床的に卵巣癌・腹膜癌と区別することは困難である．
- 卵管の病理組織学的検索によってSTICが認められ，かつ卵巣の病変が卵管からの直接浸潤，あるいは転移であることを示す所見がある場合には卵管原発とする（卵巣腫瘍・卵管癌・腹膜癌取扱い規約 病理編 第1版，2016年）．したがって，大部分の卵管癌は卵巣癌・腹膜癌と同様の画像所見を呈する．
- 一部の古典的な卵管癌は，肉眼所見で拡張した卵管壁から突出する充実性腫瘤を呈するために，これを反映して画像的には壁在結節を伴うソーセージ状の嚢胞性腫瘤として描出されることがある（図1a, b）．内容液は漿液成分でT2強調像高信号，T1強調像低信号であることもあるが，腫瘍内出血のためにT2，T1強調像ともに高信号であることも多い（図1b, c）．
- 造影像では，ソーセージ状の腫瘤内の乳頭状の壁

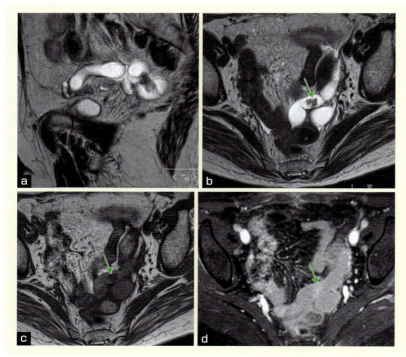

図1 左卵管癌，高異型度漿液性癌ⅢC期，ypT3bN1M0 初回診断 MRI．60歳代．（a：T2強調像 矢状断，b：T2強調像，c：T1強調像，d：Gd造影脂肪抑制T1強調像）．a，b：T2強調像では，ソーセージ状に拡張した卵管が認められる．c：卵管内はT1強調像で淡く高信号を呈しており，血性であることがわかる．d：卵管内部に1cm程度の造影される乳頭状構造（→）が散在性に認められる．

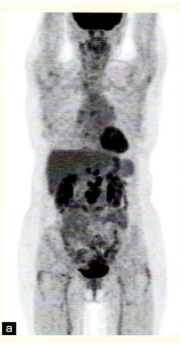
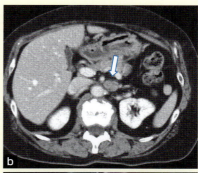
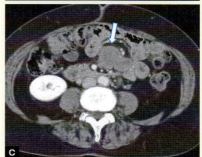

図2 卵管癌再発 CT像. 図1と同一症例.（a：PET/CT MIP像, b, c：造影CT像）. 卵管癌に対して術前化学療法後，interval debulking surgeryとして子宮全摘出術，両側付属器切除術，大網切除術，後腹膜リンパ節郭清術，腹膜ストリッピングを行った後，術後化学療法も行われた．a：術後4年に撮像されたPET/CTで腹部正中に複数の集積が認められた．b, c：造影CTでリンパ節再発（⇨：傍大動脈リンパ節，腸間膜リンパ節）が疑われた．その後，二次的腫瘍減量術が施行され，組織診断でも再発が確認された．

在結節が造影される（図1d）.
- 付随所見として，閉経前であれば卵巣が正常に描出される場合がある．また，腹膜播種やリンパ節転移，遠隔転移の診断には，卵巣癌と同様に，造影CTやFDG-PET/CTが有用である．

2. 再発画像所見

- 卵管癌の再発形式としては，腹膜播種やリンパ節転移が多いが，肝転移や肺転移など遠隔臓器への血行性転移もみられることがある．
- 図2の症例では初回手術でリンパ節転移が認められており，再発時には初回手術で郭清した範囲外（腎静脈よりも頭側の傍大動脈および腸間膜）のリンパ節に腫大およびFDG集積が認められた．本症例では二次的腫瘍減量術（secondary debulking surgery：SDS）で再発腫瘍を完全切除され，補助化学療法が行われた．
- 卵管癌再発の治療は全身化学療法を行うことが多いが，再発の部位や数によっては，SDSが選択されることもあるため，再発腫瘍についてもその部位や大きさを画像で十分に評価することが重要である．

（安彦　郁，万代昌紀，木戸　晶）

10 腹膜癌

ポイント
- 腹膜癌の画像所見は，腹膜，大網，腸間膜などに限局性またはびまん性の肥厚および結節・腫瘤が認められ，高頻度で腹水を伴うことである．
- 画像所見は他臓器の原発巣による癌性腹膜炎（卵巣癌，胃癌，大腸癌，乳癌，膵癌など），腹膜中皮腫，結核性腹膜炎などに類似する．
- 両側卵巣が正常大である場合は卵巣癌よりも腹膜癌を疑う．
- 漿液性癌では原発臓器にかかわらず腫瘍マーカーのCA125が異常高値を示すため，消化器癌などの癌性腹膜炎との鑑別に役立つことがある．

1. 初回画像評価項目

- 原発性腹膜癌の大部分は漿液性癌であり，組織学的・細胞学的に卵巣原発の漿液性癌と類似する，もしくは同一である．原発性腹膜癌の画像所見は，腹膜，大網，腸間膜などに限局性またはびまん性の肥厚および結節・腫瘤が認められ，高頻度で腹水を伴うことであるが，これらの画像所見は非特異的であるため，他臓器の原発巣による癌性腹膜炎（卵巣癌，胃癌，大腸癌，乳癌，膵癌など），腹膜中皮腫，結核性腹膜炎などの画像所見に類似する（図1）．

- 1993年にGynecologic Oncology Groupが発表した診断基準によると，原発性腹膜癌は両側卵巣が肉眼的に正常大であり，組織学的に卵巣実質内病変が5mm以下であるため，画像で両側卵巣が正常大である場合は卵巣癌よりも原発性腹膜癌を疑う．ただし，卵巣原発の漿液性癌も原発巣が小さい早期の段階で広範な腹膜播種をきたすことが多く，一方の原発性腹膜癌でも卵巣表面に腹膜播種が付着して卵巣が腫大してみえることがあるため，両者の鑑別は困難な場合も多い．また，原発性腹膜癌では卵巣原発の漿液性癌と同様に石灰化

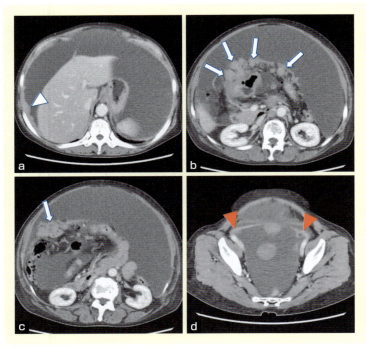

図1 腹膜癌Ⅳ期初回診断 造影CT像．
70歳代．大量の腹水貯留が認められる．a：肝外側に不整な腹膜肥厚が認められる（▷）．b，c：大網に多数の不整な結節が認められる（⇨）．d：両側卵巣は正常大である（▶）．

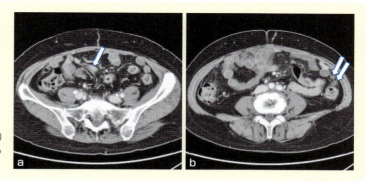

図2 腹膜癌ⅢC期再発 造影CT像. 60歳代. 腸間膜に腹膜播種を疑う結節が認められる(⇨).

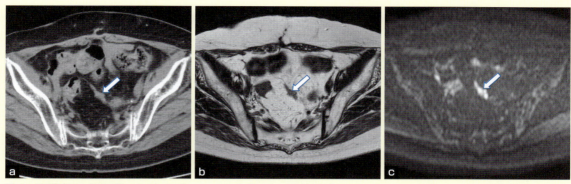

図3 腹膜癌ⅢC期再発 CTおよびMRI. 70歳代. (a:単純CT像, b:MRI T2強調像, c:拡散強調像). a:腸間膜に紡錘状の結節が認められる(⇨). b:T2強調像で病変は非特異的な中等度信号を示す(⇨). c:拡散強調像で強い異常信号を示し, 再発病変を疑うことができる(⇨).

を伴う頻度が高い.

- 腹膜中皮腫も原発性腹膜癌に類似したびまん性・結節状の腹膜肥厚を示すが, 腹膜中皮腫では腹膜や大網の病変が上腹部優位に分布し, 大腸や肝などの隣接臓器に浸潤することがあるため, このような所見が認められる場合は原発性腹膜癌と鑑別できる場合がある. また, 結核性腹膜炎の腹膜肥厚は軽度・平滑であることが多いが, 原発性腹膜癌の腹膜肥厚は結節状・不整であることが多く, 鑑別のポイントになり得る.
- 最も鑑別に迷うのは, 消化器癌などの癌性腹膜炎である. 腹膜, 大網, 腸間膜の所見だけで原発性腹膜癌と消化器癌などの癌性腹膜炎を区別することはほとんど不可能であるが, 漿液性癌では原発臓器にかかわらず腫瘍マーカーのCA125が異常高値を示すのに対し, 消化器癌などの癌性腹膜炎ではCA125が正常値または軽度高値を示し, CEAなどの他の腫瘍マーカーが上昇することがあるため, このような症例では他臓器の原発巣を注意深く検索する必要がある.

2. 再発画像所見

- 原発性腹膜癌の再発時の画像所見は, 治療前の画像所見と大きな違いはない. 再発時も腹膜, 大網, 腸間膜などに限局性またはびまん性の肥厚および結節・腫瘤が認められるため, 軽微な腹膜肥厚や播種結節の有無を注意深く観察する必要がある(図2).
- 原発性腹膜癌の再発診断には, 造影CTが用いられることが多いが, MRIの拡散強調像は播種結節を鋭敏に検出できることがある(図3).

(加藤博基, 早崎 容, 森重健一郎)

11 腟癌（扁平上皮癌，腺癌）

> **ポイント**
> - 腟癌の半数以上はⅡ期以上で見つかるため，周辺組織への浸潤を伴う場合が多い．腟癌の局在診断や局所進展の評価にはT2強調像やダイナミック造影，造影T1強調像を中心としたMRIが有用である．遠隔転移の評価には全身CTが施行される．
> - 腟癌は5年以内に骨盤内に再発する場合が多いので，理学所見で再発を疑う場合や患者の自覚症状があるときには，MRIでの局所の評価が推奨され，^{18}F-FDG-PET/CTも再発病変の検索に役立つ．

1. 初回画像評価項目

- 腟癌を診断するにあたり，子宮頸癌や外陰癌など他の婦人科腫瘍の浸潤，泌尿生殖器腫瘍，下部消化管腫瘍の浸潤の除外が必要である．局所診断にはMRIが有用で，病変の主座を丹念に読影することが必要となる．年齢，腫瘍サイズ，進行期分類が予後因子となるため，MRIで腫瘍サイズ，進行期分類を評価することは，治療選択にも大きく寄与する．

a) 腫瘍の性状

- 腫瘍は通常，T2強調像で比較的均一な高信号（筋より高い信号，脂肪より低い信号）を呈し（図1a，b），T1強調像で筋と等信号（図1c）を示す．腫瘍サイズはT2強調像で高信号の部位を計測する．
- 扁平上皮癌は腟後壁の腟の上部1/3（図1a），腺癌は前壁の腟の上部1/3に好発する（図2）．肉眼的に，扁平上皮癌は潰瘍形成型，腫瘤形成型，求心性狭窄型，腺癌はポリープ状型，乳頭状型，プラーク状型，潰瘍形成型の形態を呈することが多く，MRIでこれらの所見をよく反映する．MRIによる組織型評価は困難であるが，T2強調像で腫瘍内部の信号が高い場合は腺癌が考慮される（図2）．

b) 腫瘍の浸潤評価

- 腟壁は通常，T2強調像で低信号となるため，腫瘍周囲にT2強調像で腟壁を示す低信号域が全周性に保たれている場合は，腫瘍は腟に限局すると考えられる．
- T2強調像で腫瘍周囲の腟壁を示す低信号域が途絶または不明瞭である場合（図1a，b）や，T1強調像で腟壁周囲の脂肪織に不均一な低信号域がみられる場合は（図1c），腫瘍が腟周囲組織へ浸潤していると考える．
- 腫瘍が内閉鎖筋や肛門挙筋，梨状筋などに浸潤し

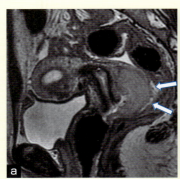 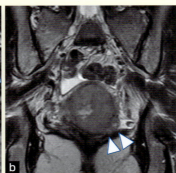 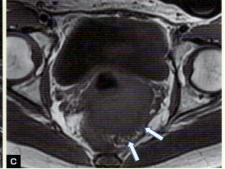

図1　腟癌Ⅲ期，T3N0M0（扁平上皮癌）初回診断　MRI．20歳代．（a：T2強調像 矢状断，b：T2強調像 冠状断，c：T1強調像）．a，b：腟円蓋から腟の上部1/3の左後壁側にT2強調像で筋より高信号，脂肪より低信号を示す不整形腫瘤が認められる．外子宮口に腫瘍は認められない．腫瘤辺縁は不整，腟の低信号域が不明瞭で腟周囲組織への浸潤が疑われる（⇨）．また，冠状断像で腫瘍が肛門挙筋に達する（▷）．c：T1強調像では，腫瘍は筋と同程度の信号を呈し，腫瘤背側の脂肪織に不整な低信号域がみられる（⇨）．

骨盤壁に達すると，T2強調像で低信号の筋に不整や途絶がみられる（図1b, 3b）．腫瘍の骨盤骨への浸潤の有無は，T1強調像や脂肪抑制T2強調像などで骨髄の異常信号を評価することで観察しやすい．

- 膀胱や直腸への浸潤は，臓器と腫瘍の境界を評価する．膀胱壁や直腸壁はT2強調像で低信号を示すため，膀胱や直腸の壁〜粘膜側に腫瘍と連続する異常信号がないかを評価する．造影T1強調像でも同様に，膀胱や直腸の壁〜粘膜側に異常増強効果がないかを評価する．MRIのみでは粘膜の浮腫性変化と腫瘍の浸潤の鑑別が困難なことがあるため膀胱鏡検査や直腸鏡検査もあわせて評価するとよい．
- 肺や肝などへの遠隔転移，リンパ節転移は全身CTで評価する．腫瘍の局在によって流入するリンパ経路が異なり，腟の上部2/3までに局在する場合は主に骨盤リンパ節（図4b），下部1/3では鼠径リンパ節に流入すると考えられている（図3c）．

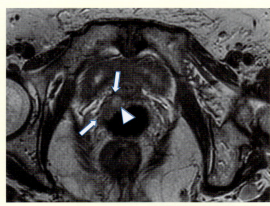

図2 腟癌Ⅰ期，T1N0M0（腺癌）初回診断　MRI．70歳代．（T2強調像）．腟の上部1/3の右前壁側にT2強調像で筋より高信号，脂肪より低信号を示す結節状腫瘤が認められる（⇨）．腫瘍腹側は背側と比較しやや信号が高い（▷）．

2. 再発画像所見

- 腟癌の再発は局所再発が多く，局所再発の評価にはMRIが優れている．放射線治療を施行した場

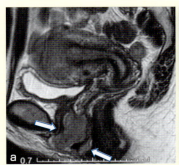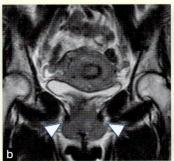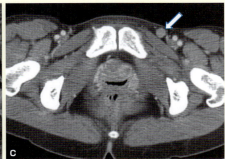

図3 腟癌ⅣB期，T3N1M1（肺転移）（扁平上皮癌）初回診断　MRIおよびCT像．30歳代．（a：T2強調像 矢状断，b：T2強調像 冠状断，c：造影CT像）．a：腟の下部1/3の腟壁にT2強調像で筋より高信号，脂肪より低信号を示す腫瘤が認められる（⇨）．b：腫瘍は肛門挙筋まで達している（▷）．c：左鼠径リンパ節が腫大しており（⇨），リンパ節転移が疑われる．

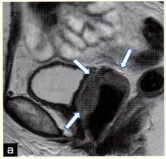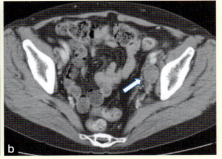

図4 腟癌Ⅱ期，T2N1M0（扁平上皮癌）初回診断　MRIおよびCT像．70歳代．（a：T2強調像 矢状断，b：造影CT像）．a：腟の上部1/3の腟壁にT2強調像で筋より高信号，脂肪より低信号を示す腫瘤が認められる（⇨）．b：左外腸骨リンパ節が腫大しており（⇨），リンパ節転移が疑われる．

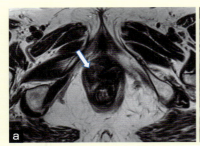
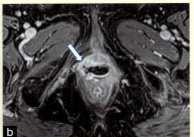
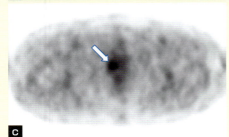

図5 腟癌再発（腺癌放射線治療2年4ヵ月後） MRIおよびPET. 60歳代. (a：T2強調像, b：脂肪抑制造影T1強調像, c：FDG-PET像). a：腟右側壁は肥厚し, T2強調像で筋より若干高信号の辺縁不整な病巣が認められる（⇨）. b：病巣は, ダイナミック造影動脈相で周囲の腟壁より強い増強効果が認められる（⇨）. c：FDG-PETで病巣に一致して異常集積が認められ（⇨）, SUVmax＝4.6であった.

合, 治療後早期には粘膜や筋層の浮腫性変化により腟壁がT2強調像で高信号を示すため, 残存腫瘍か再発腫瘍かの評価が困難な場合が多い. 通常, 治療後の変化や線維化はT2強調像で低信号, ダイナミック造影像で後期相にかけて漸増性の増強効果が認められるとされ, 一方で腫瘍はT2強調像で高信号を示す, ダイナミック造影の動脈相から強く増強される, 造影T1強調像で不均一な増強効果が認められる, 拡散強調像で異常信号を呈するなどの所見がみられる. これらを評価することで鑑別の一助となる（図5a, b）.

・遠隔転移やリンパ節転移の評価には, 全身CTを用いる. また, ^{18}F-FDG-PET/CTも局所再発や遠隔転移, リンパ節転移の評価に有用である（図5c）.

（角 明子, 牛嶋公生）

Ⅳ章　初回診断と治療後画像フォローアップ ― B. 初回診断と再発診断

12 外陰癌

ポイント

◆ 外陰癌における画像診断の目的は，腫瘍径，浸潤の深さ，そしてリンパ節転移を含めた遠隔転移を評価することである．特に浸潤の深さは縮小手術を実施できるかどうかの決め手となる．

◆ 再発外陰癌では，視診や触診で確認可能な部位の再発は多いが，遠隔転移の有無の確認にCT検査が有用である．

1. 初回画像評価項目

◆ 外陰癌では手術療法を行うことを原則として，1988年からは手術進行期分類が採用されている．現行のもの（日産婦2014，FIGO2008）では，原発巣の大きさ（特に最大径が2cmを超えるかどうか），隣接臓器への広がり，そして所属リンパ節への転移の有無，さらにそのサイズ，個数により分類される．解剖学的に，診察時の肉眼所見が非常に重要である．画像については，浸潤の深さ，リンパ節の評価，そして遠隔転移の有無が評価ポイントとなる．その結果によって，標準的手術療法を行うべきかどうかを判断する．また，機能温存のために術前治療後の手術を計画したり，予後不良群に同時化学放射線治療を行うことを検討したりするためにも画像は使用される．

a) 腫瘍径

◆ 腫瘍径の評価は主に肉眼的に行われるが，浸潤が広範な場合にはMRIによる評価で補足するべきである．

b) 浸潤の深さ

◆ 手術療法を行う場合，腫瘍径が2cm以下である場合に限り，浸潤が1mm以下であれば局所切除および鼠径リンパ節郭清が省略できる．その評価には試験切除やMRIが有用である．

◆ MRI，特にT2強調像（図1a, b），脂肪抑制併用のダイナミック造影（図1c）や造影後T1強調像は，病変と周囲構造とのコントラストが高いので，病変の広がりや深さの評価に有用である．また，冠状断像や矢状断像（図1d）は，尿道，腟，

肛門などの正常構造と病変との関係が評価しやすい．また，MRIの拡散強調像（図1e）は，病変と正常組織とのコントラストが高く，特に造影剤が使用できない症例では，病変の範囲の評価に有用である．

c) リンパ節転移および遠隔転移

◆ 外陰癌の所属リンパ節は鼠径リンパ節とされており，鼠径靱帯の足側にあるリンパ節である．大腿筋膜の表層にあるもの（浅鼠径リンパ節）と筋膜より深部にあるもの（深鼠径リンパ節）に分けられている．前者は触知可能な部位にあり，穿刺吸引細胞診や試験切除も可能であるが，画像ではCT，MRI（図1a）での評価が行われる．撮影範囲が広い造影CTは，リンパ節転移と遠隔転移の評価が同時に可能である．MRIでの拡散強調像（図1e）は撮像範囲が限られるが，転移巣の検出に有用である．FDG-PET/CTの有用性は確立されてはいないが，リンパ節転移の診断能についてはMRIやCTとほぼ同程度か，偽陽性率が低いという報告もある．

2. 再発画像所見

◆ 治療後再発の好発部位は，局所（再発のおよそ半数）と鼠径リンパ節（再発の2割）である．そのため視診および触診は重要であるが，リンパ節の評価，遠隔転移の確認にはCT（図2a, b）などの画像検査が有用であり，必要に応じて実施が推奨される．また，局所再発については疑わしいときには組織学的検査を躊躇してはならない．

（中尾佳史，中薗貴彦，横山正俊）

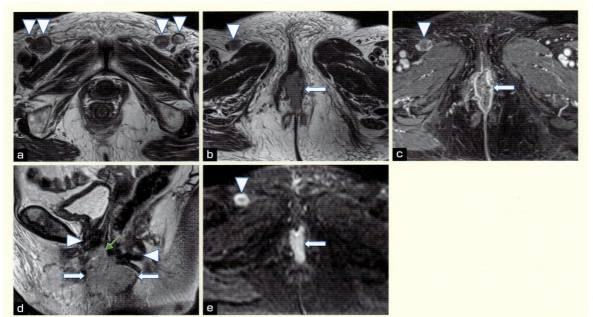

図1 外陰癌ⅢB期初回診断　MRI. 80歳代．[a, b：T2強調像，c：ダイナミック造影平衡相，d：T2強調像 矢状断，e：拡散強調像（b=1,000s/mm^2）]．a, b：外陰部左側に長径4.5cmの辺縁不整な腫瘤（⇨）が認められ，筋肉より高信号を呈している．両側鼠径部に長径2.5cm以下，3個以上の円形の多発リンパ節腫大（▷）が認められ，リンパ節転移が疑われる．積極的に節外浸潤を疑う所見はみられない．c：外陰部腫瘤（⇨）および右側鼠径リンパ節転移（▷）の辺縁主体に不均一な増強効果がみられる．d：腫瘤（⇨）と腟壁下部（→）との境界が不明瞭であり浸潤を疑う．尿道や肛門（▷）と病変は離れており，浸潤の所見はない．e：外陰部腫瘤（⇨）および右側鼠径リンパ節転移（▷）は高信号を呈している．

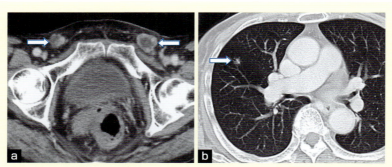

図2 外陰癌再発　造影CT像. 70歳代．(a：骨盤部，b：胸部肺野条件)．a：両側鼠径部に内部壊死を伴う多発リンパ節腫大（⇨）がみられ，リンパ節転移が疑われる．b：右肺上葉に辺縁不整な結節影（⇨）がみられ，肺転移が疑われる．

13 絨毛性疾患

> **ポイント**
> - 侵入奇胎と絨毛癌は化学療法が主治療となり，臨床的スコアリングに基づき鑑別診断し治療方針を決定することが多いため，初回画像評価が重要である．
> - 絨毛性腫瘍の子宮病巣は血流豊富な筋層内病変を形成し，経腟超音波検査・カラードプラおよびMRIが有用である．
> - 侵入奇胎は肺転移を，絨毛癌は肺・肝・脳転移をきたしやすいので，CTによる評価は必須である．
> - 寛解後，血中hCG値が再上昇した場合は，再発評価のため画像検査を行う．

1. 初回画像評価項目

- 絨毛性疾患には，異常妊娠である胞状奇胎と腫瘍性病変である侵入奇胎，絨毛癌，胎盤部トロホブラスト腫瘍（placental site trophoblastic tumor：PSTT），類上皮性トロホブラスト腫瘍（epithelioid trophoblastic tumor：ETT）が含まれるが，ここでは胞状奇胎を除く絨毛性腫瘍の画像所見を述べる．
- 侵入奇胎は胞状奇胎後6ヵ月以内に発症し，血中hCG値の下降が不良であれば侵入奇胎を疑い画像検査を施行する．一方，絨毛癌は奇胎後6ヵ月以上たってから血中hCG値が再上昇する場合に疑われるが，正常分娩や流産後にも発症し得る．本来手術検体の病理組織学的所見で2つを鑑別すべきであるが，化学療法が主治療となるため，先行妊娠の種類や発症までの期間，血中hCG値に加えて，画像検査による子宮病巣および転移病巣のサイズや数によって，絨毛癌診断スコア/FIGOスコアにより臨床的に診断し治療を決定する．一方，PSTTとETTは組織学的所見により診断し手術療法主体であるが，画像評価は同様に必要である．

a) 侵入奇胎の子宮原発病巣

- 侵入奇胎は奇胎絨毛が子宮筋層内や血管内に侵入した病態であり，経腟超音波検査（カラードプラ・パワードプラ併用）やMRIで血流豊富な子宮筋層内病変として描出される（図1a～d）．子宮腔内に病変があり血流を伴わない場合は，胞状奇胎や胎盤組織の遺残の可能性もあり鑑別の必要がある．

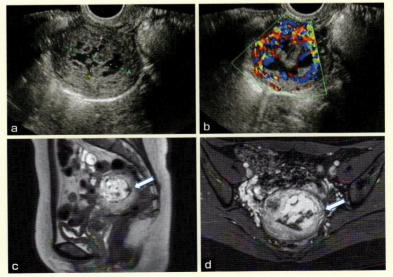

図1 侵入奇胎の子宮病巣 超音波検査およびMRI． 20歳代．a：経腟超音波像．筋層内に低エコーと高エコーな部分が混在した病変が認められる．b：カラードプラ．hypervascularityを示す．c：MRI（T2強調像 矢状断），およびd：MRI（ダイナミック造影像）．子宮体部筋層内に血流豊富な病変が認められる（⇨）．

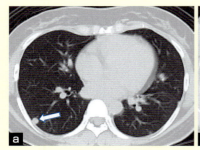
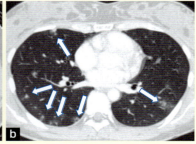

図2　侵入奇胎の肺転移　CT像.
a：20歳代．1個から数個の孤立性の小結節（⇨）．b：20歳代．肺野末梢に淡い塞栓様の多発結節所見を呈することもある（⇨）．

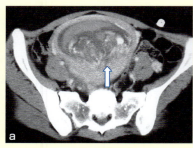
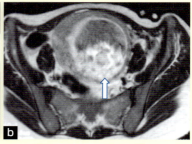

図3　絨毛癌の子宮病巣　CT像およびMRI. 30歳代．a：造影CT像．b：MRI T2強調像．子宮体部筋層に内部に出血や血腫を伴う血流豊富な腫瘤（⇨）が認められる．

b）侵入奇胎の肺転移病巣

- 侵入奇胎の約1/3に肺転移が認められる．通常は1個から数個の孤立性の小結節である（図2a）．まれに肺の末梢に多発した塞栓様の結節所見を呈することがあるが（図2b），サイズが微小で淡く，絨毛癌の多発転移との鑑別が必要である．

c）絨毛癌の子宮原発病巣

- 絨毛癌も侵入奇胎と同様に子宮筋層内に血流豊富な腫瘍を形成するため，経腟超音波（カラードプラ・パワードプラ）が有用である．造影CTやMRIでは筋層内に造影効果の高い病変と腫瘍内の出血や血腫を伴う所見を呈する（図3a, b）．

d）絨毛癌の転移病巣

- 絨毛癌の約2/3に肺転移が認められ，一般にサイズは大きめで大小不同があり，数も多い（図4a）．ただし，絨毛癌でも孤立性肺転移を呈することもある．肺以外では脳，肝，脾への転移が多く，造影CTによる胸腹部・頭部を含めた全身の転移病巣の検索が必要であり，出血・血腫を伴う所見を呈する（図4b, d）．脳転移を疑う場合は頭部MRIも行う（図4c）．リンパ節への転移はまれである．化学療法により血中hCG値が正常値となり寛解基準を満たした後に，肺や肝に残存する瘢痕像がCTで検出されることがあるが（図4e），血中hCG値の上昇がなければ生検や切除の必要はなく，経過観察でよい．PSTTやETTは子宮に限局するⅠ期が多いが，子宮外病変では肺転移の頻度が高い．

e）絨毛性腫瘍と画像上鑑別を要する非腫瘍性病変

- 画像のみで侵入奇胎，絨毛癌，PSTT，ETTを明確に鑑別することは困難である．また，流産・分娩後の胎盤遺残，胎盤ポリープ，過大着床部も，子宮筋層内や内腔に血流豊富な病変を呈し，絨毛性腫瘍との鑑別が画像上困難な場合があるが，これらの非腫瘍性病変は血中hCG値が低値で自然下降することが多く，画像所見の継時的な変化や血中hCG値の慎重なフォローアップにより臨床的に鑑別する必要がある（図5）．

2．再発画像所見

- 絨毛性腫瘍においては血中hCG値が鋭敏な腫瘍マーカーとなるので，フォローアップ中に新たな妊娠でなく血中hCG値の上昇がみられた場合は，初回と同様の経腟超音波検査・MRIによる子宮病巣の評価および全身のCTによる病巣の検索が必要である．再発病巣も前述の初回診断時の病巣と画像所見の特徴は同様である．

（井箟一彦，園村哲郎）

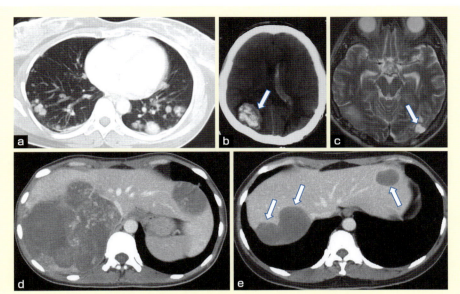

図4 絨毛癌の転移病巣 CT像およびMRI. a：40歳代. 胸部CTで確認された多発肺転移. 大小不同があり数も多い. b, c：30歳代. 頭部CTおよびMRIで確認された脳転移(⇨). CTで高吸収成分が多いのは, すでに腫瘍内出血を生じている状態と考えられ, 絨毛癌の所見に矛盾しない. d：30歳代. 腹部CTで確認された巨大な肝転移. 血中hCG値が陰性化し寛解後も, CTで瘢痕像が継続することがある(e ⇨).

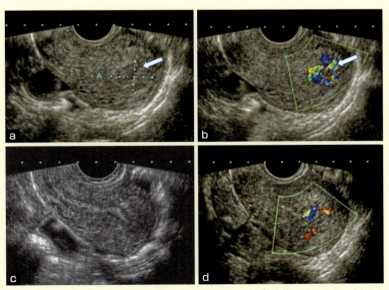

図5 絨毛性腫瘍との鑑別を要する胎盤遺残の超音波像. 20歳代. 妊娠9週で流産の診断で子宮内容除去術が行われた. 術後3週目の経腟超音波検査では子宮内腔から子宮筋層内にかけて小腫瘤像(⇨)が認められ(a), カラードプラで豊富な血流が認められる(b⇨). この時の血中hCG値は56 mIU/mLと低く, 慎重に経過を観察したところ, 術後5週目の超音波検査では腫瘤は縮小し(c), 血流も減少した(d). この時の血中hCG値は8.7 mIU/mLと低下していた. その後術後9週目で病変は自然消失した.

13. 絨毛性疾患 97

14 子宮筋腫

> **ポイント**
> - 子宮平滑筋に発生する良性腫瘍であり，周囲との境界は明瞭で圧排性に発育する．
> - エストロゲン依存性に発育するため，性成熟期に増大し，閉経後には縮小することが多く，妊娠などホルモン環境の変化などを契機に変性をきたすことも少なくない．
> - 典型的な所見を有する症例では超音波検査で診断は容易であるが，変性筋腫など良悪性の鑑別を要する症例ではMRI検査が有用である．

1. 初回画像評価項目

a) 超音波所見

- 超音波検査では，周囲の子宮筋層と明瞭な境界を有するやや低エコーな充実性腫瘤として描出される（図1）．
- 過多月経による貧血や不妊などの主訴を有する症例では，子宮内腔の形状に変化をきたしているかどうかを確認する．

b) MRIを考慮すべき場合

- 典型的な所見を有する症例は超音波検査で臨床診断が可能であるが，①子宮肉腫との鑑別が困難な場合，②漿膜下筋腫で卵巣線維腫との鑑別を要するが，超音波検査で両側卵巣を描出できない場合，③子宮筋腫核出術前に超音波検査では発見できない小筋腫の有無を確認したい場合，④筋腫の局在をより正確に把握したい場合にはMRIを考慮する．
- MR像では，T1強調像でやや低信号，T2強調像で境界明瞭な低信号の腫瘤像を呈する．変性した箇所は高信号に描出される（図2）．

2. 再発画像所見

初回画像所見と大きな違いはない．

（苛原　稔，竹内麻由美）

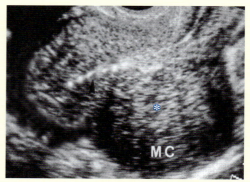

図1　子宮筋腫　超音波像．低エコーな充実性腫瘤が認められる（＊）．MC：子宮筋腫核．

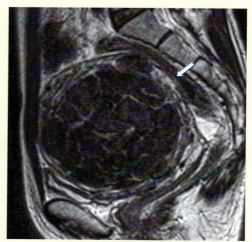

図2　子宮筋腫　MRI．（T2強調像 矢状断）子宮体部筋層内に境界明瞭な低信号腫瘤（⇨）が認められる．

IV章 初回診断と治療後画像フォローアップ—B．初回診断と再発診断

15 子宮腺筋症

ポイント

- 子宮腺筋症は子宮内膜に類似した組織が子宮筋層内で異所性に増殖する疾患である．
- 子宮腺筋症組織は筋層内にびまん性に増殖し，病巣を形成した筋層は肥厚し硬くなる．そのため画像所見では周囲との境界は不明瞭であることが多い．
- 病巣が子宮全体にびまん性にみられるものもあれば，限局性に増殖するものもある．限局性の病変では子宮筋腫との鑑別が困難な場合がある．
- 典型的な症例は超音波検査で診断は容易であるが，病巣が軽微な症例では見逃されることも少なくない．

1．初回画像評価項目

a）超音波検査

- 経腟超音波検査では，病巣部に一致して子宮筋層の肥厚が認められるので，子宮前壁と子宮後壁の厚さに差がある場合には容易に確認できる．
- 病巣部は子宮壁の層構造が消失し低エコーから高エコーまでさまざまなエコーが不均一に混在する箇所として観察され，周囲との境界は不明瞭である．低エコーは肥厚した筋層を，高エコーは腺筋症の腺構造を観察していると考えられている．

b）MRI

- MRIでは，T2強調像での観察が有用である．病巣部は低信号領域として観察され，病巣内に高信号領域が散在することが多いが，これは腺組織からの出血やチョコレート様の分泌物を描出している．この部分が囊胞状に腫大して観察される症例もある（図1）．
- 病巣の主座が子宮内腔近くに存在するものと，子宮漿膜側に存在するものがある．子宮漿膜側から浸潤するように病巣が存在する症例では子宮周囲に子宮内膜症が存在することが多い．

2．再発画像所見

初回画像所見と大きな違いはない．

（苛原　稔，竹内麻由美）

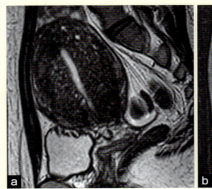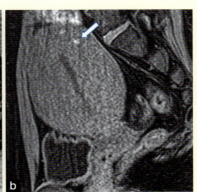

図1　子宮腺筋症　MRI．（a：T2強調像 矢状断，b：脂肪抑制T1強調像 矢状断）．a：子宮体部筋層はびまん性に腫大し，境界不明瞭な低信号域が広がっている．内部には点状の高信号域が散見される．b：一部に出血を反映した点状の高信号域（⇨）が認められる．

IV章　初回診断と治療後画像フォローアップ—B. 初回診断と再発診断

16 子宮肉腫・癌肉腫

> **ポイント**
> - 子宮平滑筋肉腫は，経腟超音波カラーパルスドプラ法検査で，腫瘍内にモザイク状の血流波形が認められる．MRIでは，子宮筋層より高信号の領域が腫瘍の50％以上を占め，不均一な造影効果が認められ，腫瘍内部は拡散強調像では白く描出される．PET像は腫瘍に一致してFDGの高い集積が認められる．
> - 子宮内膜間質肉腫は，MRIのT2強調像でband of low signal intensityや脈管や靱帯に沿って浸潤する像を呈する．
> - 子宮癌肉腫は，MRIで子宮内腔を拡張する大きな腫瘤を呈することが多く，T2強調像で不均一な高信号を示し，早期から遷延する造影効果と漸増性の強い造影効果の混在が認められる．

1. 初回画像評価項目

- 子宮の平滑筋腫瘍は妊孕性に直接関係する疾患で，術前の組織学的検査は必ずしも容易ではなく，良悪性の鑑別は日常臨床上，最も重要な問題の1つである．画像診断を用いて，悪性の平滑筋肉腫と良性の平滑筋腫（特に変性筋腫）を術前に鑑別する試みが種々なされているが，依然として判断に迷う症例に遭遇することが多く，現時点では正確な鑑別は不可能といえる．

a) 超音波検査を用いた診断法

- 婦人科の外来で，画像診断の第一選択は超音波検査である．過去にカラーパルスドプラ法を用いた超音波検査で，子宮内の平滑筋腫瘍に血流が認められ，その収縮期最高血流速度が41 cm/s以上の場合，95.6％の正診率で子宮平滑筋肉腫を診断できるという報告があった．しかしながら，その後の追試の報告では，確証はされなかった（図1a）．

b) MRIを用いた診断法

- MRIは軟部組織コントラストがよく，子宮平滑

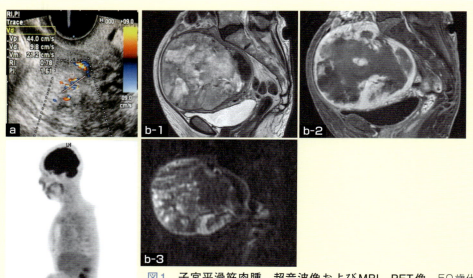

図1　子宮平滑筋肉腫　超音波像およびMRI，PET像．50歳代．a：経腟超音波カラーパルスドプラ像．腫瘍内にモザイク状の血流波形が認められる．収縮期最高血流速度は，44 cm/s．b-1：T2強調像 矢状断，b-2：ダイナミック造影像動脈相 矢状断，b-3：拡散強調像 矢状断．子宮筋層より高信号の領域が腫瘍の50％以上を占める不均一な造影効果．腫瘍内部は拡散強調像では白く描出される．c：FDG-PET MIP像．腫瘍に一致してFDGの高い集積が認められる（⇨）．

表1 Cornfeldら（2010）の子宮腫瘍のMRI診断基準

	子宮肉腫を疑う所見	付記
1	T1強調像で高信号	恥骨脂肪織の信号より高信号
2	T2強調像で高信号	子宮筋層より高信号の領域が腫瘍の50％以上を占める
3	境界明瞭な囊胞性領域の存在	T2強調像で膀胱内の信号以上の高信号として描出される
4	不均一な造影効果	Gd造影T1強調像で造影されない境界明瞭な領域が存在する
5	T2強調像で高信号かつ造影される領域が存在する	子宮筋層よりさらに高信号
6	腫瘍の境界不明瞭	―
7	骨盤内リンパ節腫大	―
8	腹膜播種の存在	―
9	腫瘍の膀胱・直腸・骨盤壁などへの浸潤像	―

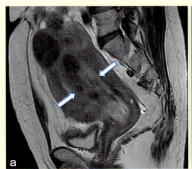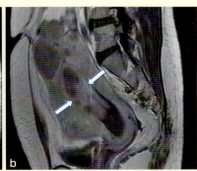

図2　子宮癌肉腫　MRI．50歳代．a：T2強調像 矢状断．子宮内腔を拡張する大きな腫瘤で（⇨），不均一な高信号を示す．b：Gd造影像 矢状断．早期から遷延する造影効果と漸増性の強い造影効果の混在が認められる．

筋腫瘍の診断に有用と考えられる．過去にダイナミック造影MRIとLDHアイソザイムの測定を行えば99.3％の正診率で子宮平滑筋肉腫を術前に診断できるという報告があった．しかし，その後の追試で術前にMRIが施行された子宮平滑筋肉腫40例のうち，26例（65％）は良性平滑筋腫として診断されていたという報告がなされた．2010年にCornfeld Dらは，後視法的検討ではあるが，子宮腫瘍のMRIの診断基準（表1）を設定して，良悪性の鑑別が客観的に評価可能か否かを検討した．その結果，この診断基準を用いた悪性の診断能は，特異度は100％と高い結果であったが，感度は17～56％程度であり，明らかな有用性を証明することはできなかったと報告している．

- 子宮内膜間質肉腫は，MRIで特徴的な画像所見を示し，T2強調像でband of low signal intensityや脈管や靱帯に沿って浸潤する像を呈する．
- 癌肉腫は，子宮体癌との鑑別が困難である．MRIで特徴的な画像は，子宮内腔を拡張する大きな腫瘤で，T2強調像で不均一な高信号を示し，早期から遷延する造影効果と漸増性の強い造影効果の混在が認められる（図2）．
- 拡散強調像は，水分子の拡散の速さと方向を画像化したものである．見かけの拡散係数（apparent diffusion coefficient：ADC）を測定することにより良悪性の鑑別診断効率が上昇するという報告が最近多くみられる．子宮肉腫と富細胞性平滑筋腫に関しては，拡散強調像では白く描出されるが，通常の平滑筋腫・変性筋腫は黒く描出される（図1b）．平滑筋肉腫は，従来鑑別が困難とされてきた変性筋腫と比較してADC値は有意に低いが，通常の平滑筋腫・富細胞性平滑筋腫とオーバーラップする場合が多い．また，腫瘍と正常筋層のADC値の比を比較すると，上記のオーバーラップを少なくする可能性があるという報告がある．
- FDG-PET検査単独では，多くの子宮筋腫でも子宮肉腫と同様に高いFDGの集積が認められるため（図1c），子宮肉腫と診断することは困難であるということが一般的な認識である．

2. 再発画像所見

- 子宮平滑筋肉腫の再発は2年以内に生じ，骨盤内のみの再発が41％，肺などの遠隔転移再発は59％に認められる．まれに子宮肉腫の症例で腹腔内播種を呈し，腹水・胸水が貯留する症例もある．
- 子宮癌肉腫・子宮内膜間質肉腫は，リンパ節転移をきたすことが多い．　　　　（吉田好雄，辻川哲也）

17 婦人科遺伝性疾患

> **ポイント**
> - 婦人科領域で代表的な遺伝性腫瘍として，遺伝性乳癌卵巣癌（hereditary breast and ovarian cancer：HBOC）とLynch症候群がある．
> - 卵巣癌，子宮体癌あるいは乳癌の診断時には家族歴を精査して，遺伝性腫瘍を疑う場合には，必要に応じて遺伝カウンセリングを勧める．
> - HBOCは粘液性癌以外の卵巣癌にみられ，進行漿液性癌に多い．Lynch症候群では子宮体癌は高分化型の類内膜癌で子宮に限局する症例が多い．

1. 初回画像評価項目

- 家系内に腫瘍例が多数発生している場合，家族性腫瘍と呼ばれる．多くの家族性腫瘍は，若年発症，多重癌あるいは両側癌などの臨床的特徴を有する．特に家族性腫瘍のなかでも，その原因遺伝子が同定されている場合は遺伝性腫瘍と呼ばれる．遺伝性腫瘍のうち，婦人科領域で頻度が高いとされているのがHBOCとLynch症候群であり，ともに常染色体優性遺伝形式を示す．

a）HBOC

- HBOCは*BRCA1*あるいは*BRCA2*遺伝子の生殖細胞系列の変異に起因する乳癌，卵巣癌をはじめとする癌に易罹患性の常染色体優性遺伝の疾患である．*BRCA1/2*の変異を有する場合，卵巣癌の生涯発症リスクは10〜60％程度とされている．*BRCA1/2*変異陽性の卵巣癌では漿液性癌が約80％を占め，次いで類内膜癌が13％程度で，粘液性癌の報告はない．また，臨床進行期はⅢ・Ⅳ期の進行例が約80％を占めるとされている．*BRCA1/2*変異陽性の卵巣癌では，プラチナ製剤に対する感受性がよく，その予後は*BRCA1/2*変異を持たない卵巣癌症例より良好であるとされている．したがって，MRIでは進行した卵巣漿液性癌の特徴，つまり腫大した嚢胞内に造影剤により濃染される充実成分を持ち，腹水貯留，ダグラス（Douglas）窩などの腹膜播種が認められる場合が多い（図1a, b）．また，腹膜から発生する腹膜癌も病理組織学的に，漿液性癌であり，卵巣漿液性癌と同様，*BRCA1/2*変異陽性のものが含まれる．

- 腹膜癌のMR像の特徴は，両側卵巣は正常大で，腹膜播種が著明であることが多い．多量の腹水や

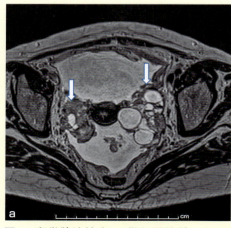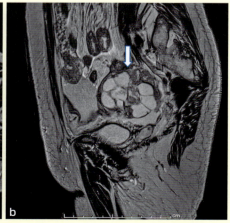

図1 卵巣漿液性癌ⅢC期初回診断 MRI．50歳代．（a：T2強調像，b：T2強調像 矢状断）．両側卵巣に充実成分を含む辺縁不整の腫瘤が認められる（⇨）．

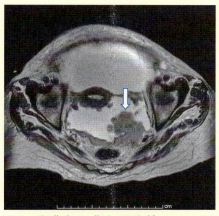

図2　腹膜癌ⅣA期初回診断　MRI．60歳代．T2強調像．両側付属器に腫大は認められず，多量の腹水とダグラス窩を中心とした腹膜播種が認められる．

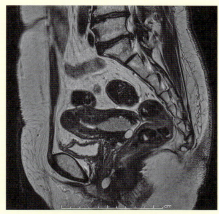

図3　子宮体癌Ⅱ期初回診断　MRI．40歳代．T2強調像　矢状断．子宮峡部付近から発生する腫瘍が認められる．子宮頸癌との鑑別が必要となることもある．

大網にも播種が認められ（図2），omentum cakeを形成することも多い．

- BRCA1/2変異保持者の乳癌の生涯発生リスクは40～60％程度とされている．BRCA1の変異を有する場合ではホルモン受容体およびHER2陰性のトリプルネガティブ乳癌が多く，浸潤性乳管癌充実型の割合や核異型度が高いことが多い．また，BRCA2変異保持者は散発性乳癌と同様でホルモン受容体陽性かつHER2陰性のluminal型が多い．

b）Lynch症候群

- Lynch症候群はミスマッチ修復遺伝子（MLH1，MSH2，MSH6，PMS2など）の生殖細胞系列変異によりマイクロサテライト不安定性を呈し，家系内に子宮体癌，大腸癌，腎盂癌，卵巣癌などの癌（Lynch症候群関連癌）を発生する常染色体優性遺伝疾患である．
- その生涯発生リスクは子宮体癌，大腸癌ともに40～60％程度である．大腸癌と子宮体癌を発症した患者はLynch症候群である可能性が高い．Lynch症候群で発生する子宮体癌の組織型は散発性の子宮体癌と同様，高分化型の類内膜癌が多く，子宮に限局するⅠ・Ⅱ期であることが多いとされている．子宮体癌の場合は子宮峡部に発生する場合が多いことが知られており，子宮峡部から発生する子宮体癌の約30％はLynch症候群に合併する．また，Lynch症候群の13％が子宮峡部に発生する．子宮峡部から発生する子宮体癌の場合，子宮頸癌との鑑別が必要になることがある（図3）．子宮峡部から発生する子宮体癌がみられたら，Lynch症候群を念頭におき，詳細な家族歴の聴取や大腸の検査とともに，必要に応じて遺伝カウンセリングを考慮する．

2．再発画像所見

a）HBOC

- HBOCにおける卵巣癌，腹膜癌が再発した場合，散発性と同様に腹膜播種，腹水貯留，リンパ節転移などによって発見されることが多い．定期的なCTなどによるフォローアップが必要である．乳癌の再発の場合は，同側内乳房への再発あるいは対側乳房への再発が知られている．また，HBOCの乳癌既往の患者が卵巣癌，腹膜癌を発症することもあるため，経腟超音波検査やCA125などの腫瘍マーカーによるフォローアップも考慮すべきである．

b）Lynch症候群

- 若年発症や同時性・異時性の大腸癌ではLynch症候群を疑うが，大腸癌のフォローアップ中には子宮体癌の発症にも注意すべきである．また，逆にLynch症候群における子宮体癌の場合も，将来的に大腸癌などのLynch症候群関連癌を発症することも多いので他科との連携を図ることが重要である．

（棚瀬康仁，小林　浩）

COLUMN

CT/MRIの造影検査の安全性と考え方

CT/MRIの造影検査の安全性を考えるにあたっては，そのベネフィットとリスクを天秤にかける必要がある．CTはMRIに比べ広範囲を短時間で撮像できるが，コントラスト分解能は低い．また，空間分解能は高く，より微細な構造・疾患も同定可能となり得るが，あくまで周囲とのコントラストが十分な場合に限られる．したがって，病変をより効果的に検出したい場合には経静脈性造影剤（腹腔内播種の検出目的などでは経口造影剤の追加も）の使用が必須となる．骨盤部の撮像を含む産婦人科領域では，被ばくに関する注意が特に重要なため，通常，撮像は門脈相（臓器実質相）1相のみであるが，出血や微細な石灰化の検出のためには単純CT（奇形腫などの鑑別で単に脂肪の検出のみが必要な場合は単純CTのみでも可），活動性の出血や詳細な血管構築をみたい場合にはダイナミック撮像動脈相が追加される．

CT造影剤（現在では非イオン性造影剤が一般的）使用時のリスクは，以下の通りである．

①造影剤注入時の合併症：熱感・疼痛，皮下漏出，コンパートメント症候群，血管・神経損傷

②造影剤による軽度の急性副作用（投与後1時間以内：頻度3%以下）：紅斑・蕁麻疹・膨疹，掻痒感，軟部腫脹，咽頭違和感，悪心・嘔吐，腹痛，下痢，くしゃみ，咳嗽，鼻汁・鼻閉，動悸，頭痛，眠気など

③造影剤による中等度・重度の急性副作用（頻度0.01%以下，死亡は33万人に1人）：顔面・喉頭浮腫，喘鳴・気管支痙攣・呼吸困難，意識障害，肺水腫，不整脈・血圧低下・心停止など

④造影剤による遅発性副作用（投与後1時間～1週間：頻度0.5%）：全身の皮疹・膨疹，他に造影剤による急性腎障害（投与後48～72時間以内）

急性副作用のリスク因子として，i) 禁忌：造影剤に対する過敏症の既往，重篤な甲状腺疾患（投与後1週間以上で甲状腺中毒症が生じ得る），ii) 原則禁忌：一般状態の極度に悪い患者，気管支喘息，重篤な心障害・肝障害・腎障害，マクログロブリン血症，多発性骨髄腫，テタニー，褐色細胞腫などがあるが，実際，日常診療で肝硬変や心疾患の患者に用いられる場合も多く，褐色細胞腫に関しては経静脈性投与では問題がないとする論文もある．筆者の施設では，造影剤に対する過敏症の既往，活動性の喘息や，その他のアレルギー，高度の腎機能障害（eGFR 40mL/分/1.73m^2以下：メトホルミン服用中も注意）のいずれかがある場合は造影禁忌としている．

一方，MRIは高コントラスト分解能により非造影でもかなりの程度まで鑑別診断に重要な情報を与えてくれる．しかし，造影することで，より詳細かつ動的な血流評価（被ばくがないため多相撮像も可能），淡い造影効果の検出，組織のバイアビリティ(viability)評価なども可能となる．MRIのGd造影剤においては前述のリスク①，②，③（頻度0.01%以下，死亡は100万人に1人）に加え，遊離Gdによる腎性全身性線維症という超遅発性副作用（投与後1週間以上）がある．また，頻回投与により脳の淡蒼球，歯状核などに蓄積することが知られており，腎機能低下症例では禁忌で，線状型よりも環状型Gd製剤を用いることが推奨されている．

したがってCT/MRI検査を考慮する際には，安易に単純検査で済ませるのではなく，その目的に応じ，造影することのベネフィットとリスクをよく考え（放射線科医と常に連携することが望ましい），それを患者によく説明し了解を得て，記録（同意書）に残しておくことが重要である．同時に造影剤による急性副作用の出現は予期できないものであり，いつ生じても迅速に対応できる体制を常に構築しておく必要がある．

（南　学）

V章　画像診断ピットフォール

V章　画像診断ピットフォール— A．モダリティ

1 超音波断層法

ポイント

- X線被ばくの心配はないが超音波もまた"被ばく"である．
- 診断は記録された画像ではなくリアルタイムの直感像に基づいている．
- さまざまなアーチファクトの特徴を理解し，利用する．
- 画像の方向は検査を行っている者にしかわからない．

1．超音波断層法は無害な検査である？

- 超音波断層法は，X線被ばくの心配がなく，妊娠可能年齢にある女性の骨盤内を観察するうえで第一選択となり得る検査だが，"まったく被ばくしない検査"ではない．超音波の生体作用には，局所温熱作用，気泡形成（キャビテーション），対流などがある．CTやMRIなど他の医用装置に比べるとイメージング用超音波装置のエネルギーレベルは数桁低いとはいえ，解像力の要求に伴ってその音響出力は年々増大傾向にある．さらに単位時間あたりの出力は弱くても検査に要する時間は他の医用装置より長い．このためWHOやFDA，日本超音波医学会は，妊婦に対する医学的適応のない超音波検査は避けるべきだとしている．

- 超音波プローブや観察用ゼリーを介した細菌やヒトパピローマウイルス（human papillomavirus：HPV）をはじめとしたウイルス感染のリスクが近年注目されている．診察を終えるごとにプローブに付いたゼリーを拭き取り，使用機器の取り扱い説明に従って除菌・洗浄することが求められる．経腟プローブを介したウイルス感染についてはゼリーの拭き取り，プローブカバーおよび手袋を患者ごとに交換するなどの対策を行うほか，過酸化水素水を用いた高レベル消毒も提案されている．

2．診断はどの段階で行うのか？

- 臨床検査技師，医師，診療放射線技師，看護師は，それぞれの分野の免許をもって超音波検査を行うことができる．一般には日本超音波医学会が認定する超音波検査士資格を持つ診療放射線技師が専門性の高い検査を行っているが，産科婦人科領域，特に経腟法は医師が行っていることが多い．

- 一方で診断は医師が行うこととされ，超音波専門医と資格を持たない医師との間に権限の差異はない．これに対して基本的に超音波診断は記録され

た画像ではなくリアルタイムの直感像に基づいているため，超音波検査士が検査を行う場合でも，検査を行った時点で診断の方向性は定まっている．同時にこのことは，その場で診断できなかった場合は検査自体が無意味となることを意味しており，検査を担当する者にとって技術向上のモチベーションとなる一方で，検査に対する重圧にもなっている．

3．見えないものは"ない"と診断してよい？

- 超音波断層法には観察可能な領域に限界がある．超音波は周波数が高いほど分解能が高いが減衰が大きいため，プローブから遠い，深部にある臓器ほど詳細な観察は困難となる．またイメージング用の超音波は空気や骨を通り抜けることができないため，腸管を通してその裏側にある臓器を観察するのは困難である．また肥満や開腹手術の既往がある場合は観察条件が不良となる．

4．超音波断層法のアーチファクト

- 超音波断層法には，後方エコーの増強（posterior echo enhancement）や音響陰影（acoustic shadow），サイドローブ（side lobe）など多くのアーチファクトが知られており，その特徴をよく理解する必要がある．アーチファクトを利用して対象物の性状を推定することもできる（図1）．

5．経腟法における左と右

- 超音波診断は記録された画像の評価ではなくリアルタイムの画像に基づいている．特に骨盤内には左右を同定するための参考になる構造が乏しいため，たとえば検者が付属器腫瘍の左右を誤って記載した場合には修正する方法がない．描出されている画像の左右が正しいか，絶えず意識しながら検査を進める必要がある．

- 経腟法で付属器領域を観察する場合，矢状断としたプローブを左右に振っても観察することはでき

106　　V章　画像診断ピットフォール— A．モダリティ

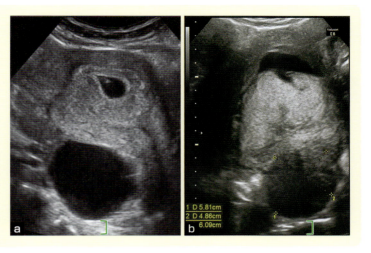

図1 超音波断層法における後方エコーの増強（posterior echo enhancement）．後方エコーの増強とは，超音波の減衰の少ない組織の後方エコーが高くなる現象で，均質な水や粘液からなる囊腫で観察される．図はいずれも妊娠子宮背側に観察された低エコーの占拠性病変であるが，後方エコー（] ）は黄体囊胞（a）で増強するのに対して子宮筋腫（b）では減弱する．

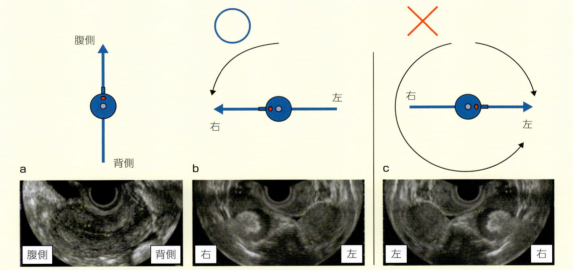

図2 経腟超音波断層法における冠状断像の描出．経腟法では患者を砕石位とし，プローブカバーを装着した経腟プローブを腟内に挿入して子宮の縦断像を描出し観察する．前傾した子宮ではプローブの先端を前腟円蓋に（a），後屈していれば後腟円蓋におく．次いでプローブを反時計回りに90°回転させることにより横断（冠状断）像の左右を正しく描出できる（b）．プローブを時計回りに回転させたり，あるいは180°を超えて回転させると左右が逆転してしまう（c）．

るが，プローブの先端が腟壁を強く圧迫することになり苦痛を与える恐れがある．プローブを回転させて横断（正確には冠状断に近い）像を描出することにより，より広い視野を得ることができる．この時プローブを回転させる方向は矢状断から反時計回りに180°以内とする．時計回りに回転させたり，180°を超えて回転させると左右が逆転して誤診のもととなる（図2）．

（大場　隆）

V章 画像診断ピットフォール — A．モダリティ

2 CT

> **ポイント**
> - 婦人科腫瘍診断において，CTはMRIに比べ，空間分解能が高く，短時間に広範囲を撮影できる検査である．そのため，主に転移検索や緊急検査に用いられている．一方，CT（特に単純CT）はMRIと比べ，組織コントラストが不良なため，病変の検出に劣ることある．また，通常，横断面で評価するため，病変の分布が捉えにくいことがある．
> - このようなCTの特徴を理解し，必要に応じてMRIや骨シンチグラフィーなどの検査を追加することで正しい診断を導くことができる．

1. 担癌患者で仙腸関節付近の骨硬化性変化をみたら常に骨転移を疑う？

- 骨転移病巣は肉眼所見から，造骨型，溶骨型，混合型（前二者が混在するもの），骨梁間型（造骨や骨破壊することなく，癌細胞が骨梁間を置換するもの）に分けられる．
- 担癌患者に，CTで新たな骨硬化性変化がみられた場合，通常は，骨転移を疑うことになる．
- ただし，仙腸関節付近は，脆弱性骨折（insufficiency fracture）の好発部位であり，仙腸関節付近の骨硬化性変化をみた場合には，脆弱性骨折の可能性も考慮する（図1a）．
- 脆弱性骨折とは，骨粗鬆症など強度の低下した骨に，日常生活における通常の外力が反復して加わることで生じる骨折である．原因としては，骨粗鬆症，ステロイド長期投与，放射線治療の既往などがある．恥骨骨折や坐骨骨折を合併することも少なくない．
- CTでは，急性期に骨折線が認められるが，慢性期になると仮骨の形成により，骨折線が不明瞭となり，骨硬化像が主体となる．恥骨や坐骨では，骨吸収を伴い悪性腫瘍と紛らわしいことがある．
- 骨シンチグラフィーでは，特徴的なH字型の異常集積が認められる．骨折の分布を反映した所見で，Honda signと呼ばれ，診断に有用である（図1b）．

2. CT値がマイナスの値を呈する成分があれば脂肪がある？

- CT値は，水を0，空気を−1,000とした条件下で，CTで撮影された組織の密度を原点である水に対する相対値で表現したものである．水よりも軽い脂肪組織は，水よりも密度が小さく，0よりも低いマイナス値を示す．
- X線がX線高吸収な物質を通過する際，連続した

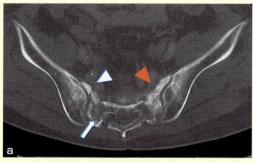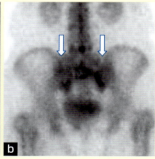

図1 子宮頸癌で放射線化学療法を1年前に施行されている．転移検索目的でCTを施行． 70歳代．a：骨盤部単純CT．仙骨右側の骨透亮像（⇨）と周囲の骨硬化像（▷），仙骨左側の骨硬化像（▶）が認められ，骨転移が疑われる．b：骨シンチグラフィー．仙骨にH字型の異常集積（⇨）が認められ（Honda sign），仙骨脆弱性骨折と診断できる．

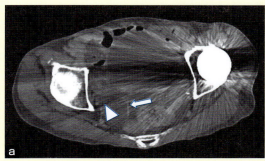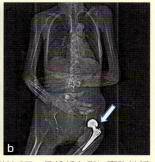

図2 下腹部痛を主訴に来院. 70歳代. a: 骨盤部単純CT. 骨盤部右側に囊胞性腫瘤が認められ, 右卵巣囊腫 (⇨) と考えられる. 腫瘤内部腹側 (▷) は, 皮下脂肪と同程度の低吸収を示す部分もある. 左側大腿骨頭にある強い高吸収域は, 大腿骨頭置換術後の金属製カップと考えられる. b: スカウト画像. CT検査時に撮影される位置決めのスカウト画像において, 左側大腿骨頭置換術後の金属製カップ・ステム (⇨) が確認できる.

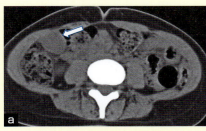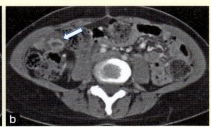

図3 子宮頸癌で1年前に他院で手術が施行されている. 下腹部痛を主訴に来院. 30歳代. a: 骨盤部単純CT. 上行結腸腹側に約25mmの腫瘤 (⇨) が認められ, 腹膜播種が疑われる. b: 骨盤部造影CT. 腫瘤内部に辺縁が厚く造影される構造 (⇨) が認められる. 吊り上げられた卵巣に生じた黄体囊胞と考えられる.

X線エネルギーのうち, 低エネルギーの領域は吸収され, 高エネルギーの領域のみが残る現象を, ビームハードニング効果と呼ぶ.

- ビームハードニング効果により, 例えば, 頭蓋骨といったX線高吸収な構造物の近傍にある脳幹は, 本来のCT値より低値を示す.
- ビームハードニング効果を考慮し, CT画像を再構成する際, あらかじめ補正がかけられているが, 大腿骨頭置換術に用いる金属製カップのようなX線高吸収な構造物では, 十分な補正ができず, ビームハードニングアーチファクトが生じて, CT値がマイナス値を呈する (図2).

3. 子宮頸癌手術後のCTで術前にはなかった腫瘤が描出されれば再発である？

- 子宮頸癌IB期以上では, 広範子宮全摘出術が標準術式であり, 一般に両側卵巣は摘出される. 子宮頸部扁平上皮癌IA〜IIA期では, 卵巣転移の頻度は1%以下とされる. そのため, 若年者では卵巣温存が選択されることがある. 術後の放射線治療による被ばくを避けるために卵巣は骨盤照射野外へ固定される. この場合, 傍結腸溝へ固定されることが多い.
- 黄体囊胞への出血により腹痛が生じることがある.
- CTでは, 卵巣の卵胞構造がわかりづらいために, 卵巣温存の既往が不明な場合に播種や膿瘍と間違うことがあり, 注意を要する (図3a).
- 造影CTでは, 黄体囊胞は莢膜顆粒膜細胞層が厚く造影され, 特徴的な王冠状の形態を呈することで診断できることがある (図3b).
- MRI T2強調像では, 卵巣は高信号を示す囊胞構造として描出される. 一方, 卵巣間質はやや低信号を呈する. MRIでは, 卵胞と間質が明瞭なコントラストを示すことで, 造影することなく, 容易に卵巣と認識できる.

（扇谷芳光）

3 MRI

> **ポイント**
> - 婦人科腫瘍診断におけるMRIの優位性は高いコントラスト分解能にあり，信号が正しく表示されないと病変の解釈を誤ってしまう．しかし，体内の磁場環境は不均一であり，体内に存在する同じ成分が必ずしも同じ信号になるわけではない．また，生理的な動きは位置情報を乱す原因となっている．
> - MRIで通常とは異なる信号を呈するおおよその原理を知っておくと，ピットフォールに陥ることを回避できる．

1. 脂肪抑制法を用いた画像で，高信号の部分は脂肪ではない？

- 脂肪抑制法では，脂肪の共鳴周波数が存在する帯域を前もって励起し，実際の撮影に用いる電磁波を与えるときには，脂肪の信号が反応しないようにしておく方法が一般的である［CHESS (chemical shift selective)法］．その他に，体表面など磁場の均一度が高くない領域では，STIR (short TI inversion recovery) 法が用いられることがある．これは反転回復法の一種で，脂肪の信号がゼロになる null point に達する時間（反転時間）が経過したときに，測定用の電磁波を与えて測定を開始すると，脂肪の信号が寄与しないMR信号が得られる．
- T1強調像，T2強調像いずれでも，脂肪抑制法を併用することができる．一般的に用いられるCHESS法では，体内にガスや金属など磁力線を乱す物質が存在すると，共鳴周波数にずれが生じ，脂肪信号が十分抑制できなくなる．例えば，骨盤内の子宮内膜症性病変を検索するために，脂肪抑制T1強調像を撮像したとき，ガスが貯留している腸管周囲の脂肪が抑制されず，出血と誤って解釈することもある．また，Gd造影剤を投与した脂肪抑制T1強調像では，抑制できていない腸管周囲の脂肪を増強された病変と誤認する可能性もある（図1）．ミスを防ぐには，脂肪抑制を行っていない画像と脂肪抑制像を比べ，臓器周囲の脂肪，皮下脂肪などをみて，脂肪の信号がどの程度抑制されているか，磁力線を乱す金属やガスがないかを確認する．

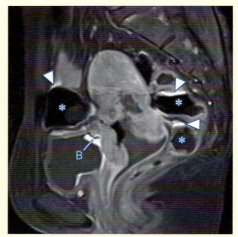

図1 脂肪抑制の不均一性：子宮頸癌． 70歳代．MRI Gd造影脂肪抑制T1強調像 矢状断．腸管内のガス（＊）の影響で周囲の脂肪が抑制されず高信号を呈し（▷），あたかも増強された病変のようにみえる．膀胱内背側の高信号（B）は尿中に排泄された造影剤である．

2. 拡散強調像で，健常組織よりも高信号を呈する部分は異常である？

- 拡散強調像は水分子の拡散運動を画像化する方法である．T2強調像の撮像中に拡散を促進する電磁波（拡散パルス）を加えると，拡散しやすい水成分は元々のT2強調像と比べて信号が低くなり，拡散しにくい物質は相対的に高信号にみえる．一般的に悪性腫瘍は健常組織よりも拡散能が低いので，拡散強調像はさまざまな臓器で悪性腫瘍の検出に使われている．膿やある時期の血腫，ケラチンなども拡散しにくい物質である．
- 拡散強調像の撮像では，高速撮像技術であるEPI (echo planar imaging) が用いられることが多いが，この方法は磁場の均一性が低いときに，歪みを生じやすい．例えば，腸管内や腟腔，頸管などにガスがあると，画像に歪みを生じ，ガスを取り囲む構造（例えば腸管壁）の信号が別の位置に集中して投影され，あたかも拡散が低下した限局性の領域があるようにみえる（図2）．拡散強調像以

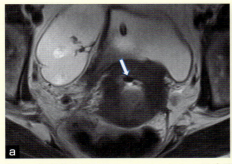
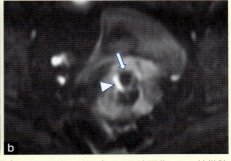

図2 拡散強調像のアーチファクト：子宮頸癌． 70歳代．MRI（a：T2強調像，b：拡散強調像）．T2強調像では頸部腫瘍の中央にガス（⇨）が同定できる．拡散強調像ではガスの大きさに比して周囲の信号が大きく欠損し，その右辺縁部には著明な高信号がある（▷）．これは本来欠損領域にみえるはずの信号が，磁場の歪みで右辺縁部に集まった状態と考えればよい．

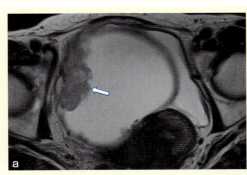
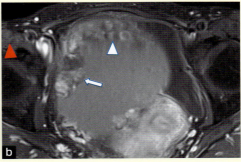

図3 位相ずれによるアーチファクト：卵巣明細胞癌． 50歳代．MRI（a：T2強調像，b：Gd造影脂肪抑制T1強調像）．T2強調像では囊胞性腫瘤の右側壁に充実性成分が疑われる（⇨）．Gd造影像ではこの充実性成分は不均一に増強されるが，これと連続して前壁にも同様な増強効果がある（▷）．前壁の増強部分を左右に追っていくと両側の大腿静脈や大腿動脈と同一線上にあることがわかり，両側大腿骨頭の腹側の筋肉部分にも同様な高信号域が認められる（▶）．位相の乱れに伴う血管信号の位置ずれで，病変とはいえない．

外の画像でガスの大きさとそれを取りまく構造の輪郭を認識し，歪みやすい拡散強調像での輪郭を類推して，誤認を防ぐ．

- また，元々のT2強調像で，著しい高信号を呈していた部分は，拡散パルスを加えて信号が低下しても，他の領域に比べるとまだ高信号にみえることがある（T2 shine through）．このため，拡散強調像単独で判断せず，ADC（apparent diffusion coefficient：見かけの拡散係数）値に位置情報を加えたADC mapと対比して判断する．

3. 造影像で，造影前と比べて高信号に変化する部分は増強された病変である？

- MRI撮像では，生体内のある部分から発信された信号の強さだけでなく周波数情報と位相情報を同時に得ることで，画像のどの位置にその信号を投影するかを決定している．MRI撮像中に動きがあると位相の情報が乱れ，正しい位置に信号が投影できず，ずれた位相の位置に信号が置かれてしまう．腹壁の動きにより，腹壁の信号が体内の構造物に重なるのもこの現象である．

- 造影剤投与前の画像では，血管内に血流がある，すなわち動きがあるので上記現象が出てもよいはずだが，速い血流は無信号のため，たとえずれた位相の位置に無信号の血流の信号が重なったとしても影響はない．ゆっくりした血流の場合は血管内の信号の強さに応じて，上記現象が認められる．造影剤を投与すると血管内の信号は上昇するが，血管からずれた位置でも急に信号が上昇したようにみえ，増強される病変があるようにみえる（図3）．これが真の病変でないことに気づくためには，画像上，高信号に変化した部分の上下または左右方向に同じような信号が高くなる部分が列をなしたように存在しないか，その線上に血管がないかを確認する．造影前のT1強調像やT2強調像と対比して，元々病変らしい構造があるかどうか確認することも大事である． （椙　靖）

V章 画像診断ピットフォール― A. モダリティ

4 PET/CT

> **ポイント**
> - 悪性腫瘍の亢進したブドウ糖代謝を画像化できるFDG（^{18}F-fluorodeoxyglucose）を用いたPETは，CTやMRIなどの形態画像と一体化した装置（PET/CTやPET/MRI）の登場により，より直接的な複合型画像診断装置として，婦人科悪性腫瘍でも治療前の病期診断や治療後の再発/転移診断や治療効果判定などに有用で，臨床で広く用いられている．
> - PET/CTやPET/MRI画像を正しく解釈するには，PET特有の問題点である，生理的集積，限界（良悪の鑑別，偽陰性，偽陽性）などのピットフォールに精通しておく必要がある．

1. 卵巣や子宮内膜へのFDG集積は常に病変の存在を表す？

- 卵巣や子宮内膜にFDG集積がみられた場合，卵巣腫瘍，子宮体癌や子宮内膜増殖症や子宮内膜炎のこともあるが，病変でないこともあり，断定はできない．
- 婦人科疾患を扱ううえで，まず子宮および卵巣そのものに生理的集積がみられることに注意する．閉経前の生殖可能女性では，子宮内膜へ排卵前後と月経期に，卵巣へ排卵期から黄体期にかけて，軽度の生理的集積がみられることがある（図1）．月経時の出血は子宮内腔に沿った長い集積，卵巣は骨盤内両側の細長い集積が典型的である．集積の機序は，子宮内膜については出血や蠕動運動を反映し，卵巣については排卵時の卵巣出血に伴う炎症，黄体形成期の血管新生や代謝亢進などが考えられている．

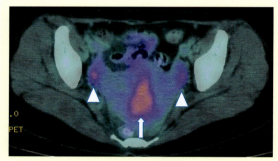

図1 子宮と卵巣への生理的集積．30歳代．FDG-PET/CT．子宮内膜（⇨）と両側卵巣（▷）にFDGの軽度集積がみられるが，精査では異常なく，生理的集積であった．

2. 子宮筋腫様の腫瘍にFDG集積がみられる場合，肉腫を疑う？

- 一般に良性腫瘍はFDG集積が低く，悪性腫瘍はFDG集積が高い傾向にあるが，例外もあり，また，SUVmax（集積程度を表す半定量評価の指標）にもオーバーラップがある．部位的に生検が困難な子宮筋層内の病変や卵巣腫瘍ではFDG-PET/CTに良悪の鑑別が期待されることもあるが，以下の通り限界がある．
- 一般に子宮筋腫へのFDG集積はごく軽度で，高集積を示すことの多い肉腫や悪性リンパ腫や癌などとの鑑別に役立つことがある．しかし時に子宮筋腫にも中等度〜高度の集積を示したり（図2），ごくまれに子宮肉腫で集積が乏しい場合がある．

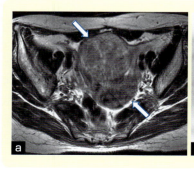
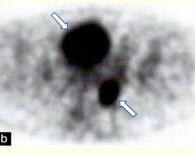

図2 子宮筋腫へのFDG高集積．40歳代．a：MRI．子宮体部の前壁と後壁の筋層内にT2強調像で高信号の結節がみられる（⇨）．b：FDG-PET．FDGが強く集積していた（⇨）．手術で子宮変性筋腫と判明した．

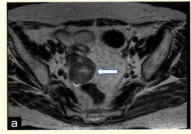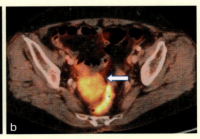

図3 卵巣線維腫へのFDG集積. 40歳代. a：MRI. T2強調像で高信号が混在する軽度低信号が主体の右卵巣腫瘍がみられる(⇨). b：FDG-PET/CT. FDGが中等度集積している(⇨). 手術で卵巣線維腫と判明した.

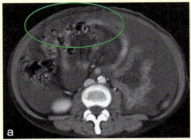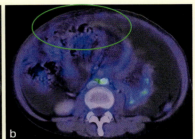

図4 卵巣癌の大網播種へのFDG無集積. 50歳代. a：造影CT. 大網の濃度は不均一に上昇しており, 播種が疑われる(○). b：FDG-PET/CT. FDGの集積はみられないが(○), 手術で大網播種と病理診断された.

なぜ子宮筋腫への集積が高くなるのか, その機序に関しては, 変性筋腫, ブドウ糖代謝に関与するGlut-1やhexokinaseの発現過剰, 平滑筋細胞の増生や血管新生に関連するbFGFの発現過剰, 細胞増殖や細胞外マトリックス産生に関するTGFβやGM-CSFの発現過剰, 細胞密度の増加, 血流の過多(hypervascularity), 子宮内膜組織の含有, 女性ホルモンの活性, 低酸素(hypoxia)の存在などが考えられているが, いくつかの因子が複雑に組み合わさっているケースが多いと推測され, はっきりと解明されていない.

・卵巣腫瘍は, 悪性度の点から, 良性, 境界悪性, 悪性の3つに分けられ, 良性はFDG集積が乏しく, 悪性はFDG集積が高いことが多いが, 例外もあるので, MRIとあわせて慎重に判断する. 子宮内膜症性嚢胞, 成熟嚢胞性奇形腫, 線維腫(図3)などの良性腫瘍でも時にFDG集積がみられる. 悪性でも明細胞癌や粘液性嚢胞腺腫は, 充実部のサイズが小さかったり腫瘍細胞の細胞密度が低いとFDG集積が乏しいことがある. 境界悪性腫瘍はFDG集積が低いことが多いのでMRIで悪性と鑑別が難しい時にPETが役立つケースがあるが, まれに境界悪性腫瘍でもFDG集積が高いこともあり一筋縄ではいかない.

3. 癌性腹膜炎の播種結節へは必ず集積する？

・現在のPET装置の空間分解能が4〜6mmであるため, 5mm程度の小さな病変は悪性でもFDG集積がみられないのが通常で(図4), 2cm未満の病変はpartial volume effectにより実際よりも集積が過小描出される. したがって, 読影ではPETのみならずCTも注意深く観察することが非常に重要である. 通常FDG-PET/CTのCTは被ばくを考慮して低線量のことが多く, 診断用の造影CTやMRIなどの情報もあわせて総合判断することが大切である(図4). また, 大きさ以外にも変性部分や嚢胞部分が主体で充実性成分が少ない病変, 細胞密度の低い病変, 悪性度の低い病変やブドウ糖代謝の低い病変も偽陰性になり得ることに注意が必要である.

(北島一宏)

V章 画像診断ピットフォール—B. 疾患

1 子宮頸部

ケース1　MRI信号の解釈を誤りやすい病変

症例　40歳代，子宮内膜癌が疑われ，筋層浸潤の評価目的でMRIが施行され，偶然頸部病変が発見された．

- **誤った診断名**　分葉状頸管腺過形成 Lobular endocervical glandular hyperplasia（LEGH）
- **誤った理由**　子宮頸部に1cm～数mmの嚢胞の集簇が認められ（図1⇨），内子宮口寄りの局在（図1a）と小嚢胞の集簇がある所見（図1a, c）から，LEGHと診断した．

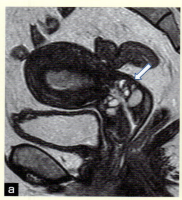
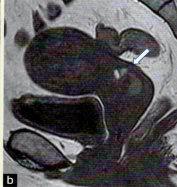
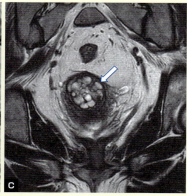

図1　MRI（a：T2強調像 矢状断，b：T1強調像 矢状断，c：T2強調像 冠状断）

- **正しい診断名**　ナボット嚢胞 Nabothian cyst
- **重視すべき画像所見**　多房性嚢胞の分布や形態はLEGHに類似しているが，嚢胞内容の一部はT1強調像高信号（図1b）で，粘稠な液体成分を示し，頸管腺の開口部で閉塞機転が働くことによる粘液貯留であるナボット嚢胞に特徴的な所見であった．

ポイント

- LEGHは小型腺管の分葉状増殖で構成される特殊な子宮頸管腺過形成で，胃幽門腺の形質を示す．水様帯下が特徴的な症状とされ，内子宮口付近に好発する．同心円状の嚢胞が配列するcosmos patternと小嚢胞が集簇するパターンがある．ケース2で述べる胃型粘液性癌の前駆病変と考えられる．
- ナボット嚢胞は無症状で，MRIで偶発的に発見されることが多い．通常，単発であるが，大きく，多発する場合にはLEGHとの鑑別が必要となる．ナボット嚢胞の貯留嚢胞を反映するT1強調像高信号，T2強調像低信号が両者の重要な鑑別点となる．
- ケース1，2はともに他の目的で撮像されたMRIで偶発的に認められた頸部病変である．子宮頸部の嚢胞性病変はMRIで高頻度に認められ，その多くはナボット嚢胞であるが，そのなかから胃型粘液性癌やその前駆病変のLEGHを区別し，適切な対応をすることが求められる．

ケース2　良性腫瘍と誤りやすい悪性腫瘍

症例　50歳代，人間ドックで卵巣嚢胞を指摘され，精査目的でMRIが施行され，偶然頸部病変が発見された．

- **誤った診断名**　分葉状頸管腺過形成 Lobular endocervical glandular hyperplasia（LEGH）
- **誤った理由**　T2強調像で子宮頸部に4cm大の大小多数の嚢胞からなる多房性嚢胞性病変が認められる（図2⇨）．内子宮口付近を中心とした漿液を内包する小嚢胞の集簇であり（図2a），LEGHと考えられた（LEGHの画像はⅦ章「cosmos pattren」参照）．隔壁が厚くみえる部分もあるが（図2a），拡散制限はなく（図2b），造影後にも隔壁の増強効果があるのみで，明らかな充実部はなく（図2c），異型や微小浸潤癌を合併している可能性は残るものの，確定的な悪性腫瘍の所見はないとして経過観察を推奨した．

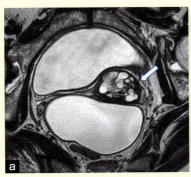 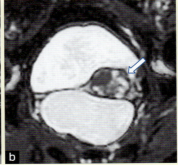 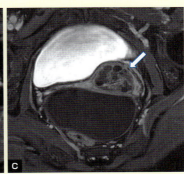

図2　MRI（a：T2強調像，b：ADC map，c：造影後期相）

- **正しい診断名**　子宮頸癌，胃型粘液性癌 Mucinous carcinoma, gastric type
- **重視すべき画像所見**　3ヵ月後のフォローアップのMRIでも変化はなかったが，擦過細胞診でAGC（atypical glandular cells）が検出され，本人も手術を希望したため，単純子宮全摘出＋両側付属器切除術が施行された．病理組織学的診断では胃型粘液性癌であった．腫瘤形成はなく，上皮内癌を主体として一部に間質浸潤があった．

ポイント

- 胃型粘液性癌は胃型分化を示す腺癌で，扁平上皮癌や通常型内頸部腺癌よりも予後が不良である．Peutz-Jeghers症候群との関連が知られている．ハイリスクHPVは検出されず，内子宮口寄りの局在から擦過細胞診で発見されにくく，子宮頸部円錐切除による診断的治療を行うこともできず，画像所見により治療を検討する必要がある（Ⅲ章A．子宮頸部腫瘍参照）．しかし，本症例のように，しばしば腫瘤を形成せず，びまん性に浸潤するため，LEGHとの鑑別は非常に難しく，慎重な対応が必要となる．
- 隔壁の肥厚を評価するためには，薄いスライス厚で，モーションアーチファクトを抑えた良質の画像を撮像する必要がある．

（佐藤豊実，齋田　司）

V章 画像診断ピットフォール─B. 疾患

2 子宮体部

ケース1 由来臓器の誤り

症例 40歳代，分娩時に指摘された骨盤内腫瘤の精査目的に来院した．

- **誤った診断名** 変性子宮筋腫
- **誤った理由** MRIで，一部に充実性成分を有する多房性嚢胞性腫瘤が，子宮との間にbeak sign様の所見を呈し（図1⇨），子宮の左側頭側に認められた．血液検査ではCA125が39.0 U/mL（基準値＜35.0 U/mL）と軽度上昇，LDHが568 IU/L（基準値＜240 IU/L）と著明に上昇していた．臨床経過，画像所見，そして血液検査を参考にして変性子宮筋腫が疑われた．

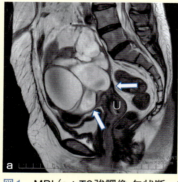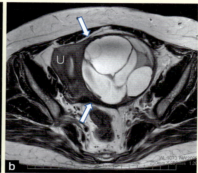

図1 MRI（a：T2強調像 矢状断，b：T2強調像）．U：子宮．

- **正しい診断名** 卵巣癌，類内膜癌 endometrioid carcinoma
- **重視すべき画像所見** ダイナミック造影CT（動脈優位相）で，腫瘤の辺縁に増強される脈管構造が認められ（図2b▷），頭側の脈管（図2a⇨）に連続する．この血管は細く屈曲蛇行していること，動脈優位相であることから左側卵巣動脈と考えられ，腫瘍は左側卵巣由来であることが示唆された．MRIで認められたbeak sign様の所見（図1）は，術中所見（図3）から，左側卵巣腫瘍により伸展された卵管と広間膜後葉を描出していたと考えられた．

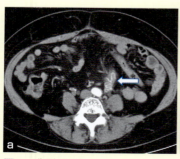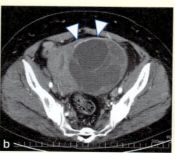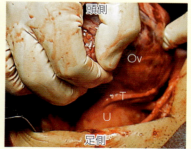

図2 造影CT像

図3 術中所見．U：子宮，T：左側卵管，Ov：左側卵巣腫瘍．

> **ポイント**
> - 子宮壁と卵巣との間に形成された癒着は，卵巣腫瘍の増大に伴い伸展され，画像所見でbeak sign様に描出されることがある．本症例では，産褥期の子宮復古の過程でその所見がさらに強く認められたことが想定される．
> - 骨盤内腫瘍の由来臓器の同定においては，腫瘍の栄養血管の評価が診断の一助となる．

ケース2　良性腫瘍と誤りやすい悪性腫瘍

症例　60歳代，検診で指摘された骨盤内腫瘤の精査目的に来院した．

- **誤った診断名**　変性子宮筋腫
- **誤った理由**　造影MRIで，子宮体部にT2強調像で高信号を呈する多房性の囊胞性病巣が認められた（図4a，b）．辺縁部にはわずかに充実部分がみられ，隔壁とともに造影効果が認められ（図4c），変性子宮筋腫が考えられた．

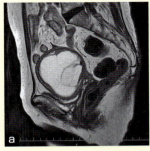 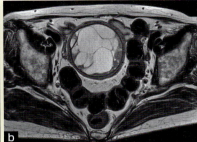 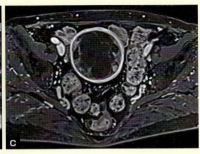

図4　MRI（a：T2強調像 矢状断，b：T2強調像，c：Gd造影T1強調像）

- **正しい診断名**　子宮肉腫，低異型度子宮内膜間質肉腫 low-grade endometrial stromal sarcoma
- **重視すべき画像所見**　囊胞の辺縁にみられた充実部分および隔壁の組織学的検討で，子宮内膜間質細胞に類似した小型の腫瘍細胞の増殖の中に著明ならせん動脈様の小血管の発達（図5⇨）が認められた．造影MRIで充実性成分と隔壁に認められた造影効果は，この組織学的特徴を反映していることが考えられ，子宮内膜間質肉腫に特徴的な画像所見の1つと考えられた．

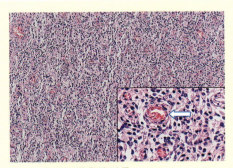

図5　病理組織学的所見．
HE染色，×100，挿入図：×400．

> **ポイント**
> - 低異型度子宮内膜間質肉腫は，囊胞を形成することがあり，変性子宮筋腫と類似した画像所見を呈することがある．その鑑別には，隔壁の造影効果を造影MRIで評価することが有用である．

（齋藤文誉，片渕秀隆，山下康行）

3 卵巣

ケース1　由来臓器の誤り

症例　40歳代，腹痛を主訴に来院した．

- **誤った診断名**　卵巣腫瘍（破裂）
- **誤った理由**　造影CT（図1）で，骨盤内に多房性嚢胞性腫瘤があり，高吸収の腹水を伴っている．腫瘍の輪郭の一部で緊満感が消失しており，卵巣腫瘍の破裂が疑われた．T2強調像（図2）でも，骨盤内左側背側に存在する腫瘍の内部は複数の房に分かれ，低信号を呈する新鮮な出血が沈殿している．腫瘍の背側にある少量の腹水（図2▷）の信号も低下しており，腹腔内出血の所見である．腫瘍腹側の輪郭の緊満感がなく（図2⇨），やはり卵巣腫瘍の破裂を疑う．

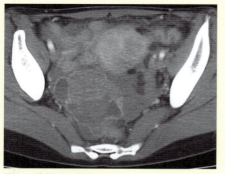

図1　造影CT像

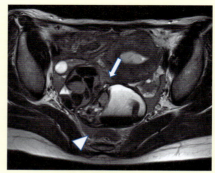

図2　MRI T2強調像

- **正しい診断名**　小腸 gastrointestinal stromal tumor（GIST）（破裂）
- **重視すべき画像所見**　造影CT矢状断再構成像（図3）で，腫瘍に至る動静脈は上腸間膜動静脈に連続しており（図3▷）消化管由来が考えられる．腫瘍の輪郭が陥凹しているところに回腸が入り込み（図3⇨），造影像で回腸壁から連続する血管が腫瘍内に入る像も消化管由来の証拠である．卵巣動脈はこの腫瘍と無関係な位置を走行している（非提示）．小腸由来の腫瘍で，囊胞成分が多く，破裂が疑われる病態であり，GISTを考える．

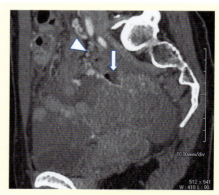

図3　造影CT 矢状断再構成像

ポイント

- 骨盤内嚢胞性病変を安易に卵巣由来と考えてはならない．由来臓器を考える材料として，腫瘍の栄養にかかわる動静脈の同定，beak sign（Ⅶ章152頁参照），embedded organ sign（Ⅶ章153頁参照）などがある．また，「卵巣腫瘍でない」ことを確認するには，健常な両側の卵巣を同定できればよい．
- 腫瘍マーカーも原発臓器を考えるうえで役に立つ．本症例ではCA19-9 4.0U/mL，CA125 19.0U/mLと，ともに上昇はなかった．

ケース2　臨床情報にとらわれすぎて生じる誤り

症例　50歳代，卵巣腫瘍の精査目的でMRIが施行された．

- **誤った診断名**　卵巣原発腫瘍である粘液性腫瘍（境界悪性以上）
- **誤った理由**　腫瘍内部に多数の房があり，壁や隔壁に増強される肥厚部位がある．担癌状態であることはこの時点で判明していない．

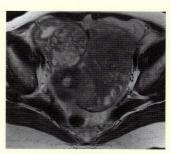

図4　MRI T2強調像

- **正しい診断名**　S状結腸癌両側卵巣転移metastatic ovarian tumor
- **重視すべき画像所見**　T2強調像（図4）で，子宮の左外側と右腹側に腫瘍があり，両者は並んで存在する．いずれも多数の小さな囊胞構造を含む腫瘍で，粘液性腫瘍をまず考える．播種病変やリンパ節転移の確認目的で拡散強調像をみると，図4の頭側のスライスで腫瘍の左側に高信号病変がある（図5a⇨）．

同じ高さのT2強調像をみると同部はS状結腸の壁肥厚であり（図5b⇨），Gd造影像で肥厚した壁が均一に増強されているので（図5c⇨），S状結腸癌が疑われる．このため，両側卵巣の腫瘍は転移の可能性が考えられ，結腸癌卵巣転移のMRI所見は粘液性腫瘍と類似しているので画像所見は合致する．以上より，S状結腸癌の両側卵巣転移を第一に疑う．

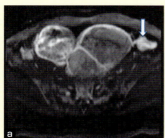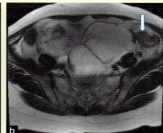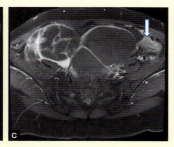

図5　MRI（a：拡散強調像，b：T2強調像，c：Gd造影脂肪抑制T1強調像）

ポイント

- 「卵巣腫瘍の疑い」で画像検査が依頼された場合，ほとんどの放射線科医は原発性の卵巣腫瘍をまず想起し，良悪性の分析，組織型の分類を試みる．しかし，T2強調像で粘液性腫瘍類似の多房性囊胞性腫瘍に遭遇したときは，必ず骨盤部MRIでは直腸からS状結腸について，結腸癌を思わせる壁肥厚がないかを確認する．その目的には癌の部分が異常信号として目立つ拡散強調像やGd造影像が役に立つ．もし，腹部〜骨盤部CTが撮影されているのなら，骨盤部MRIでカバーできていない範囲の結腸壁に肥厚がないか観察する．
- 両側性であることに気づけば転移を鑑別に挙げる必要がある．また，本症例の腫瘍マーカーではCA19-9は18U/mLと上昇はなかったが，CA125が48.0U/mLと軽度上昇，CEAは6.4ng/mLと上昇しており，消化管のチェックが必要な状態であった．

（椙　靖，深澤一雄）

V章　画像診断ピットフォール―B．疾患

4 卵管

ケース1　由来臓器を誤りやすい病変

症例　70歳代，不正性器出血，自覚症状は血性の尿漏れとして来院した．

- **誤った診断名**　婦人科領域の異常なし
- **誤った理由**　単純CT（図1a）では腹水や囊胞性腫瘤はみられず，小腸などと混在しており，異常を指摘することは困難である．造影CT（図1b）でリング状に辺縁部分が強く濃染する充実性の結節状腫瘤が同定可能であるが，婦人科臓器とは無関係と判断した．経腟超音波検査では，腫瘤は指摘できなかった．また，患者自身も間欠的な薄い性器出血であったため，血液が混ざった尿漏れと思い，当初は泌尿器科を受診した．

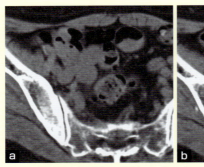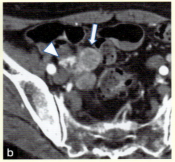

図1　単純CT像（a），造影CT像（b）

- **正しい診断名**　卵管癌，高異型度漿液性癌 high-grade serous carcinoma
- **重視すべき画像所見**　MRIで，骨盤内右側，子宮から少し離れてT2強調像で中間信号を示す充実性腫瘤が認められるが，腸管との鑑別が難しい（図2a）．造影後の冠状断像で管状の形態が明らかで，リング状の濃染が認められた（図2b）．このリング状の濃染は，充実性の腫瘍を取り囲む卵管構造を反映する卵管癌の特徴的な所見である．腫瘤部分（図2c）に一致して拡散強調像で高信号（図2d），見かけの拡散係数（apparent diffusion coefficient：ADC）低下が明らかであり（図2e），卵管癌と診断できる．なお，造影CTを見直すと前後の関係から腸管との連続性がないこと，近傍にみられる栄養血管が卵巣動静脈であることが確認できた（図1b）．

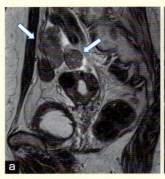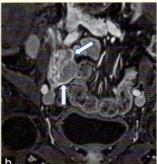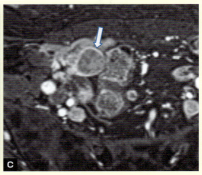

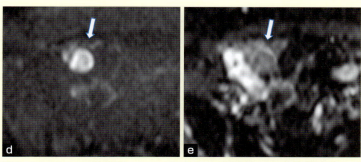

図2　MRI（a：T2強調像，b, c：造影後T1強調像，d：拡散強調像，e：ADC map）

> **ポイント**
> - 卵管癌は囊胞を伴わない充実性の付属器腫瘤として描出されることがある．子宮と離れて存在し，本症例のように大きさも2〜3cmにとどまると同定そのものが難しい．卵管癌は卵管内に液貯留を伴うことが多いが，この滲出液や出血が卵管から間欠的に子宮を介して体外に排泄されてしまい，囊胞状に拡張した卵管が同定できないことがあると考えられている．
> - 造影後のリング状の濃染は腫瘍周囲の卵管構造を反映しており，特徴的所見である．
> - 腫瘤の同定にはMRIの拡散強調像が有用である．

ケース2　見逃しやすい病変

症例　40歳代，右下腹部痛を主訴に来院した．

- **誤った病名**　卵管留水腫 hydrosalpinx
- **誤った理由**　経腟超音波検査では卵巣囊腫が疑われた．MRIのT2強調像で骨盤内，子宮腹側に約7cmの囊胞が認められ（図3a），囊胞の頭側に右側から連続する管状構造が認められることから，先端部がより強く拡張した拡張卵管と診断できる（図3b⇨）．また，両側卵巣は正常の大きさで形態にも異常なかったため（図3a▷），卵管留水腫と診断できるが，それだけでは疼痛の原因は明らかではない．

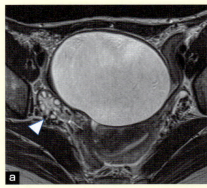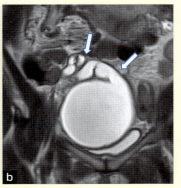

図3　MRI（a：T2強調像，b：T2強調像 冠状断）

- **正しい診断名**　卵巣捻転を伴わない卵管留水腫の捻転
- **重視すべき画像所見**　MRIで拡張した卵管膨大部近傍は壁の薄い単房性嚢胞のようにみえるが，連続する拡張卵管の尾側にはT2強調像で不均一な信号を示す軟部影が連続している（図4a, b ⇨）．造影後，軟部影は造影効果のない結合組織として描出されている（図4c, d ⇨）．また，拡張卵管の右側子宮角部近傍には茎捻転を示唆する渦巻き状構造が認められ，造影後，強く濃染する（図4a, c ▷）．右側卵管捻転が示唆される所見である．

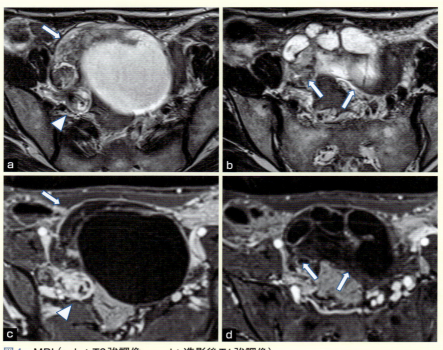

図4　MRI（a, b：T2強調像，c, d：造影後T1強調像）

> **ポイント**
> - 子宮付属器捻転の多くは卵巣ともども右側広間膜を巻き込んで捻転することが多いが，まれに卵巣は正常のままで，卵管のみが捻転することがある．傍卵巣嚢胞や卵管留水腫を伴うことが多い．卵巣を含む付属器捻転と病態は類似しているが，卵巣の腫大がないため，画像上は捻転に気づかれない可能性がある．
> - CTでは組織分解能がMRIより劣るうえ，卵巣の造影効果が元々あまりないので診断は難しい．MRIでは正常の形態の卵巣が明瞭に同定でき，造影すれば卵管周囲の捻転による浮腫や壊死がより容易に同定できる．

（小林　浩，高濱潤子）

V章 画像診断ピットフォール―B. 疾患

5 後腹膜

ケース1　由来臓器の誤り

症例　30歳代，妊娠中に偶然骨盤内腫瘤を指摘された．

- **誤った診断名**　右卵巣漿液性嚢胞腺腫
- **誤った理由**　初診時は妊娠中であったためCT撮影は行われず，MR像単独（T1強調像；図1a，T2強調像；図1b）での診断で

あった．子宮右側背側に嚢胞性腫瘤がみられたことから右側卵巣原発の嚢胞性腫瘤の診断で腹腔鏡の手術を施行した．

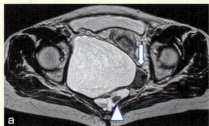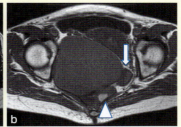

図1　MRI（a：T1強調像，b：T2強調像）

- **正しい診断名**　後腹膜腫瘍，成熟嚢胞性奇形腫 mature cystic teratoma

手術中，後腹膜腫瘍であることがわかり，出産後に摘出術を施行する方針となった．

- **重視すべき画像所見**　出産後にCTが撮像された．CTやMRIで直腸（図1a, b，図2⇨）が腫瘤により左前方へ圧排されていること，腫瘤の背側部は尾骨と接すること，別に両側卵巣を同定できることなどから，後腹膜由来と考えられる．

腫瘤内は，ほとんどが液体の信号を呈するが，ごく一部に，T2強調像で低信号，T1強調像で高信号を示すところがあり，出血や粘液が示唆される（図1a, b▷）．

仙骨前面に位置する嚢胞性後腹膜腫瘍としてtailgut cyst，骨盤内嚢胞性後腹膜腫瘍として一般的に頻度の高いcystic lymphangiomaが鑑別に挙げられる．出血を伴う嚢胞性腫瘍としては子宮内膜症性嚢胞が考えられる．今回のMRIでは脂肪抑制像（非提示）では明らかな脂肪は指摘できず，chemical shift imagingは撮像されていない．

CTでは，MRIではっきりしなかった腫瘤内の石灰化（図2▷）や少量の脂肪を確認することができたことから，上記に加え，奇形腫，類表皮嚢胞 epidermoid cystも鑑別に挙げられる．また，T2強調像で低信号，T1強調像で高信号を示すものとして出血以外に粘稠度の高い液体とも判断できることから，奇形腫が最も疑われる所見である．

両側卵巣の位置を把握していなかったこと，また腫瘍背側と仙・尾骨や直腸との関係を把握していなかったことにより診断を誤った症例である．

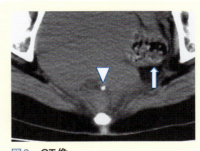

図2　CT像

> **ポイント**
> ・後腹膜の奇形腫の場合，MRI上で悪性所見を疑わなくても悪性の可能性があり，注意が必要である．成人の後腹膜奇形腫では，約25％に悪性化が認められるとの報告もあり，外科的切除が原則である．奇形腫は脂肪抑制像のみでは微小な脂肪が検出できないこともあり，chemical shift imagingを追加することで脂肪を確認できることがある．

ケース2　由来臓器の誤り，悪性腫瘍と誤りやすい良性腫瘍

症例　80歳代，腹部膨満感と排尿困難を主訴に来院した．

- **誤った診断名**　卵巣由来の悪性腫瘍
- **誤った理由**　骨盤内を占拠する腫瘍で広範に他臓器と接しており，起源の同定が困難であった．両側卵巣の同定が困難であることから卵巣由来の腫瘍が疑われた．少量の腹水が認められていること，拡散強調像（非提示）で一部に拡散制限が認められることから，悪性腫瘍が疑われた．

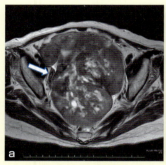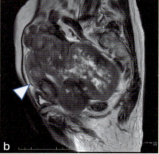

図3　MRI（a：T2強調像，b：同 矢状断）

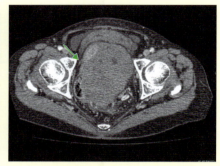

図4　造影CT像

- **正しい診断名**　後腹膜腫瘍，線維腫 fibroma
- **重視すべき画像所見**　T2強調像（図3a, b）では，子宮（図3b ▷）との連続性がなく，結腸（図3a ⇨）との間に脂肪組織が介在している．腸管の拡張がないことから，子宮，腸管由来であることは否定的である．また，両側卵巣動静脈の拡張もなく腫瘍と無関係な位置を走行している．尿管が腫瘍の前方に圧排されている（図4 ➡）ことから，卵巣由来ではなく後腹膜腫瘍であることが第一に疑われる．腫瘍の辺縁が不整，拡散制限を伴う，内部不均一であるなどの所見はあるものの，これを悪性腫瘍と考えた場合，周囲への浸潤像が乏しい，腹水が少量，リンパ節腫大がないことなど矛盾があることから，線維腫などの良性腫瘍も鑑別として挙げられる．

> **ポイント**
> ・後腹膜に発生した腫瘤は子宮，卵巣の病変と紛らわしい像を呈することがある．まず正常両側卵巣の同定をする．直腸や尿管を前方へ圧排する所見や，内腸骨・外腸骨動脈の内側への偏位がある場合，また腹腔内腸管との間に脂肪層がみられる場合には後腹膜腫瘍を強く疑う．また両側卵巣動静脈や内外腸骨動静脈の拡張など腫瘍の支配血管による発生臓器の同定もポイントである．

（久慈志保，西尾美佐子，鈴木　直）

V章 画像診断ピットフォール—B. 疾患

6 腟, 外陰

ケース1　MRI信号の解釈を誤りやすい病変
症例　70歳代, 帯下増加を主訴に来院した.

- **誤った診断名**　外陰腫瘍の尿道浸潤
- **誤った理由**　T1, T2強調像で外陰に4cm大の境界明瞭な乳頭状腫瘤（図1a, b⇨）が認められ, T1強調像で大部分が高信号, T2強調像で低信号と一部高信号が混在し, 拡散低下を伴う（図1a〜d）. T1強調像の信号からは出血性腫瘍が疑われる. また, T2強調像で尿道および腟前壁の肥厚と高信号化, 尿道から膀胱粘膜面の造影効果も認められ, 尿道口から尿道への浸潤も疑われる（図1e）. 以上の画像所見からは, 出血性の外陰腫瘍の尿道への浸潤が考えられる.

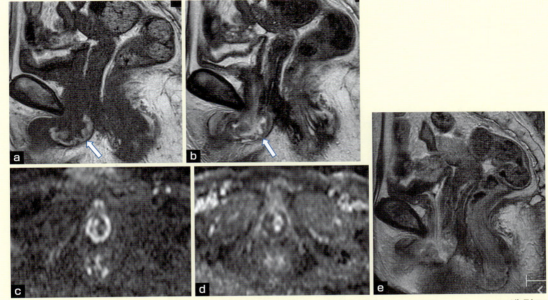

図1　MRI（a：T1強調像 矢状断, b：T2強調像 矢状断, c：拡散強調像, d：ADC map, e：Gd造影T1強調像 矢状断）

- **正しい診断名**　尿道腫瘍, 悪性黒色腫 malignant melanoma
- **重視すべき画像所見**　本症例は実際には先に婦人科診察で尿道から子宮にかけての「悪性黒色腫疑い」と診断された後にMRIが施行されたため, 診断には支障はきたさなかった. 腫瘍内にT1強調像で高信号が認められた場合, 出血, 脂肪, 粘稠な液体, といった成分をまず考える. 婦人科臓器においては, 腟, 子宮頸部において悪性黒色腫が発生する可能性があるため, 悪性黒色腫のメラニンによる, T1, T2短縮効果によりT1強調像での高信号の可能性が加わる. ただし, 豊富にメラニンを含む場合はT1強調像で高信号を呈するが, メラニンの量によってはT1強調像で低信号を示す場合もある.

画像のみでは尿道腫瘍のようにもみえ, 正診に至るのは困難であった可能性が考えられ, 婦人科医の診察所見が重要であった症例である.

> **ポイント**
> - 外陰，腟は婦人科医が直接観察し生検できる部位であるため，画像所見だけに頼って外陰・腟腫瘍の診断をつけることはない．画像と肉眼観察所見の情報を組み合わせて診断する．
> - 悪性黒色腫は外陰や腟にも発生する．豊富なメラニンによりT1強調像で高信号を呈することがある．

ケース2　異常所見と誤りやすい生理的変化

症例　80歳代，外陰と鼠径部の腫瘤に気づき来院した．

- **誤った診断名**　外陰癌，リンパ節転移
- **誤った理由**　外陰右側から外方性に発育する約4cm大の隆起性病変が認められる．T1，T2強調像ともに低信号を示し，造影効果は不均一で弱い（図2a, b）．深部への浸潤も疑われ，腟前壁・後壁とも軽度肥厚し造影効果が認められる．右側鼠径部に短径10mmを超えるリンパ節が3箇所認められた．短径10mmで丸いリンパ節，短径14mmだがリンパ門が存在していると考えられるリンパ節（図2c⇨），短径16mmの楕円～丸いリンパ節でありFDG集積が認められ（図2d⇨, 3），いずれも転移を疑った．左側鼠径リンパ節には短径10mmを超えるリンパ節は明らかではなかった．

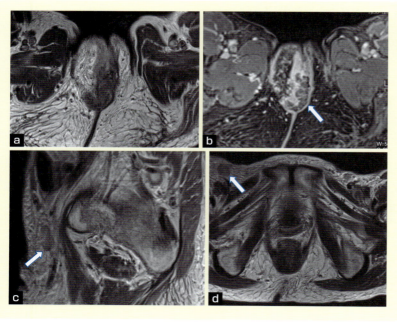

図2　MRI（a：T2強調像，b：Gd造影T1強調像，c：T2強調像 矢状断，d：T2強調像）

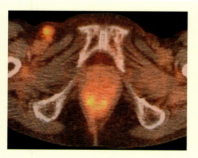

図3　FDG-PET/CT fusion画像

◆ **正しい診断名**　リンパ節転移のない外陰癌
valvar cancer

手術の際に，センチネルリンパ節生検が行われ，腫瘍周囲にパテントブルーとICG（インドシアニングリーン）を投与．医療用CCDカメラ（Photo dynamic Eye®，PDE®）で鼠径リンパ節のICG集積を確認した．右側鼠径リンパ節では3箇所に集積が認められた．左側鼠径には認められなかった．ICG集積のある右リンパ節3個を生検した．病理組織学的にリンパ節転移の陰性を確認し，拡大外陰腫瘍切除を行った．術後3年を経て再発は認められない．

◆ **重視すべき画像所見**　鼠径リンパ節は，炎症や腫瘍のない健常人でも比較的サイズが大きい症例に遭遇することは少なくない．本症例は外陰癌という担癌状態で，リンパ節の大きさに左右差が認められ，腫大しているリンパ節は短径でも10mmを超えており，転移を疑った．リンパ門は3つのうち1つは確認されていたが，サイズが短径14mmと腫大していたため，転移は否定できないと考えられた．

本症例は，結果から振り返っても，転移がないと言い切ることは難しいと考えられる．担癌状態でない症例にこのようなリンパ節が認められたとしても，左右差のあることからは，異常所見として捉えた可能性がある．

鼠径部のリンパ節は，本症例のように左右差のある，比較的大きなリンパ節も認められることもあり，リンパ門の確認は1つの鍵となることを念頭におくことが必要である．

ポイント

◆ 外陰癌は直視下に観察でき，生検も容易であるため，画像所見がなくとも診断は可能であるが，腫瘍の広がり，特にリンパ節転移の推定には画像診断が有用である．

◆ 鼠径リンパ節は外陰癌が最初に転移するリンパ節であるが，転移がなくても外陰の炎症などを反映して腫大することがあり，転移の確定診断は生検（特にセンチネルリンパ節生検）に頼らざるを得ない．

（木戸　晶，安彦　郁，万代昌紀）

COLUMN

妊娠中のMRIの胎児への影響

　読者の方々はMRI装置に被検者として入られたことがおありだろうか？　周知の通り，MRI装置や検査室内は高磁場環境にあり，磁性体をもって入室すればたちまちマグネットに吸い寄せられることは実習などで体験済みの方が多いだろう．CTではX線被ばくが確定的・確率的影響を人体に与えるのに対し，高い静磁場，激しく変動する傾斜磁場，これに伴う発熱，傾斜磁場コイルの振動に起因する騒音といった数々の人体に悪影響のありそうな事象を伴うにもかかわらず，MRIは一般的にはより低侵襲な検査と捉えられている．しかし，成人にとってはとるに足らない影響であっても，細胞分裂の活発な，特に器官形成期の胎児にとってこれらは本当に悪影響を及ぼさないのであろうか？　残念ながらこの問いにはいまだ正解がない．MRIの臨床応用が始まって間もなく公表されたマウスでの子宮内発育遅延の報告は，長らく画像診断医に妊婦・胎児の検査に慎重な対応を求める根拠となっていた（Heirichs WL, et al, 1988）．これ以外にも動物実験では胎児の高磁場環境への曝露では眼球の奇形や流早産の増加などの報告がある（Bulas D, et al, 2013）．しかしMRIの普及とともに胎児期にMRIを受けた小児で，その後の成長発達に有害事象は認められなかったという報告が少数例ながらなされるようになり（Clements H, et al, 2000・Kok RD, et al, 2004），2016年にはカナダのオンタリオ州で行われた大規模調査の結果がJAMAに掲載され，1,737例の妊娠第1三半期に母体のMRI施行例において流早産や児の4歳時までの有害事象（奇形，悪性腫瘍，視力・聴力障害）は皆無であったとの報告がなされる（Ray JG, et al, 2016）に至った．この調査は2003〜2015年までのMRI施行例を対象に行われたことを考慮すると，主として1.5T装置での検査であったと推定される．動物実験と実際の臨床例での結果の乖離は，高磁場環境などへの曝露の時間，対象の大きさなどが関係している可能性もある．昨今，MRI技術の進歩とともにより高度の傾斜磁場を要する，あるいはSAR（standard absorption rate）の高いシーケンスが臨床応用され，妊婦・胎児への検査であっても3T装置が選択されることも多く，検査環境がより過酷になりつつあるともいえる．したがって，検査依頼医・画像診断医両者とも未知の有害事象に思いを馳せ，妊婦・胎児のMRIに際しては，真摯にrisk-profitを吟味して，患者の利益が不利益を上回る場合にのみこの便利で有用な検査を勧めるようにしたいものである．

（田中優美子）

Ⅵ章　撮像・画像表示に関するキーワード

1 拡散強調像とADC map

- 拡散強調像は水分子のプロトンの拡散が制限されている領域が高信号になる画像である．拡散強調像で高信号になる主な病態は，新鮮梗塞，膿瘍，細胞密度の高い腫瘍である．産婦人科領域における拡散強調像の応用は主に腫瘍性病変の検出に用いられている．高い細胞密度を有する腫瘍では細胞外液腔が狭小でプロトンの拡散は制限されるため，拡散強調像で高信号になる．

- 拡散強調像では拡散の程度を検出するために，動きを調べるグラジエント（motion probing gradient：MPG）というグラジエントパルスを組み合わせて撮像を行う．MPGパルスの大きさはb factor（b値）と呼ばれ，通常，800〜1,000 s/mm^{2}程度が用いられる．このb値が高ければ高いほど純粋に拡散の程度を反映した画像となるが，画像全体の信号低下（S/N比低下）が生じるため，この付近のb値を用いることが多い．

- 一方，同時にb値が0や50 s/mm^{2}といった低いb値の画像も撮像する．この像が撮像されているのは見かけの拡散係数（apparent diffusion coefficient：ADC）に位置情報を加えたADC mapを作成するためである．拡散強調像は拡散を"強調"している画像であるがゆえに，他の成分が入り込んでおり，主にT2の影響が入り込んでいる．そのため，拡散強調像で高信号の病変であっても，拡散制限のために高信号を呈しているのではなく，T2強調像で高信号のために拡散強調像で高信号になることがある．これをT2 shine through効果と呼ぶ．このため拡散強調像の高信号が拡散制限によるのか，T2 shine through効果によるのかがわからないことがあり，ADC mapで判断する．このADC mapは計算画像であり，これを計算するためには2つ以上のb値で撮像された画像が必要となる（計算式は成書を参照して頂きたい）ために低いb値の画像が必要となる．学会やカンファレンスにおいて，拡散強調像（高b値の画像）ではなく，低b値の画像が"拡散強調像"として提示されているのを見かけることがある．これらの画像の見分け方として最も簡便なのは，脳脊髄液の信号を確認することである．前述したように拡散強調像での高信号は拡散が制限されている部分が高信号となるため，脳脊髄液は低信号を呈する．一方，b値の低い画像では，T2強調像に類似したコントラストとなるため，脳脊髄液の信号は高いことが多い．病変以外の信号を確認することで，混同を避けることができる（図1）．

（藤井進也）

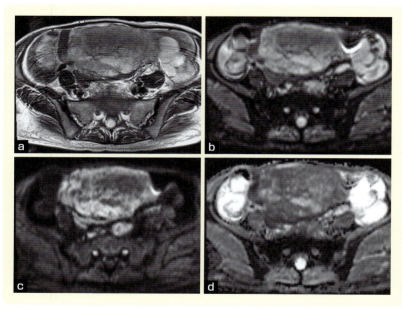

図1 卵巣明細胞癌：拡散強調像とADC map．50歳代．[a：T2強調像，b：b値 0 s/mm^2，c：拡散強調像（b値 1,000 s/mm^2），d：ADC map]．骨盤内中央にT2強調像で高信号を呈する腫瘤が認められる．拡散強調像ではやや高信号，ADC mapで不均一なやや低信号〜高信号を呈している．脊柱管内に認められる脳脊髄液の信号に着目すると，bでは高信号を呈しているが，cでは低信号を呈しており，cが拡散強調像であることがわかる．

2 脂肪抑制法とchemical shift imaging

- 脂肪抑制法は大きく分けて2種類存在する．1つはSTIR (short TI inversion recovery) 法，もう1つは周波数選択励起法 (chemical shift selective：CHESS) 法である．1.5T（テスラ）以上のMRIが主流となった今日では，骨盤部領域ではSTIR法が用いられる機会は少ないため，ここではCHESS法に関して解説する．

- 脂肪のプロトンと水のプロトンとは分子構造が異なるので，共鳴周波数が3.5ppmずれている．この脂肪の共鳴周波数に一致した電磁波パルスをあらかじめ加えて脂肪の信号を飽和させることで脂肪の信号を選択的に抑制する．この脂肪抑制法は巨視的な脂肪を検出するのに有用である（図1）．高磁場の方が共鳴周波数の差が大きくなるため，高磁場装置ほど脂肪信号の抑制は有利とされるが，1.5T以上の装置であれば良好な画像が得られることが多い．また，腸管ガスの周囲など磁場が不均一な部分では良好な脂肪抑制が得られないことがあり，信号抑制が不均一となる点には注意が必要である．

- chemical shift imagingは微量の脂肪を検出する手法である．前述したように水と脂肪のプロトンは異なった共鳴周波数を持っているため，信号を収集するタイミング（エコー時間：TE）によってスピンの方向が同一方向であったり（同位相：in-phase），反対方向（逆位相：opposed phaseもしくはout of phase）であったりする．同位相では水と脂肪の信号は足し算され，高信号となる．一方，逆位相では水と脂肪の信号は引き算され，低信号となる．よって，これらの画像を比較してopposed phase像で信号低下がある場合，水と脂肪が両方存在する領域であることがわかり，微量の脂肪を検出することが可能となる（図1）．

- 産婦人科領域ではchemical shift imagingは主に微量な脂肪を含む奇形腫の診断に用いられるが，撮像前に脂肪の多寡は不明な場合もあるため，一度に水画像（≒脂肪抑制像），脂肪画像，in-phase像，opposed phase像を得ることができるDixon（ディクソン）法を用いることも有用である．

（藤井進也）

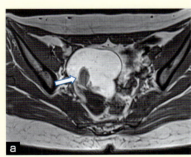 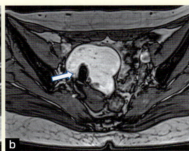 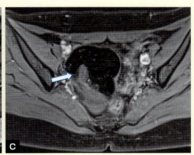

図1　**成熟嚢胞性奇形腫：MRIによる脂肪の評価．** 20歳代．（a：T1強調in-phase像，b：T1強調opposed phase像，c：脂肪抑制T1強調像）．右側卵巣に嚢胞性腫瘍が認められる．大部分はT1強調像で高信号を呈し，脂肪抑制T1強調像で信号抑制されており，巨視的な脂肪であることがわかる．一方，⇨部分はin-phase像（≒T1強調像）で明確な高信号を呈していないが，opposed phase像で信号低下しており，この部分は脂肪と水が混在している部分，すなわち微量の脂肪が存在する部分であることがわかる．脂肪抑制T1強調像でも信号低下が認められるが，opposed phase像よりも明瞭ではない．

3 磁化率強調像

- GRE（gradient echo）法で長めのエコー時間（echo time：TE）と小さめのフリップ角を設定すると，局所磁場の不均一を鋭敏に反映するT2*強調像が得られる．局所磁場の不均一が生じる原因として出血やガスがある．さまざまな婦人科疾患の診断において，T2*強調像をベースとした磁化率強調像により出血を検出することの有用性が報告されている．亜急性期出血のメトヘモグロビンのみを高信号域として描出するT1強調像と比して，磁化率強調像は急性期出血のデオキシヘモグロビンや慢性期および陳旧性出血のヘモジデリンも低信号域として描出できるため，より鋭敏に出血性変化を検出できる（図1）．位相画像と強度画像を掛け合わせて組織間の磁化率の差違を強調したSWI（susceptibility weighted image）や，3D高速GE法にマルチエコーの収集を組み合わせたSWAN（susceptibility weighted angiography）などが実用化されている．子宮内膜症性嚢胞では壁に沈着したヘモジデリンが低信号域として検出され，診断能の向上が報告されている．その他，卵巣外子宮内膜症や深部子宮内膜症の診断，付属器茎捻転の捻転茎内の血栓の描出，赤色変性をきたした子宮筋腫の診断などにおいても有用性が報告されている．

- なお，石灰化と出血はいずれも低信号を呈するが，位相画像の参照が鑑別に有用である．ただし骨盤部においては腸管ガスの磁化率アーチファクトが画質低下の原因となることに注意が必要である．

（竹内麻由美，松崎健司）

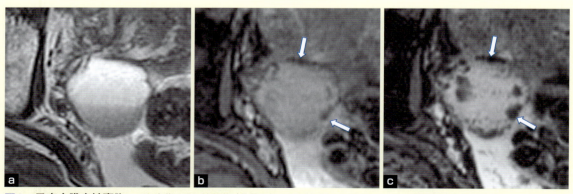

図1　子宮内膜症性嚢胞．40歳代．T1強調像（非提示）で左側卵巣に高信号の出血性嚢胞が認められる．a：T2強調像で嚢胞背側にはヘマトクリット効果もしくは軽度のshadingを思わせる信号低下域がみられる．b：T2*強調像および，c：SWIで嚢胞壁にはヘモジデリン沈着を反映した低信号域（⇨）が認められるが，SWIの方がより明瞭に描出されている．

Ⅵ章 撮像・画像表示に関するキーワード—A．MRI撮像に関するキーワード

4 高速撮像可能なT2強調像（1） HASTE法など

◆ 女性骨盤部のMRIで基本となるシーケンスはT2強調像であるが，短時間で骨盤部の全体像（通常は冠状断）を撮像する場合や，胎児や子宮に付着する胎盤のように撮像中に動きのある対象をターゲットとする場合，シネMRIにより蠕動や癒着などを評価する場合には，高速撮像シーケンスが用いられる．大別して本稿の高速SE（spin eho）系シーケンスと，次稿のGRE（gradient echo）系シーケンスがある．HASTE法（Siemens社）は，SSFSE法（GE社），FASE法（キヤノンメディカルシステムズ社），SSTSE法（Philips社）と同様にシングルショットの高速SE法で画像再構成にハーフフーリエ法を用いた撮像法であり，高速にT2コントラスト像が得られるが，臓器の辺縁にブラーリングというぼけが出やすいことに留意する（図1）．また，動脈系のように流速の速い血管はフローボイドとして無信号に描出される．

（松崎健司，竹内麻由美）

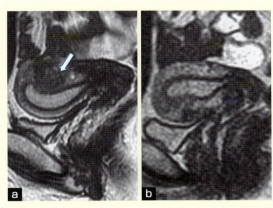

図1 子宮収縮．20歳代．a：FSE法T2強調矢状断像で子宮体部後壁に腺筋症様の低信号域（⇨）が認められるが，b：追加で撮像されたSSFSE法T2強調矢状断像で消失しており，子宮収縮による変化と診断できた．SSFSE法では，T2値の長い液体の辺縁は鮮明に写っているが，子宮体部のように比較的T2値が短い組織では辺縁にブラーリングが目立っている．

Ⅵ章 撮像・画像表示に関するキーワード—A．MRI撮像に関するキーワード

5 高速撮像可能なT2強調像（2） True SSFP法など

◆ True SSFP（Steady State Free Precession）法（キヤノンメディカルシステムズ社）は前稿と同じく高速撮像シーケンスによるT2強調像であり，類似法としてTrue FISP（Siemens社），FIESTA（GE社），Balanced FFE（Philips社）などがある．コヒーレント型GRE（gradient echo）法であり，非常に短いTR（repetition time：くり返し時間）とTE（echo time：エコー時間）により定常状態で高いS/N比のT2強調像が高速に撮像できる．本シーケンスの特徴として，血管内の位相分散が抑えられるため血管が高信号に描出されることが挙げられ，MRアンギオグラフィーにも応用可能であり，造影剤不使用での血管内腫瘍栓の描出や，静脈血栓症の評価などにも有用性が高い．また，癒着胎盤の評価時には高速SE（spin echo）系シーケンスと同断面で撮像することにより，T2

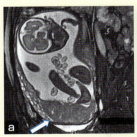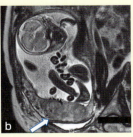

図1 前置胎盤・癒着胎盤．30歳代．子宮壁や胎盤（⇨），臍帯内の血管はいずれもFIESTA斜冠状断像（a）では高信号に描出されており，SSFSE斜冠状断像（b）ではフローボイドとして描出されている．

dark bandと拡張した血管のフローボイドの鑑別が可能となる（図1）．

（松崎健司，竹内麻由美）

6 3次元（3D）撮像法（T2強調像，脂肪抑制T1強調像）

- 通常の女性骨盤領域で用いられる高速SE（spin echo）法のT1・T2強調像は，3〜7mm厚の画像をスライスごとにデータ収集を行って作成する2次元（2D）撮影である．近年のMRI装置および撮像法の改良により，平面上のXY軸のみならず，前後スライス方向のZ軸もほぼ同じ分解能とした（iso-voxel）画像を取得する方法が確立され，これを3次元（3D）撮像法と呼ぶ．iso-voxel画像であるためには，スライス方向に1mm厚以下でスライスギャップなしの画像分解能が必要となるが，CTと異なり，同じ撮像法でそのままもっと薄いスライスで撮像することは技術的に不可能である．

- 女性骨盤領域では，3D-T2強調像として可変型のフリップ角を用いて撮像する方法が広く用いられている．各メーカーにより，SPACE（Siemens社），VISTA（Phillips社），Cube（GE社），isoFSE（日立製作所社），3D MVOX（キヤノンメディカルシステムズ社）と呼ばれる．Z軸方向にも十分な空間分解能が得られるので，撮像後にさまざまな方向の画像再構成が可能であり，病変の位置関係の把握に優れている（図1）．一方で，1回の撮像時間が長くなり，動きのアーチファクトに弱い．また，通常の撮像法のコントラストと異なり，やや水強調に近い画像となるのも特徴で，どうしても通常のT2強調像（2D）と比較して組織間コントラスト分解能は低下する傾向にある（図2）．多くの施設ではいまだに補助的に用いられているのが現状と考えられる．

- 他の3D撮像法としては，主に造影後に高いコントラストが得られ，呼吸停止可能な短時間で撮像できる脂肪抑制T1強調像［GRE（gradient echo）法］がある．この撮像法は上腹部でも広く用いられており，高い空間分解能と時間分解能を有する．撮像時間が短いため，動きのアーチファクトはほぼ問題にならず，多くの施設でダイナミック造影や，造影後のT1強調像で利用されている（図3）．各メーカーにより，VIBE（Siemens社），THRIVE（Phillips社），LAVA（GE社），TIGRE（日立製作所社），FAST 3D（キヤノンメディカルシステムズ社）などと呼ばれている．

（高濱潤子）

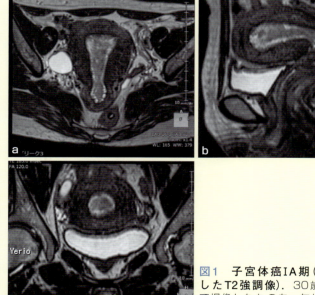

図1　子宮体癌IA期（SPACEで撮像したT2強調像）．30歳代．横断面（a）で撮像したものを，矢状断（b），冠状断（c）方向で画像再構成している．

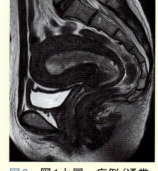

図2　図1と同一症例（通常の2D-高速SE法によるT2強調像）．SPACEで再構成した矢状断よりも組織コントラストに優れている．

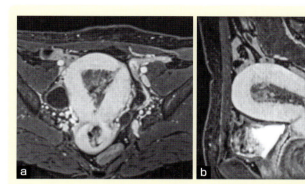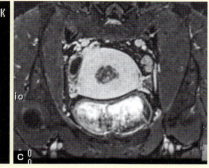

図3 図1と同一症例（VIBEで撮像した造影後脂肪抑制T1強調像）．横断面（a）で撮像したものを矢状断（b），冠状断（c）方向で画像再構成している．

COLUMN

超音波断層法における3D撮像法

　超音波断層法においても3D撮像法が開発されている．これは超音波振動子が格子状に配列されたマトリックスアレイプローブを用いて，取り込んだ多数の断層像を3次元のvoxelデータとして再構築するものである（図1）．さらに走査から画像構築までを毎秒数十回程度繰り返すことによって，4D撮像法と呼ばれる動画の撮像が可能となる．

　3D/4D撮像法は胎児外表の評価に有用であるため産科領域で広く普及しているが，その応用は，もっぱら妊婦や家族への記念品にとどまっているのが現状である．3D/4D撮像法の最大の利点は，妊婦に胎児の状態をわかりやすく伝えることができることであろう（図2）．さらに3D/4D撮像法では，保存された3次元データセットから任意の画像を再構築することが可能となる．このことはⅤ章A.1.「超音波断層法」で述べた，リアルタイムの直感像に基づいて診断せざるを得ない超音波断層法の最大の欠点を補いうるもので，遠隔情報提供や医学教育への応用が期待されている．

（大場　隆）

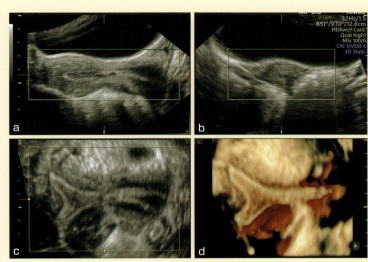

図1 超音波3D撮像法による弓状子宮の描出．MRIによる3D撮像法と比較されたい．

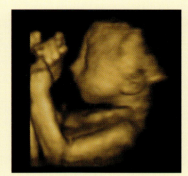

図2 胎児18トリソミー（妊娠32週）．小顎，耳介低位，手指の拘縮といった外表上の特徴が観察できる．

1 スライス厚とスライスギャップ

- スライス厚は，CTやMRIなど2次元断層像を得る画像検査において各断面の厚さを指す．MRIでは，スライス厚を薄くすることによりスライス方向の空間分解能は向上するが，S/N比（signal to noise ratio；MRIの信号強度とノイズの比率）が下がり，画質は劣化する．
- スライスギャップは，スライスとスライスの距離のことでMRIで用いられる．MRI装置の性能，撮像範囲，目的に応じて設定され，通常はスライス厚の20〜40％に設定する．スライス厚5mm，スライスギャップ2mmでは，スライス間隔は7mmとなる（図1）．MRI 2次元撮像では，ギャップが狭いと，重なり合った部分は隣り合ったスライスの影響を受けS/N比が低下するが，それを回避する撮像法もある．　　　　　　　　　　（田村綾子）

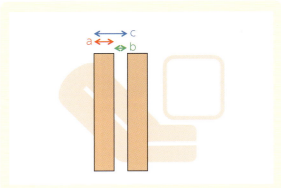

図1　スライス厚とスライスギャップ．a：スライス厚5mm，b：スライスギャップ 2mm，c：スライス間隔 7mm．

2 FOVとマトリックス

- FOVはfield of viewの略で，撮像範囲のことである．データを収集する範囲を指す．MRIではFOVを小さくすると空間分解能は向上するが，S/N比が低下する．
- マトリックスは画素数のことで，CTでは検出器によって得られたデータを逆投影する際の画素数を指す．画素数が少ないと1つのマス目（ピクセルという）が大きいのでモザイクのような画像となり，多いと1つのピクセルは小さくなり空間分解能は向上する．空間分解能は検出器サイズにも関係するので，あるマトリックスサイズ以上では空間分解能は変わらなくなる．CTの場合マトリックスは撮像時のFOVにかかわらず一定で，FOVが大きいと同じマトリックスでも1ピクセルは大きく，FOVが小さいと1ピクセルは小さくなる（図1）．
- MRIでは周波数-位相エンコーディング方向の収集データポイントの数のことである．すなわち，撮像範囲を縦方向と横方向に何分割してデータを得るかということである．同じFOVサイズであれば，マトリックスが大きいほど空間分解能が向上するが，位相方向のマトリックスが大きくなった場合は撮影時間は長くなる．　　　　　　　　　　（田村綾子）

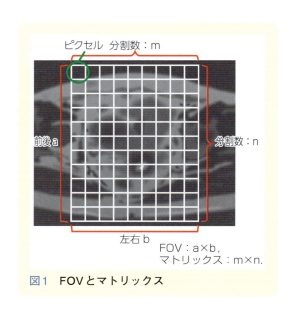

図1　FOVとマトリックス

3 部分容積効果

- CT像で表される吸収値（CT値）は，単位体積（ピクセル×スライス厚，ボクセルともいう）内の平均の値である（図1）．単位体積中にさまざまな吸収値のものが含まれると，内容物の占める割合に応じて吸収値が変化し，本来の吸収値と異なって表示されてしまう．これを部分容積効果（partial volume effect）と呼ぶ．
- MRIでも同様に，同一のスライス内に異なる組織が含まれると，部分容積効果により本来の信号を正確に反映できなくなる．
- 薄いスライス厚であれば部分容積効果の影響は低減するが，MRIではS/N比低下が生じるので，撮像条件の最適化が必要である． （田村綾子）

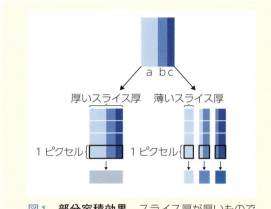

図1 部分容積効果．スライス厚が厚いものでは，スライス内に含まれるa，b，cの重なった情報が平均化されて画像に反映される．

4 3次元データの2次元表示法（MPR，MIP，thin MIP，Min IP）

- 普段何気なく目にしているCT像や一部のMR像の各断面は数mmほどの厚み（スライス厚）分の3次元（3D）データを平均化して2次元（2D）データとして表示したものである．したがって，収集した画像から，撮像した範囲の3Dデータを構築することが可能である．近年のMDCTやMRIの一部の撮像法は頭尾方向に1mm以下のスライス厚で撮像することが可能で，構築した3Dデータの最小画素（voxel）がx，y，z軸のいずれもほぼ等しい（iso-voxel）あるいはそれに近い条件の画像を用いることにより，z軸方向にも撮像断面（x，y軸）と同等の画質・空間分解能が担保される．

a) 多断面再構成 multiplanar reconstruction (MPR)

- 3Dデータを任意の断面で切り出して再構成する画像処理である．この手法により，通常の水平断像（横断像）だけでは困難な体軸（z軸）方向に連続する病変の形状や血管走行など，観察しやすい方向から診断できる（図1）．冠状断・矢状断が馴染み深い再構成画像ではあるが，どのような断面でも切り出すことは可能で，いびつな形状や蛇行した構造物を観察する際，弯曲した断面で行う再構成（Curved MPR：CPR）が有効なこともある（図2）．

b) 最大値投影法 maximum intensity projection (MIP)，thin MIP

- 3Dデータを胸部X線写真のように任意の視野の方向に投影する際，投影線上にある最大のCT値あるいは最大のMRI信号を投影面に表示する画像処理である［平均化するとX線写真のような画像が得られる（SUM画像）］．この手法により，骨や造影剤の流入した血管，造影効果の高い病変などのCT値や信号の高い病変・構造物を強調した画像が得られる（図3）．特に関心領域を含む範囲だけにしぼった3Dデータを利用してMIP処理をした画像はthin MIP（slab MIP，partial MIP）と呼称される．

c) 最小値投影法 minimal intensity projection (Min IP)

- MIPとおおむね同じような画像処理であるが，MIPが投影線上にある最大CT値あるいは最大のMRI信号を投影面に表示するのに対し，最小値を強調する再構成法である．低濃度・低信号を示す構造を強調したいときに用いる手法で，肺や気管支など呼吸器領域で用いられることが多く，骨盤領域で使用することは少ない． （梅岡成章）

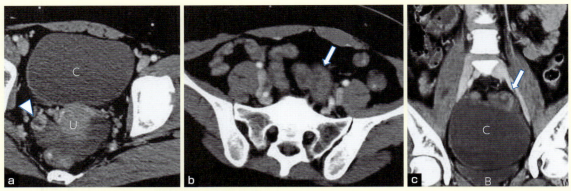

図1　多断面再構成（MPR）：左側卵巣漿液性嚢胞腺腫の捻転．30歳代．（a, b：造影CT像，c：MPR像冠状断）．a, b：水平断像では子宮（U）の腹側に嚢胞性腫瘤（C）がみられる．頭側のレベルでは肥厚した捻転茎が描出されている（⇨）が，消化管と区別がつかない．なお，右側の正常卵巣は別にみられる（▷）．c：冠状断像では嚢胞性腫瘤の頭側に渦巻き状に肥厚した捻転茎が明瞭に描出されており，卵巣腫瘍の捻転と診断された（⇨）．B：膀胱．

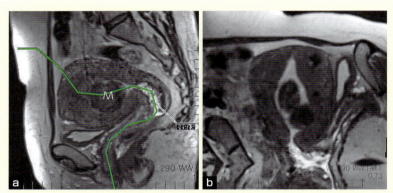

図2　Curved MPR（CPR）：粘膜下子宮筋腫．50歳代．MRI T2強調像矢状断（a）において，子宮内腔に子宮筋腫（M）と考えられる低信号腫瘤がみられる．このような症例の場合，複数のスライスを観察し，全体像を把握するのが通常だが，頸管内腔-体部内腔を結んだ蛇行線（a）のラインでMPRを作成（b；Curved MPR）すると，1スライスで内腔～腟まで子宮が"立った"状態で観察することが可能となる．

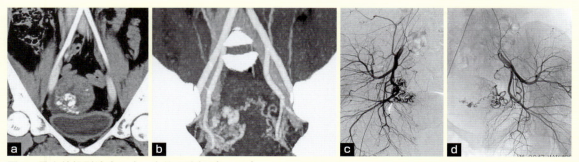

図3　最大値投影法（MIP）：産後の胎盤ポリープ．20歳代．（a：造影CT像冠状断，b：MIP像，c, d：右・左総腸骨動脈造影）．a：子宮内腔にポリープ状に突出する極めて血流の多い腫瘤がみられる．超音波所見とあわせ，胎盤ポリープと診断された．b：MIP像では，左右の内腸骨動脈から分岐する子宮動脈から腫瘤が栄養されている．c, d：子宮動脈塞栓を行った際の総腸骨動脈の造影では術前のMIP像とおおむね同様の血管走行を示し，MIP像が術前シミュレーションに有用であった．本症例は塞栓後，造影MRI，超音波検査いずれにおいても異常血流が消失し，良好な経過を得ている．

5 差分画像

- 差分画像（subtraction image）とは，評価したい画像を事前に取得しておいた画像と差分演算を行い，両者の間で生じた変化を明瞭に視覚化した画像である．婦人科腫瘍の診断においては，造影前後の画像を差分する差分画像が臨床上有用であることが多い．例えば，卵巣囊胞性腫瘍の良悪鑑別は肥厚した囊胞壁や壁在結節といった充実性成分が造影されるかどうかが診断根拠の1つとなる．しかしながら，この充実性成分の造影効果自体が低い場合や，子宮内膜症性囊胞のように隣接する液体が血性などT1強調像で高信号を示す場合，充実性成分の造影効果が不明瞭となるため，視覚評価では判断に窮することがある．このような状況でも，差分画像を用いることで周囲構造に対する充実性成分の造影効果が高いコントラストを示すため，診断が容易となることがある（図1）．その一方で，生理的な動きなどによる位置ずれがあると，正確な評価ができないこともある．

- また，経過観察のために繰り返し撮像された画像を用いて，過去画像を今回画像に重なるように非線形変形させたものを今回画像から引き算することにより，姿勢や呼吸深度の違いなどによる正常構造の位置関係の微妙な変化を正確に打ち消しつつ，病変の変化のみを描出することができれば，悪性婦人科腫瘍の経過観察においても新たな転移の出現やその変化の診断が容易になると考えられ

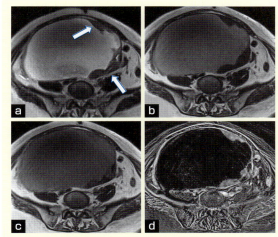

図1 差分画像：右卵巣癌（類内膜癌）．70歳代．a：T2強調像（HASTE）．腹腔内に充実性成分（⇨）と囊胞性成分の混在した腫瘍がみられる．b：T1強調像．囊胞性成分は信号が高く，血性あるいは粘稠な液体であることが示唆される．c：造影T1強調像．造影後，充実性成分は造影前T1強調像と比べると造影効果があるようにみえるが，囊胞性成分の信号が高いこともあり，やや不明瞭である．d：造影前後の差分像．造影前後での差分像を作成すると，充実性成分が明瞭に造影されていることがわかり，造影される範囲も把握しやすい．

る（図2）．この経時差分技術は，現在実用化に向けて開発が進んでいる（Sakamoto R, et al, 2017）．

（梅岡成章）

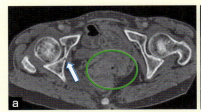 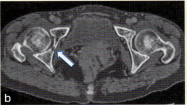 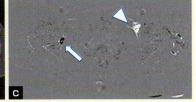

図2 経時差分画像：子宮頸癌．50歳代．（a：造影CT像骨条件，b：aより2ヵ月後の造影CT像，c：aとbの差分画像）．a：子宮頸部は腫大がみられ（〇），既知の子宮頸癌を反映していると考えられる．右側臼蓋には，わずかながら骨皮質の断裂があり，小さな転移がすでに潜在していたと考えられる（⇨）．b：右側臼蓋の溶骨性変化はやや目立ってきているが，ここに着目しなければ拾い上げが難しいレベルである．c：a，bの差分画像をみると右臼蓋の転移は低濃度を示し，溶骨性変化が進行したことが明瞭に示唆される．一方で恥骨左側に硬化性変化が出現したこともわかる（▷）．恥骨左側病変はその後の経過観察で改善し，外傷性変化であった．
（京都大学医学部附属病院 先制医療・生活習慣病研究センター 八上全弘助教，坂本亮助教，キヤノンメディカルシステムズ株式会社のご厚意による）

6 融合画像

- 融合画像（Fusion Image）とは複数の異なるモダリティで撮像された画像を，DICOM（Digital Imaging and COmmunications in Medicine） data に搭載されている位置情報を元に重ね合わせた画像である．理論上，すべての種類の画像を融合することは可能であるが，実臨床ではCTやT2強調像など空間分解能が高いが病変のコントラストが弱い画像（形態画像）の上に，PET像や拡散強調像など，代謝や拡散状態を元に新たなコントラストを提供する画像（機能画像）をカラー表示して融合することが多い（図1）．この融合画像により，それぞれの持つ高い空間分解能・コントラストの有用性を享受する"欲張りな"画像を得ることが可能となる．

- また，差分画像と融合画像の技術をあわせることで，人工的に造影効果をより強調した画像を作成することもできる（図2）．この画像は撮像後の画像処理により人工的に作られた画像であり，必ずしも実際の病態と一致せず，ともすれば恣意的な画像になる恐れもあるが，コントラストが不足して判断に迷う場合や病態把握を誤る可能性がある症例には有用性が期待される．

（梅岡成章）

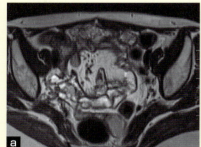 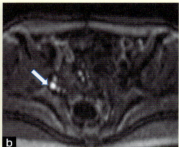 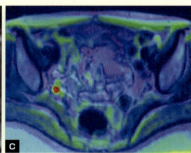

図1　融合画像：卵巣癌により子宮両側付属器切除後の経過観察．40歳代．a：T2強調像（HASTE）．T2強調像では組織のコントラストは良好であるが，病変の指摘は困難である．b：拡散強調像（b値＝1,000）．高b値の拡散強調像では右骨盤壁に小結節状の高信号がみられ（⇨），再発（腹膜播種）が疑われる．しかし，空間分解能は低く，周囲臓器との関連性が不明瞭である．c：T2強調像と拡散強調像の融合画像．融合画像を作成すると高い空間分解能を持つT2強調像を背景に強いコントラストを示す病変が示され，お互いの長所を享受した画像となっている．

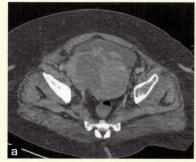 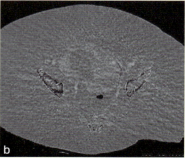 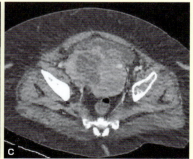

図2　差分画像と融合画像：進行子宮体癌．40歳代．造影CT（a）を施行したが，腫瘍による水尿管症のために造影剤量の制限を余儀なくされ，大柄な女性であったこともあいまって，骨盤内にある腫瘍への造影効果が不良であった．そこで，同時に撮像していた単純CTと造影CTの差分を作成し（b），それを元の造影CT（a）に重ね合わせた融合画像を作成（c）した（本症例は2回加算している）ところ，骨盤内腫瘍の造影効果によるコントラストが良好となり，腫瘍内部にある壊死の境界も明瞭化していることがわかる．

7 ROI, VOI

- ROI（region of interest）は関心領域で，画像上の解析などの対象となる領域である．円形または矩形で指定される．画像診断用のビューワでROIを設定することで，CTでは，CT値［単位はHU（ハンスフィールドユニット）］の平均値，標準偏差，最大値，最小値が即座に測定できる（図1）．MRIではもっぱらADC（apparent diffusion coefficient：見かけの拡散係数）値の測定に用いられる．ADC値は，腫瘍の細胞密度を反映し，良悪性の鑑別にも有用性が示されているが，ROIを設定する場所で同じ病変内でもかなり異なる値を呈する．一般的に腫瘍のADC値は壊死の少ない，比較的均一な部分を選んでROIを設定することが多い（図2）．

- VOI（volume of interest）は関心容積で，ROIが平面上に設定する関心領域であるのに対し，3次元的な容積を持った領域のことである．例えば，すでに取得されたPETの3Dデータを元に，VOIを設定した容積内の集積を計測することがある．MRスペクトロスコピーでも信号を得る容積として同じ名称のVOIを設定するが，こちらは撮像前に設定するもので，少し意味が異なる（図3）．

（高濱潤子）

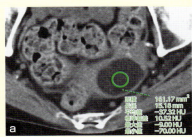
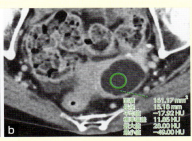

図1　子宮脂肪平滑筋腫．70歳代．a：単純CTで，低濃度を示す脂肪平滑筋腫にROIを設定すると，内部の平均CT値が－37.32HUであることがわかる．脂肪性腫瘤と判断できる．b：造影後．ほぼ同一の部分にROIを設定すると平均のCT値が－17.92HUとわずかに上昇しており，造影効果があることがわかる．

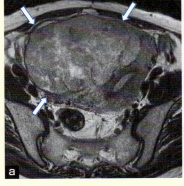
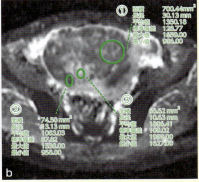

図2　子宮平滑筋肉腫．40歳代．a：MRI T2強調像．高信号で辺縁やや不整な腫瘤が認められる（⇨）．b：同レベルのADC map. ROIの大きさ，設定の位置で，平均ADC値（mm²/s）は$1.3×10^{-3}$（①），$1.0×10^{-3}$（②），$1.8×10^{-3}$（③）と大きく異なる．

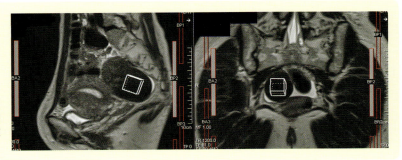

図3　MRスペクトロスコピー用のVOI設定画面．30歳代．各方向から観察して立体的な関心容積を設定する．

COLUMN

画像診断-Radiomics 解析法

　患者個々の医用画像データから多くの画像特徴量を抽出・解析し，腫瘍内の不均一性を評価して個別化治療の実現を目指す"Radiomics解析"という概念が提唱されている．

　例えば，機能分子イメージング検査法の代表であるFDG-PET検査は定性法（視覚的）と定量法により評価される．定量法は，ヒストグラム解析による1次特徴量解析のほか，テクスチャ特性を応用した2次および高次特徴量解析等で行われる．日常臨床で集積強度をSUV (standardized uptake value) として半定量化し評価する方法は，1次特徴量のほんの一部の情報を用いているにすぎない．PET像は，3D表示の場合はvoxel（ボクセル）という立体単位で構築して描出されているので，FDGが集積しているところを視覚的に囲むと〔その範囲をROI (region of interest) という〕，そのなかにはさまざまな強度を持ったvoxelが存在する．通常評価で用いられるSUVmaxはそのなかで最も強度の高いvoxelを意味し，SUVmeanはROI内全体の平均強度を表す．しかしながら，各強度voxelの各々の数やそれらの位置関係の情報が含まれておらず，ROI内の不均一性が評価されていない．その不均一性に関する特徴量を抽出する方法がテクスチャ解析である．具体的には，画像から腫瘍輪郭を描出し（セグメンテーション）（図1a），そのなかのvoxel値をグループ化し濃淡強度の再抽出（リサンプリング）を行ったのち，各voxel強度の各々の数やそれらの位置関係の相互の関連性を示す2次または高次の特徴量（テクスチャ特徴量）（例としてエントロピー，コントラストなど）（図1b）を得て定量化する手法である．これをRadiomics解析法という．また，この解析法で得られた画像データと腫瘍のゲノムデータを統合的に解析する方法をRadiogenomics解析法という（図1c）．

（吉田好雄）

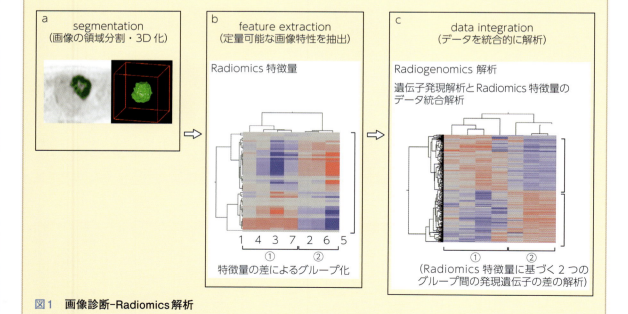

図1　画像診断-Radiomics解析

Ⅶ章　読影サインが表す病態・疾患　トップ20

サイン名	疾患名・病態名	画像
bag of worms	低異型度子宮内膜間質肉腫	T2強調像

> **所見の成り立ち** 子宮内膜間質肉腫の画像所見について，T2強調像で腫瘍実質が筋層の低信号に比し相対的に高信号を呈するために，腫瘍内に残存する平滑筋束が低信号に認められる (Koyama T, et al, 1999). 子宮肉腫に関する総説のなかでは，この低信号はbag of worms（ミノムシ）に例えられている (Santos P, et al, 2015).

子宮内膜間質肉腫は，子宮内膜間質細胞より発生するとされるが筋層内を主体として発育することが多い．筋層内に腫瘍が進展する際に，既存の平滑筋束を残しながら発育するという特徴的な進展様式を呈する．腫瘍の筋層内への浸潤部では腫瘍内部に残された既存の平滑筋束が低信号域として認められる（図1）.

子宮内膜間質肉腫は子宮の悪性間質系腫瘍のなかでは平滑筋肉腫に次いで2番目に多い腫瘍である．他の子宮体部の悪性腫瘍に比し好発年齢が低い傾向にあり，腫瘍細胞の異型の乏しさから子宮内膜組織診でも悪性の診断が困難なことがある．そのため上記のMR所見に着目して，画像診断で本腫瘍を疑う意義は極めて大きい．（小山 貴）

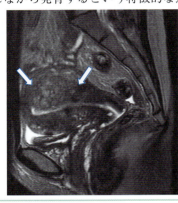
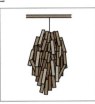

図1 子宮内膜間質肉腫．40歳代．T2強調像 矢状断．子宮体部後壁内に境界不明瞭な信号上昇域が認められ（⇨），その内部には網目状の低信号域がみられる．

サイン名	疾患名・病態名	画像
black garland-like appearance	卵巣線維腫症	T2強調像

> **所見の成り立ち** T2強調像で花輪（garland）状の低信号域が卵巣実質を取り囲むように認められ，内部には既存の卵胞と間質が保たれてみられる（図1a⇨）. この黒い花輪状の所見すなわちblack garland-like appearanceは卵巣線維腫症 (ovarian fibromatosis) において，既存の卵巣組織を取り巻くように皮質を主体として線維増生を伴った紡錘形細胞が増殖する病態を反映しており，T2強調像で低信号を呈するその他の卵巣腫瘍（線維腫や莢膜細胞腫，ブレンナー腫瘍等）との鑑別に有用なサインである．

卵巣線維腫症は若年女性に好発し，非腫瘍性の卵巣腫大をきたす原因不明のまれな腫瘍類似疾患である．軟部組織に発生する線維腫症 (fibromatosis：デスモイド腫瘍) とは関連がないとされる．主症状は月経異常や腹痛だが，無症状で偶然に発見されることも多い．時にホルモン活性により多毛や男性化をきたし，摘出により症状は改善する．片側性が多いが，両側性に認められることもある（図1b⇨）.　　　　　（竹内麻由美，松崎健司）

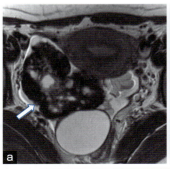
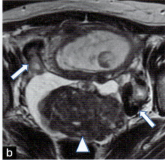
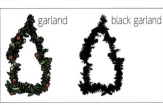

図1 卵巣線維腫症．a：20歳代．T2強調像，b：40歳代．T2強調像．左側は腺線維腫（▷）を合併している．

サイン名	疾患名・病態名	画像
bright dot sign	卵黄嚢腫瘍	造影CT像/MR像

所見の成り立ち 造影CT/MRIで腫瘍辺縁部～内部の拡張した腫瘍血管が濃染する像をbright dot sign（図1a⇨）と表現し，卵黄嚢腫瘍に特徴的な画像所見として報告されている．

卵黄嚢腫瘍は若年女性に好発する悪性胚細胞腫瘍であり，大部分が片側性で，血清AFP値の上昇が認められる．腹部膨満や腹痛などさまざまな腹部症状を呈するが，腫瘤は比較的急速な増大が認められ，時に被膜破綻による腹腔内出血をきたす．被包化された大きな腫瘍で，充実部と壊死部～嚢胞部が混在し，しばしば著明な腫瘍内出血が認められる（図1b）．多血性を反映してT2強調像では拡張した栄養血管のflow voidが目立つが，造影CT/MRIはより細い血管まで確認できる．

本サインは卵黄嚢腫瘍の多血性という特徴を反映しており，他の悪性胚細胞腫瘍などでも認められる可能性はあるが，若年女性で出血や壊死，嚢胞変性を伴う大きな充実性腫瘍にこのサインが認められた際は血清AFP値を測定すべきと考えられる．

（竹内麻由美，松崎健司）

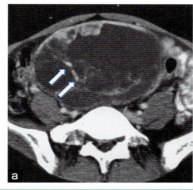 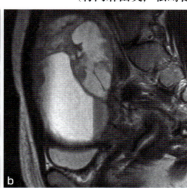

図1 卵黄嚢腫瘍．30歳代．a：T2強調像 矢状断，b：造影CT．

サイン名	疾患名・病態名	画像
chemical shift artifact	成熟嚢胞性奇形腫	T2強調像

所見の成り立ち chemical shift artifactは，脂肪と脂肪以外の成分が接する部位に認められる帯状の低信号・高信号の縁取り構造としてT2強調像，T1強調像にみられる（図1⇨）．婦人科腫瘍では成熟嚢胞性奇形腫の内部にみられることが多く，健常な臓器と周囲の脂肪組織との境界にも同定できる．

MRIはプロトン（水素原子核）からの信号で画像を作り出しているが，水（H_2O）と脂肪（$-CH_2-$）の化学結合の状態が異なるために，歳差運動の周波数がわずかに異なることが本アーチファクトの原因となる．MR像が水プロトンの周波数に合わせられているために，結果として，水と脂肪が同じpixel（ピクセル）内に存在しても，脂肪プロトンが本来の位置よりもずれた位置に表示されることになる．この「ずれ」方向は設定された周波数エンコード方向に生じるため，周波数エンコード方向を変更するとchemical shift artifactが生じる位置も変化する（図1⇨）．また，「ずれ」の度合いは，撮像時に設定される「バンド幅」または「磁場強度」によっても変化し，バンド幅を広く，磁場が小さいほど「ずれ」は小さくなる．

（木戸 晶）

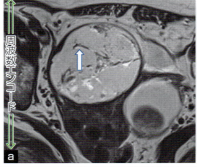 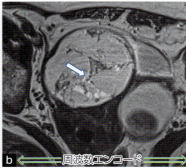

図1 成熟嚢胞性奇形腫．30歳代．T2強調像．周波数エンコード方向，a：前後，b：左右．

サイン名	疾患名・病態名	画像
cosmos pattern	分葉状頸管腺過形成	T2強調像

所見の成り立ち　T2強調像において，子宮頸管をとりまく囊胞の集簇をコスモスの花弁に，また，子宮頸管腺の過形成に相当する子宮頸管内側の充実部分をコスモスの花芯に見立ててcosmos patternと呼ぶ(Takatsu A, et al, 2011)(図1)．分葉状頸管腺過形成(Lobular endocervical glandular hyperplasia：LEGH)を示唆する所見である．

LEGHは，病理組織学的には幽門腺に類似した形質を示す抗円柱上皮からなる子宮頸管腺が分葉状の増生を呈することが特徴である．子宮頸管の内腔側に増生した腺管により深部の腺管は二次的に拡張し，大きな囊胞を形成することになる(Mikami Y, et al, 2011)．子宮頸管高位に囊胞の集簇が認められ，その中心部には中等度信号の充実性成分を呈する．

LEGHは病理組織学的に，胃型形質を有する最小偏倚腺癌との鑑別がしばしば問題になるが，前者は病変が囊胞により境界されるのに対して後者は浸潤性の発育を呈するので，このcosmos patternの有無が良悪の鑑別に寄与する重要な所見である．

（小山　貴）

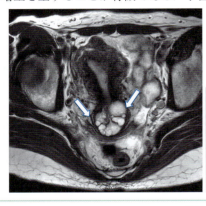
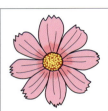

図1　分葉状頸管腺過形成．40歳代．T2強調像．子宮頸部には頸管を中心に囊胞の集簇が認められ(⇨)，病変の頸管側には信号低下域が認められる．

サイン名	疾患名・病態名	画像
intratumoral cyst and fibrous core	子宮内膜ポリープ	T2強調像

所見の成り立ち　子宮内膜ポリープの典型的なMRI所見は，多数の小囊胞の集簇と中心部分に認められるT2強調像で低信号を示す線状構造とされている．前者は，intratumoral cystと呼ばれ，不規則に拡張した腺管を反映しており(図1a⇨)，後者は，線維成分に富んだ間質を反映し，fibrous coreと呼ばれる(図1b⇨)．intratumoral cystは水を強調したSSFSEやHASTE(VI章A. 4. 参照)を用いると認識しやすくなる．ポリープのサイズや線維成分の割合によっては，これらの所見を認識できないこともあり，fibrous coreは6〜7割，intratumoral cystは4〜5割の頻度で認められると報告されている(Grasel RP, et al, 2000・Hase S, et al, 2012)．上記所見が認められる場合は鑑別の一助となるものの，子宮体癌でも1〜2割の症例において同様の所見が認められることがあり，最終的にはADC(apparent diffusion coefficient：見かけの拡散係数) mapでの信号が鑑別点となり得る．

（尾谷智史，木戸　晶）

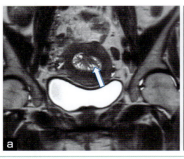
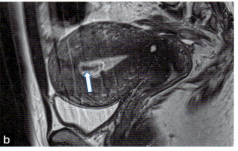

図1　子宮内膜ポリープ．a：40歳代．intratumoral cyst，T2強調像 矢状断．b：50歳代．fibrous core，T2強調像 冠状断．

サイン名	疾患名・病態名	画像
fibrovascular septa	未分化胚細胞腫	T2強調像, Gd造影像

> **所見の成り立ち** 充実性腫瘍の内部にみられるfibrovascular septaは，栄養血管を含んだ線維性隔壁を反映しており，T2強調像で低信号を呈する（図1⇨）．隔壁が薄い場合は，T2強調像で高信号となる場合もある．隔壁は腫瘍実質と比べ強い造影効果を示すことが多く，T2強調像で認識できない場合も造影すると明らかになることがある．未分化胚細胞腫のMRIに特徴的とされる所見である．
> 　未分化胚細胞腫は若年女性に多く，分葉状の充実性腫瘤として認められることが多い．サイズが大きいわりに囊胞や出血の頻度は低く，石灰化もまれである．fibrovascular septaの有無が診断に重要だが，隔壁内の線維成分の割合や隔壁の厚さによっては画像上認識できないこともある．そのような場合は，悪性リンパ腫に類似した像を呈するが，リンパ腫では腫瘍の辺縁に正常な卵胞が確認できることがあり，鑑別の一助となる．

(尾谷智史，木戸　晶)

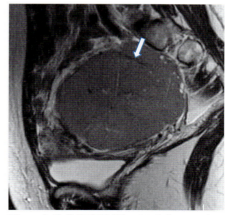

図1　未分化胚細胞腫．30歳代．T2強調像 矢状断．低信号（⇨）．

サイン名	疾患名・病態名	画像
hyperintensity rim and hypointensity rim	子宮筋腫赤色変性	T1強調像, T2強調像

> **所見の成り立ち** T1強調像で子宮筋腫辺縁に帯状の高信号（hyperintensity rim）（図1a⇨），T2強調像では筋腫輪郭が低信号に縁取られる様子（hypointensity rim）（図1b⇨）が認められる場合，子宮筋腫赤色変性を疑う．
> 　子宮筋腫赤色変性とは発症後間もなく摘出された筋腫の断面が肉様に赤いことが，その名の由来であるが，その原因は筋腫の静脈梗塞と考えられており，発症時には下腹部痛が生じる．また，妊娠，流産後，ピルの内服との関連が報告されている．梗塞を反映し造影サブトラクション像では筋腫全体に造影効果の欠損が認められる．T1強調像のhyperintensity rimは筋腫辺縁の拡張した血管内のメトヘモグロビンを反映していると推察されており，時間とともに内部に広がる．T2強調像のhypointensity rimは発症早期より認められ血栓閉塞した静脈や凝固壊死層を反映するものと考えられている．T2強調像でも赤色変性後の筋腫は経時的に内部が低信号化していく．

(中井　豪)

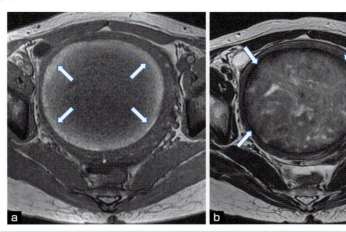

図1　子宮筋腫赤色変性．30歳代．a：T1強調像, hyperintensity rim，b：T2強調像, hypointensity rim.

サイン名	疾患名・病態名	画像
mushroom cap	直腸・S状結腸深部子宮内膜症	T2強調像

所見の成り立ち　直腸漿膜側から浸潤した子宮内膜症病変が直腸内腔に隆起した場合，漿膜側の線維性癒着や収束および直腸壁の肥厚がT2強調像で不均一低信号を示し，マッシュルームの茎とそこから放射状に広がるひだの形態に相当する（図1※）．その内腔側を覆う直腸粘膜と粘膜下層の浮腫性変化はT2強調像で高信号を示す（図1⇨）．浮腫性変化は子宮内膜症病変による粘膜下層の変形によって生じる非特異的炎症性変化と推察されている．この様子がmushroom capと名付けられた（Yoon Y, et al, 2010）．直腸・S状結腸深部子宮内膜症病変の特徴を示すサインである．

腸管子宮内膜症は稀少部位子宮内膜症（卵巣，子宮靱帯，ダグラス窩，腹膜以外の臓器に発生する子宮内膜症）のなかで最も頻度が高く，なかでも直腸・S状結腸が大半を占める（84％）．子宮内膜症病変が腸管の漿膜側で増生し，周囲に線維化を生じた結果，腸管の狭窄をきたす場合や腸管の固有筋層から粘膜面に進展しmushroom cap様の腫瘤を形成する場合があり，壁の線維化によるイレウスや月経期の下血を生じる．病変の範囲が広いと，もはやマッシュルームの形態を示さないことからfan shapedと表現されることもある．

（中井　豪）

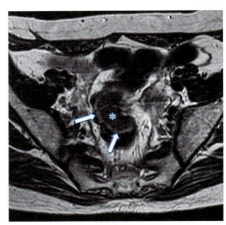

図1　直腸・S状結腸深部子宮内膜症．40歳代．T2強調像．

サイン名	疾患名・病態名	画像
omentum cake/omental cake	悪性腫瘍の大網播種	造影CT像など

所見の成り立ち　CT像では健常な大網の輪郭は認識しにくい．しかし，炎症の波及や転移が生じると吸収値が上昇し，CT像で認識できるようになる（図1a⇨）．omentum cake/omental cakeとは大網に生じた播種病変が癒合し，本来存在するはずの脂肪が同定できないほど増大し軟部組織を形成した状態を指し（図1b⇨），それにより前腹壁からその直下の消化管が離れた状態となる．

大網は胃大弯より尾側に下垂し横行結腸，小腸を覆う膜構造であり，胃を覆う腹膜および横行結腸間膜に連続する膜が癒合してできたものである．大網には脂肪，リンパ節が含まれ，腹腔内病変のバリアとして働くが，病変が広がる経路にもなる．

大網原発の悪性腫瘍には肉腫や中皮腫が存在するが頻度は低く，転移性腫瘍が一般的である．本所見は，卵巣癌，大腸癌，胃癌からの播種性転移でよく認められ，一般的に腹水や腹膜肥厚を伴うが，結核性腹膜炎などでも類似した像を示し得る．

（中井　豪）

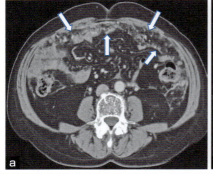
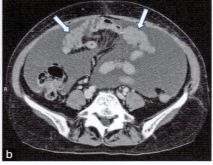

図1　悪性腫瘍の大網播種．
a：40歳代．造影CT像．大網に一致して結節状，索状の軟部影が散在している．
b：40歳代．造影CT像．大網は軟部腫瘤に置換している．

サイン名	疾患名・病態名	画像
sausage-shaped mass	卵管癌	T2強調像，拡散強調像

所見の成り立ち　sausage-shaped mass（ソーセージ状の腫瘤）は原発性卵管癌を示唆する所見で，この場合，病理組織学的な診断基準を満たす従来のいわゆる古典的な卵管癌である（Hu CY, et al, 1950・Sedlis A, 1978）．原発性卵管癌は卵管遠位が好発部位で充実性腫瘤を形成する．管腔臓器で曲がりくねった卵管の内腔を占拠するように病変が形成されると，画像でソーセージ状の細長い腫瘤として認識される（図1a）．

卵管癌に関するMRI所見の検討では，ソーセージ状・紡錘状・蛇状の腫瘤を示す症例が70％，結節状・不整形の腫瘤を示す症例が30％と報告されている．ソーセージ状の形態は卵巣癌ではみられない所見で，卵管癌に特徴的とされる．MRIでは充実部がT2強調像中等度高信号（図1a），拡散強調像高信号（図1b）・見かけの拡散係数（apparent diffusion coefficient：ADC）低下を示す．卵管癌を示唆するその他の所見として，卵管拡張や子宮内腔液体貯留がある．

（北井里実）

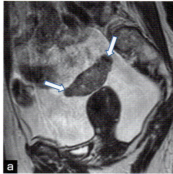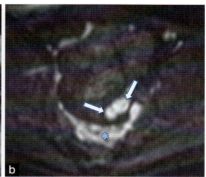

図1　卵管癌． a：60歳代．右側卵管癌ⅢA期．T2強調像 矢状断．子宮近傍に中等度高信号を示すsausage-shaped massが認められ（⇨），卵管癌が示唆される．b：60歳代．左側卵管癌ⅢC期．拡散強調像．付属器領域に拡散強調像で高信号を示すsausage-shaped massが認められ（⇨），卵管癌が示唆される．ダグラス窩腹膜に腫瘤があり，転移が疑われる（✳）．

サイン名	疾患名・病態名	画像
sea anemone-like mass	漿液性境界悪性腫瘍や漿液粘液性境界悪性腫瘍の乳頭状増殖	T2強調像

所見の成り立ち　sea anemone-like mass（イソギンチャク様の腫瘤）は，T2強調像で内部の分枝状低信号域と周囲高信号が全体として乳頭状の形状を示す所見（papillary architecture and internal branching pattern）であり，外向性発育を示す卵巣の漿液性境界悪性腫瘍（serous borderline tumor：SBT）で主に認められる．SBTでは嚢胞を形成することも多く，同様の比較的小さな腫瘤が嚢胞内にも認められる．T2強調像低信号の分枝状構造は組織学的に線維性間質を，周囲高信号は浮腫状間質を反映している．この所見は，漿液粘液性境界悪性腫瘍などの上皮性境界悪性腫瘍や，悪性腫瘍の一部に認められることがある．

（北井里実）

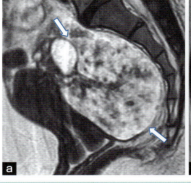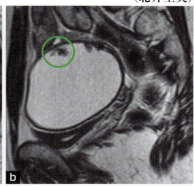

図1　SBT． a：20歳代．卵巣SBT ⅠC期．T2強調像 矢状断．卵巣表面から乳頭状に増殖するsea anemone-like massが認められ（⇨），SBTが示唆される．b：30歳代．卵巣SBT ⅠA期．T2強調像 矢状断．卵巣嚢胞性腫瘍内に増殖する小さなsea anemone-like massが認められ（〇），SBTが示唆される．

サイン名	疾患名・病態名	画像
shading	子宮内膜症性嚢胞	T2 強調像

> **所見の成り立ち** 付属器領域に生じた嚢胞の内容液がT1強調像で高信号，T2強調像では低信号を示す場合，卵巣の子宮内膜症性嚢胞を疑うことが多い．このT2強調像での低信号がshadingとして知られる所見であるが，全体的に均一な低信号を呈することもあればグラデーションを呈するものもある．異所性子宮内膜からの繰り返される出血により，嚢胞内容液が粘稠で，高濃度の蛋白質や鉄分を含有する状態が画像に反映されている．
> 　子宮内膜症性嚢胞の診断に関してshadingの感度は高いが，特異度は高くないと考えられており，黄体嚢胞でもT2強調像で低信号を呈することがある．いびつな嚢胞が集まった形態，周囲の癒着などの画像所見や臨床症状とあわせて診断する必要がある．子宮内膜症性嚢胞から明細胞癌，類内膜癌といった悪性腫瘍が発生した場合に，充実部の存在から悪性腫瘍が示唆されるが，付随所見として嚢胞の増大やshadingの消失が挙げられる．これは腫瘍細胞が産生する液体または出血により内容液が希釈されることによると考えられている．

（森畠裕策，小山　貴）

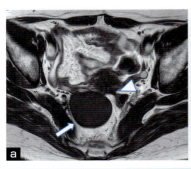 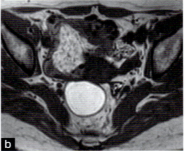

図1　卵巣子宮内膜症性嚢胞．30歳代．a：T2強調像矢状断，b：T1強調像．右側卵巣の嚢胞性腫瘤はT1強調像で高信号，T2強調像では低信号を呈している（shading，⇨）．子宮と直腸の間には索状構造が認められ，癒着と考えられる（▷）．

サイン名	疾患名・病態名	画像
sponge like mass	顆粒膜細胞腫・腺線維腫	T2 強調像

> **所見の成り立ち** sponge like massは，T2強調像で充実部の内部に小嚢胞構造が多発・集簇し，スポンジ状の形態を呈する腫瘤で，顆粒膜細胞腫でみられる画像所見である（図1）．画像で認められる小嚢胞は腫瘍の濾胞構造を反映し，嚢胞のサイズは大小さまざまで，内部に出血を含むことが多い．
> 　顆粒膜細胞腫は多彩な組織構築を示す腫瘍で，びまん型や島状，索状構造などを示し濾胞構造を伴わない場合も多い．同一腫瘍内でも多彩性がみられ，腫瘍の一部がスポンジ状を呈することもある．その他，スポンジ状の形態を呈する腫瘍として腺線維腫の形態をとる上皮性腫瘍がある（図2）．T2強調像において，腺線維腫は充実部が線維成分により低信号を呈する（black sponge）．一方，顆粒膜細胞腫は出血により嚢胞内に低信号の液面形成を生じることがある．

（坪山尚寛）

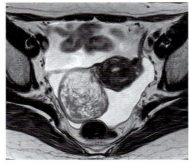 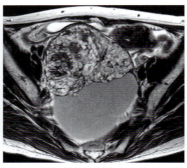

図1　成人型顆粒膜細胞腫．50歳代．T2強調像．

図2　腺線維腫の形態をとる明細胞境界悪性腫瘍．60歳代．T2強調像．

サイン名	疾患名・病態名	画像
stained glass appearance	粘液性腫瘍	T2強調像

所見の成り立ち　卵巣多房性嚢胞性病変の個々の房の内容液が，異なる濃度の出血成分や蛋白成分を含みT1強調像やT2強調像で多彩な信号を呈することをstained glass appearanceと呼ぶ（図1）．代表的な疾患は粘液性腫瘍で，大小さまざまな房を有する多房性嚢胞性病変を呈し，内容液は高信号から低信号まで多彩である．粘液性腫瘍は良性から境界悪性や悪性に進展するに従って房の数が増加する．悪性であっても良性や境界悪性の成分を含み，組織学的に不均一である．この組織学的な不均一性が内容液の不均一性に寄与している可能性があると推定されている．

鑑別疾患として多房性嚢胞性病変を呈する転移性卵巣腫瘍や卵巣甲状腺腫が挙がる．転移性腫瘍は大腸癌や虫垂腫瘍が原発である場合に多房性嚢胞性病変の形態を呈し，画像所見と病理組織学的所見ともに原発性粘液性腫瘍に類似する．原発性は通常，片側性であるが，転移性腫瘍は両側性が多い点が重要な鑑別点となる．また，転移性腫瘍は原発性粘液性腫瘍よりも内部信号の多彩性に乏しいと報告されている．卵巣甲状腺腫は一部の嚢胞内に貯留したコロイドがT2強調像で著明な低信号を呈し，単純CTで高吸収を呈する．ただし，内容液の性状だけで診断することは難しく，辺縁が分葉状である点や多血性の充実部を含むことが卵巣甲状腺腫の診断に重要である．　　　（坪山尚寛）

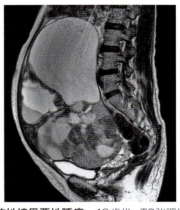

図1　**粘液性境界悪性腫瘍**．40歳代．T2強調像 矢状断．

サイン名	疾患名・病態名	画像
visceral scalloping	腹膜偽粘液腫	造影CT

所見の成り立ち　visceral scallopingは臓器の辺縁がホタテ貝（scallop）の辺縁のように波打つ様子を指し，腹膜偽粘液腫に特徴的な画像所見である（図1）．腹膜偽粘液腫は腹腔内にゼリー状の粘液を産生する腫瘍細胞が増殖した状態を示す臨床的な用語で，病理組織学的には線維性隔壁の形成を伴いながら粘液瘤を形成し，軽度〜中等度の異型を示す粘液性上皮の集塊が浮遊ないし隔壁に付着している．上皮成分の量と異型度から，disseminated peritoneal adenomucinosis（DPAM）とperitoneal mucinous carcinomatosis（PMCA）の2つに分類する考え方もあるが，WHO分類 第4版（2010年）はこの名称を推奨しておらず，low gradeとhigh gradeに分類している．ほとんどが虫垂の低異型度粘液性腫瘍に由来し，従来，卵巣粘液性腫瘍由来と報告されていた症例も，虫垂腫瘍の転移であったと考えられている．まれに卵巣奇形腫由来の粘液性腫瘍が腹膜偽粘液腫をきたすことがあり，大腸，胃，胆嚢，膵，尿膜管の粘液性腫瘍が原因となることもある．

visceral scallopingは肝臓や脾臓の表面に好発し，子宮表面に認めることもある．CTで低吸収，T2強調像で高信号を呈する粘液により臓器の表面が圧排される．石灰化を伴う場合もあり，粗大な充実部は伴わない．類似した所見が結核性腹膜炎でもみられるが，虫垂病変の有無が腹膜偽粘液腫の診断の鍵となる．虫垂病変は拡張がごくわずかで見落とされる場合や，逆に巨大嚢胞性病変を形成して卵巣腫瘍と間違われることもあり，注意を要する．　　　（坪山尚寛）

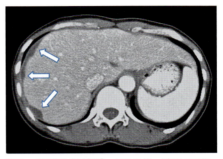

図1　**腹膜偽粘液腫**．50歳代．造影CT像．

サイン名	疾患名・病態名	画像
black sponge-like appearance	腺線維腫	T2強調像

所見の成り立ち 卵巣腫瘍において，T2強調像で低信号を呈し，内部に散在する高信号の小囊胞によりあたかも黒いスポンジ様を呈する所見（black sponge-like appearance）が認められた場合は腺線維腫（adenofibroma）を疑う（図1⇨）．T2強調像での低信号部分は腺線維腫の密な線維性間質の増生を，高信号の小囊胞は内部に散在する上皮性の腺管構造を反映すると考えられる．

良性の卵巣上皮性腫瘍で囊胞成分が主体のものを囊胞腺腫，線維性間質の増生が目立つものを腺線維腫と呼ぶ．腺線維腫は漿液性，粘液性など上皮性腫瘍のいずれの組織亜型でも認められる．腺線維腫は通常は囊胞腺腫の成分と混在し，超音波検査やCTで囊胞部と充実部が混在する非特異的な腫瘤として描出され，時に卵巣癌との鑑別が問題となるが，本所見は診断に有用である．

腺線維腫の造影効果はさまざまであり，ダイナミック造影MRIでは一般に漸増する造影パターンを呈する．また，拡散強調像では強い信号上昇をきたさないことが悪性腫瘍との鑑別点とされる．

（竹内麻由美，松崎健司）

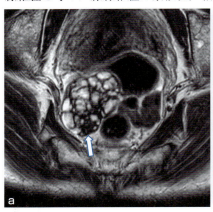
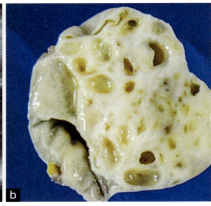

図1 腺線維腫．30歳代．a：T2強調像 斜冠状断，b：切除標本の割面（ホルマリン固定後）．

サイン名	疾患名・病態名	画像
beak sign	病変の由来臓器の推定	T2強調像

所見の成り立ち 腫瘍と隣接臓器の関係を表すサインで，臓器の辺縁が腫瘍に向かって，鳥のくちばし状（鋭角）の変形を伴って伸びていればbeak sign陽性と判断して，腫瘍の由来臓器と判断する（図1⇨）．腫瘍が臓器を単に圧排している場合では腫瘍と臓器の辺縁が鈍角に変形したり，腫瘍と臓器との間に脂肪が介在することが多く，beak sign陰性となる（図1▷）．腫瘍と周辺臓器が直に接する場合，その隣接部が最大となる断面以外ではbeak sign偽陽性となりやすいことに注意が必要である（V章B.2.子宮体部参照）．

（上野嘉子）

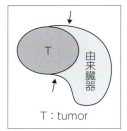
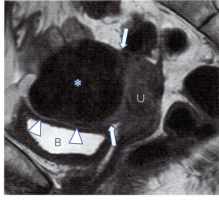

図1 子宮筋腫．30歳代．T2強調像 矢状断．低信号の腫瘤（＊）との隣接部で子宮（U）が鋭角に変形しており（⇨），beak sign陽性である．腫瘤（＊）と膀胱（B）との間には脂肪が介在しており（▷），beak sign陰性である．

サイン名	疾患名・病態名	画像
embedded organ sign	病変の由来臓器の推定	造影CT像

所見の成り立ち 腫瘍と隣接する臓器の位置関係を表すサインで、隣接部の腫瘍表面が陥凹し、そこに臓器の一部が落ち込んだようにみえる場合、embedded organ sign陽性と判断し、その臓器が腫瘍の由来臓器であることを示唆する（図1）。腫瘍が隣接する管腔臓器との間に間質線維化反応をきたした場合、腫瘍と臓器の境界が不整となるため、さらに確信度が高まる。

単に腫瘍が隣接臓器を圧排するだけでは、腫瘍の表面に陥凹は生じず、由来臓器ではないことがわかる（図2）。

（上野嘉子）

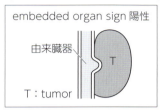

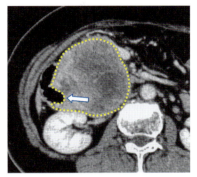

図1 十二指腸GIST（embedded organ sign陽性）。60歳代。造影CT像。腫瘍(╍╍)が十二指腸(⇨)を引き込んでいる。

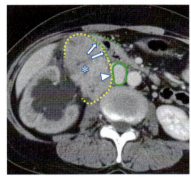

図2 後腹膜平滑筋肉腫（embedded organ sign陰性）。60歳代。造影CT像。腫瘍(✻)により十二指腸(⇨)やIVC(▷)は圧排され、三日月状に変形している。腫瘍の輪郭は平滑で陥凹はない。

サイン名	疾患名・病態名	画像
prominent feeding artery sign	病変の由来臓器の推定	ダイナミック造影CT像（動脈相）

所見の成り立ち 多血性腫瘍はその由来臓器を栄養する動脈から多くの血流を受けるので、腫瘍の主な栄養血管を同定できれば、由来臓器の推定に役立つ（prominent feeding artery sign陽性）（図1）。骨盤領域では、主として卵巣動脈や子宮動脈から栄養される卵巣・子宮、上腸間膜動脈から栄養される小腸、下腸間膜動脈から栄養されるS状結腸など、異なる栄養血管の臓器が並んでいる。本サインは骨盤内腫瘤がどの臓器から生じたか判断する材料になる。

卵巣動脈から腫瘍の栄養動脈が少ない場合は非常に有用だが、腫瘍が増大し周囲に寄生動脈が増加するに従って、本来の由来臓器に関与する栄養動脈がわかりにくくなることがある。また、異なる臓器でも部位が近い場合、共通の動脈から栄養されることも多いため（例：子宮と卵巣）、本サインは、厳密には由来臓器そのものというよりは

腫瘍の存在部位の診断に有用と考えられる。なお、排血静脈に注目した場合はprominent draining vein signと呼ぶ。

（上野嘉子）

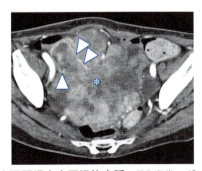

図1 小腸間膜由来平滑筋肉腫。70歳代。ダイナミック造影CT像（動脈相）。骨盤内を占める巨大な腫瘤(✻)が認められる。上腸間膜動脈から多くの分枝が腫瘤に流入しているが(▷)、内腸骨動脈からの血流はみられなかった。子宮や卵巣由来よりも腸管や腸間膜由来が示唆される。

Ⅷ章　資料

Ⅷ章　資料

臨床進行期分類と組織学的分類

ポイント

- 子宮頸癌の分類は『子宮頸癌取扱い規約　第3版（2012年）』と『子宮頸癌取扱い規約　病理編　第4版（2017年）』に基づく.
- 子宮体癌・子宮体部肉腫の分類は『子宮体癌取扱い規約　第3版（2012年）』と『子宮体癌取扱い規約　病理編　第4版（2017年）』に基づく.
- 卵巣腫瘍・卵管癌・腹膜癌の分類は『卵巣腫瘍・卵管癌・腹膜癌取扱い規約　臨床編　第1版（2015年）』と『卵巣腫瘍・卵管癌・腹膜癌取扱い規約　病理編　第1版（2016年）』に基づく.
- 絨毛性疾患の分類は『絨毛性疾患取扱い規約　第3版（2011年）』に基づく.
- 外陰癌の分類は手術進行期分類（日産婦2014，FIGO 2008）と『WHO Classification of Tumours of Female Reproductive Organs（2014年）』に基づく.
- 腟癌の分類は臨床進行期分類（日産婦2014，FIGO 1971）と『WHO Classification of Tumours of Female Reproductive Organs（2014年）』に基づく.

- すべての臓器に発生する，いわゆる「がん」の診断と治療にあたっては，個々のがんの臨床的分類と組織学的分類が例外なく共通の基盤となっている. 歴史的に，わが国では，その両者の取り扱いを包含し，さらに治療を担当した施設が治療の方法と成績を記録・集積する登録の要項を示した『癌取扱い規約』が，それぞれの関連学会によって編集され刊行されている.

a) 子宮頸部腫瘍

- 本書で主に扱われる疾病は，婦人科腫瘍である. 1952年に，当時の婦人科悪性腫瘍の多くを占めていた子宮頸癌の全国的な登録と治療成績の集計を目的に，日本産科婦人科学会が「子宮癌委員会」を設置した. この登録のためには多項目に及ぶ規則が作成され，それは，世界産婦人科連合（The International Federation of Gynecology and Obstetrics：FIGO），国際対がん連合（Union for International Cancer Control：UICC），世界保健機構（World Health Organization：WHO）などの国際的機関によって提案された規則を拠り所としてきた. この間，日本産科婦人科学会は，FIGOによる国際臨床進行期分類を1961年に初めて採用し，1970年のFIGOの臨床進行期分類の改訂を経て，1987年に日本病理学会と日本医学放射線学会の協力を得て『子宮頸癌取扱い規約　第1版』を発刊するに至っている. 一方，組織分類は，WHOが1967年からシリーズで出版し通称"Blue

book"と呼ばれる『International Histological Classification of Tumours』の中のNo. 13として，第1版　の『Histological Typing of Female Genital Tract Tumours』が1975年に発刊され，卵巣腫瘍を除く子宮体部，絨毛性疾患，子宮頸部，腟，外陰の国際的な組織分類が初めて明確に規定された. そして，この改訂第2版が1994年に出版されたことを受けて，日本病理学会によってこの組織分類が採用され，時を同じくして1994年に再び改訂されたFIGOの臨床進行期分類とともに，1997年に出版された『子宮頸癌取扱い規約　第2版』に収載された.

- この婦人科悪性腫瘍の取扱い規約の嚆矢となった『子宮頸癌取扱い規約』は，FIGOによる臨床進行期分類が2008年に提示されたことから，第3版として2012年に出版されている. その子宮頸癌の臨床進行期分類を表1に示す. なお，2018年10月にはFIGOの進行期分類（FIGO 2018）が示され（表2），画像診断や病理所見が進行期決定に加味されるようになった. この改訂を受け，日本産科婦人科学会では『子宮頸癌取扱い規約　臨床編』の作成に取りかかっている（2020年末に刊行予定）.

- 2012年の第3版には，2003年にWHOが第3版にあたる元として刊行した『Pathology and Genetics Tumours of the Breast and Female Genital Organs』の組織分類が採用されていた. しかし，FIGOとWHOのそれぞれの改訂は必ずしも呼応

表1 子宮頸癌の臨床進行期分類（日産婦2011，FIGO 2008）

I期	癌が子宮頸部に限局するもの（体部浸潤の有無は考慮しない）．		
	IA期	組織学的にのみ診断できる浸潤癌．肉眼的に明らかな病巣は，たとえ表層浸潤であってもIB期とする．浸潤は，計測による間質浸潤の深さが5mm以内で，縦軸方向の広がりが7mmをこえないものとする．浸潤の深さは，浸潤がみられる表層上皮の基底膜より計測して5mmをこえないものとする．脈管（静脈またはリンパ管）侵襲があっても進行期は変更しない．	
		IA1期	間質浸潤の深さが3mm以内で，広がりが7mmをこえないもの．
		IA2期	間質浸潤の深さが3mmをこえるが5mm以内で，広がりが7mmをこえないもの．
	IB期	臨床的に明らかな病巣が子宮頸部に限局するもの，または臨床的に明らかではないがIA期をこえるもの．	
		IB1期	病巣が4cm以下のもの．
		IB2期	病巣が4cmをこえるもの．
II期	癌が子宮頸部をこえて広がっているが，骨盤壁または腟壁下1/3には達していないもの．		
	IIA期	腟壁浸潤が認められるが，子宮傍組織浸潤は認められないもの．	
		IIA1期	病巣が4cm以下のもの．
		IIA2期	病巣が4cmをこえるもの．
	IIB期	子宮傍組織浸潤の認められるもの．	
III期	癌浸潤が骨盤壁にまで達するもので，腫瘍塊と骨盤壁との間にcancer free spaceを残さない．または腟壁浸潤が下1/3に達するもの．		
	IIIA期	腟壁浸潤は下1/3に達するが，子宮傍組織浸潤は骨盤壁にまでは達していないもの．	
	IIIB期	子宮傍組織浸潤が骨盤壁にまで達しているもの．または明らかな水腎症や無機能腎を認めるもの．	
IV期	癌が小骨盤腔をこえて広がるか，膀胱，直腸粘膜を侵すもの．		
	IVA期	膀胱，直腸粘膜への浸潤があるもの．	
	IVB期	小骨盤腔をこえて広がるもの．	

（日本産科婦人科学会・日本病理学会編：子宮頸癌取扱い規約 病理編 第4版，金原出版，2017より転載）

するものではなく，両者に時間的な差異がみられる．FIGO分類改訂の6年後の2014年に『WHO Classification of Tumours of Female Reproductive Organs』が出版されたことから，『子宮頸癌取扱い規約 病理編 第4版』として最新の組織学的分類を臨床的取扱いから切り離して2017年7月に刊行された．その子宮頸癌の組織分類を表3に示す．

b) 子宮体部腫瘍，子宮体部肉腫

- 『子宮体癌取扱い規約』は子宮頸癌のそれにほぼ同調し，1987年に第1版が発刊され，1996年に第2版，2012年に第3版として改訂され，子宮頸癌と同じ経緯によって2017年に『子宮体癌取扱い規約 病理編 第4版』が刊行されている．その子宮体癌の手術進行期分類ならびに組織学的の分類を表4と表5に示す．また，2008年にFIGOによって子宮頸癌，子宮体癌，外陰癌の臨床進行期分類が改訂されたときに，子宮体部肉腫の進行期分類が新たに承認された．その平滑筋肉腫・子宮内膜間質肉腫ならびに腺肉腫の臨床進行期分類を表6に示すが，癌肉腫は子宮体癌の進行期分類が用い

られる．これらの肉腫の組織学的分類は先の『子宮体癌取扱い規約 病理編 第4版』の中に収められている（表5）．

c) 卵巣腫瘍，卵管癌，腹膜癌

- 卵巣腫瘍の組織分類については，1960年に日本産科婦人科学会に設置された卵巣腫瘍委員会で作成されたわが国独自の分類が長く用いられてきた．1973年，WHOが『International Histological Classification of Tumours』のNo.9として上梓した『Histological Typing of Ovarian Tumours』の登場によって，混乱していた卵巣腫瘍の用語と分類が国際的に統一された．このことを受けて，日本産科婦人科学会と日本病理学会の相互協力を得て，WHO分類に準拠した『卵巣腫瘍取扱い規約 第1部 組織分類ならびにカラーアトラス』が1990年に刊行され，1992年には『卵巣腫瘍取扱い規約 第2部』として進行期分類を中心に臨床的な取り扱いがまとめられた．先述したように，FIGOとWHOのそれぞれの改訂には年単位の差異がみられることから，『卵巣腫瘍取扱い規約』の第1部第2版は2009年，第2部第2版は1997年

表2 子宮頸癌進行期分類（FIGO 2018）

Stage			Description
I			The carcinoma is strictly confined to the cervix (extension to the uterine corpus should be disregarded)
	IA		Invasive carcinoma that can be diagnosed only by microscopy, with maximum depth of invasion <5mm[a]
		IA1	Measured stromal invasion 3mm in depth
		IA2	Measured stromal invasion ≧3mm and <5mm in depth
	IB		Invasive carcinoma with measured deepest invasion ≧5mm (greater than Stage IA), lesion limited to the cervix uten[b]
		IB1	Invasive carcinoma ≧5mm depth of stromal invasion, and <2cm in greatest dimension
		IB2	Invasive carcinoma ≧2cm and <4cm in greatest dimension
		IB3	Invasive carcinoma ≧4cm in greatest dimension
II			The carcinoma invades beyond the uterus, but has not extended onto the lower third of the vagina or to the pelvic wall
	IIA		Involvement limited to the upper two-thirds of the vagina without parametrial involvement
		IIA1	Invasive carcinoma <4cm in greatest dimension
		IIA2	Invasive carcinoma ≧4cm in greatest dimension
	IIB		With parametrial involvement but not up to the pelvic wall
III			The carcinoma involves the lower third of the vagina and/or extends to the pelvic wall and/or causes hydronephrosis or nonfunctioning kidney and/or involves pelvic and/or para-aortic lymph nodes[c]
	IIIA		The carcinoma involves the lower third of the vagina, with no extension to the pelvic wall
	IIIB		Extension to the pelvic wall and/or hydronephrosis or nonfunctioning kidney (unless known to be due to another cause)
	IIIC		Involvement of pelvic and/or para-aortic lymph nodes, irrespective of tumor size and extent (with r and p notations)[c]
		IIIC1	Pelvic lymph node metastasis only
		IIIC2	Para-aortic lymph node metastasis
IV			The carcinoma has extended beyond the true pelvis or has involved (biopsy proven) the mucosa of the bladder or rectum. (A bullous edema, as such, does not permit a case to be allotted to Stage IV)
	IVA		Spread to adjacent pelvic organs
	IVB		Spread to distant organs

When in doubt, the lower staging should be assigned.
[a]Imaging and pathology can be used, where available, to supplement clinical findings with respect to tumor size and extent, in all stages.
[b]The involvement of vascular/lymphatic spaces does not change the staging. The lateral extent of the lesion is no longer considered.
[c]Adding notation of r (imaging) and p (pathology) to indicate the findings that are used to allocate the case to Stage IIIC. Example : If imaging indicates pelvic lymph node metastasis, the stage allocation would be Stage IIIC1r, and if confirmed by pathologic findings, it would be Stage IIIC1p. The type of imaging modality or pathology technique used should always be documented.
　(Bhatla N, et al : FIGO Cancer Report 2018 : Cancer of the cervix uteri. Int J Gynecol Obstet 2018 ; 143 Suppl2 : 22-36)

の出版となった．さらに，2014年には，FIGOが新たな臨床進行期分類を提示し，また『WHO Classification of Tumours of Female Reproductive Organs』が出版された．この中で，FIGOは，発生に関する知見，共通する主な組織型，さらに臨床的管理の類似性から，卵巣癌，卵管癌，原発性腹膜癌の3つを包括した分類に改訂している．その結果，『卵巣腫瘍・卵管癌・腹膜癌取扱い規約』の新たな名称を得た臨床編と病理編がそれぞ

れ2015年，2016年に発刊された．その卵巣癌・卵管癌・腹膜癌の手術進行期分類ならびに卵巣腫瘍・卵管腫瘍・腹膜腫瘍の組織学的分類を表7と表8に示す．

d) 絨毛性疾患

◆ 絨毛性疾患の分類には長く国際的なものがなかったなか，わが国では，1963年に，日本産科婦人科学会によって，「胞状奇胎および絨毛上皮腫の診断基準ないし分類に関する日本としての統一的

表3 **子宮頸癌の組織学的分類**（子宮頸癌取扱い規約　病理編　第4版，2017）

I	上皮性腫瘍　epithelial tumors			ICD-Oコード
A.	扁平上皮病変および前駆病変　squamous cell tumors and precursors			
	1.	扁平上皮内病変　squamous intraepithelial lesions（SIL）/子宮頸部上皮内腫瘍　cervical intraepithelial neoplasia（CIN）		
		a.	軽度扁平上皮内病変　low-grade SIL（LSIL）/CIN 1	8077/0
		b.	高度扁平上皮内病変　high-grade SIL（HSIL）/CIN 2	8077/2
		c.	高度扁平上皮内病変　high-grade SIL（HSIL）/CIN 3	8077/2
	2.	扁平上皮癌　squamous cell carcinoma		8070/3
		a.	角化型扁平上皮癌　squamous cell carcinoma, keratinizing type	8071/3
		b.	非角化型扁平上皮癌　squamous cell carcinoma, non-keratinizing type	8072/3
		c.	乳頭状扁平上皮癌　papillary squamous cell carcinoma	8052/3
		d.	類基底細胞癌　basaloid carcinoma	8083/3
		e.	コンジローマ様癌　condylomatous（warty）carcinoma	8051/3
		f.	疣（いぼ）状癌　verrucous carcinoma	8051/3
		g.	扁平移行上皮癌　squamotransitional carcinoma	8120/3
		h.	リンパ上皮腫様癌　lymphoepithelioma-like carcinoma	8082/3
	3.	良性扁平上皮病変　benign squamous cell lesions		
		a.	扁平上皮化生　squamous metaplasia	
		b.	尖圭コンジローマ　condyloma acuminatum	
		c.	扁平上皮乳頭腫　squamous papilloma	8052/0
		d.	移行上皮化生　transitional metaplasia	
B.	腺腫瘍および前駆病変　glandular tumors and precursors			
	1.	上皮内腺癌　adenocarcinoma in situ（AIS）		8140/2
	2.	腺癌　adenocarcinoma		8140/3
		a.	通常型内頸部腺癌　endocervical adenocarcinoma, usual type	8140/3
		b.	粘液性癌　mucinous carcinoma	8480/3
			（1）胃型粘液性癌　mucinous carcinoma, gastric type	8482/3
			最小偏倚腺癌　minimal deviation adenocarcinoma	
			（2）腸型粘液性癌　mucinous carcinoma, intestinal type	8144/3
			（3）印環細胞型粘液性癌　mucinous carcinoma, signet-ring cell type	8490/3
		c.	絨毛腺管癌　villoglandular carcinoma	8263/3
		d.	類内膜癌　endometrioid carcinoma	8380/3
		e.	明細胞癌　clear cell carcinoma	8310/3
		f.	漿液性癌　serous carcinoma	8441/3
		g.	中腎癌　mesonephric carcinoma	9110/3
		h.	神経内分泌癌を伴う腺癌　adenocarcinoma admixed with neuroendocrine carcinoma	8574/3
C.	良性腺腫瘍および腫瘍類似病変　benign glandular tumors and tumor-like lesions			
	1.	頸管ポリープ　endocervical polyp		
	2.	ミュラー管乳頭腫　Müllerian papilloma		
	3.	ナボット囊胞　nabothian cyst		
	4.	トンネル・クラスター　tunnel clusters		
	5.	微小腺管過形成　microglandular hyperplasia		
	6.	分葉状頸管腺過形成　lobular endocervical glandular hyperplasia（LEGH）		
	7.	びまん性層状頸管過形成　diffuse laminar endocervical hyperplasia		
	8.	中腎遺残および過形成　mesonephric remnants and hyperplasia		
	9.	アリアス-ステラ反応　Arias-Stella reaction		
	10.	頸管内膜症　endocervicosis		

臨床進行期分類と組織学的分類　159

		11.	子宮内膜症　endometriosis		
		12.	卵管類内膜化生　tuboendometrioid metaplasia		
		13.	異所性前立腺組織　ectopic prostate tissue		
	D.		その他の上皮性腫瘍　other epithelial tumors		
		1.	腺扁平上皮癌　adenosquamous carcinoma		8560/3
			すりガラス細胞癌　glassy cell carcinoma		8015/3
		2.	腺様基底細胞癌　adenoid basal carcinoma		8098/3
		3.	腺様嚢胞癌　adenoid cystic carcinoma		8200/3
		4.	未分化癌　undifferentiated carcinoma		8020/3
	E.		神経内分泌腫瘍　neuroendocrine tumors		
		1.	低異型度神経内分泌腫瘍　low-grade neuroendocrine tumor（NET）		
			a.	カルチノイド腫瘍　carcinoid tumor	8240/3
			b.	非定型的カルチノイド腫瘍　atypical carcinoid tumor	8249/3
		2.	高異型度神経内分泌癌　high-grade neuroendocrine carcinoma（NEC）		
			a.	小細胞神経内分泌癌　small cell neuroendocrine carcinoma（SCNEC）	8041/3
			b.	大細胞神経内分泌癌　large cell neuroendocrine carcinoma（LCNEC）	8013/3
II	間葉性腫瘍および腫瘍類似病変　mesenchymal tumors and tumor-like lesions				
	A.		良性　benign		
		1.	平滑筋腫　leiomyoma		8890/0
		2.	横紋筋腫　rhabdomyoma		8905/0
	B.		悪性　malignant		
		1.	平滑筋肉腫　leiomyosarcoma		8890/3
		2.	横紋筋肉腫　rhabdomyosarcoma		8910/3
		3.	胞巣状軟部肉腫　alveolar soft-part sarcoma		9581/3
		4.	血管肉腫　angiosarcoma		9210/3
		5.	悪性末梢神経鞘腫瘍　malignant peripheral nerve sheath tumor		9540/3
		6.	その他の肉腫　other sarcomas		
			a.	脂肪肉腫　liposarcoma	8850/3
			b.	未分化頸管肉腫　undifferentiated endocervical sarcoma	8805/3
			c.	ユーイング肉腫　Ewing sarcoma	9364/3
	C.		腫瘍類似病変　tumor-like lesions		
		1.	術後性紡錘細胞結節　postoperative spindle-cell nodule		
		2.	リンパ腫様病変　lymphoma-like lesion		
III	上皮性・間葉性混合腫瘍　mixed epithelial and mesenchymal tumors				
	A.	腺筋腫　adenomyoma			8932/0
	B.	腺肉腫　adenosarcoma			8933/3
	C.	癌肉腫　carcinosarcoma			8980/3
IV	メラノサイト腫瘍　melanocytic tumors				
	A.	青色母斑　blue nevus			8780/0
	B.	悪性黒色腫　malignant melanoma			8720/3
V	胚細胞腫瘍　germ cell tumors				
	A.	卵黄嚢腫瘍　yolk sac tumor			
VI	リンパ性および骨髄性腫瘍　lymphoid and myeloid tumors				
	A.	リンパ腫　lymphomas			
	B.	骨髄性腫瘍　myeloid neoplasms			
VII	二次性腫瘍　secondary tumors				

（日本産科婦人科学会・日本病理学会編：子宮頸癌取扱い規約 病理編 第4版，金原出版，2017 より転載）

表4　子宮体癌の手術進行期分類（日産婦2011，FIGO 2008）

子宮内膜癌

I期	癌が子宮体部に限局するもの	
	IA期	癌が子宮筋層1/2未満のもの
	IB期	癌が子宮筋層1/2以上のもの
II期	癌が頸部間質に浸潤するが，子宮をこえていないもの*	
III期	癌が子宮外に広がるが，小骨盤腔をこえていないもの，または所属リンパ節へ広がるもの	
	IIIA期	子宮漿膜ならびに／あるいは付属器を侵すもの
	IIIB期	腟ならびに／あるいは子宮傍組織へ広がるもの
	IIIC期	骨盤リンパ節ならびに／あるいは傍大動脈リンパ節転移のあるもの
	IIIC1期	骨盤リンパ節転移陽性のもの
	IIIC2期	骨盤リンパ節への転移の有無にかかわらず，傍大動脈リンパ節転移陽性のもの
IV期	癌が小骨盤腔をこえているか，明らかに膀胱ならびに／あるいは腸粘膜を侵すもの，ならびに／あるいは遠隔転移のあるもの	
	IVA期	膀胱ならびに／あるいは腸粘膜浸潤のあるもの
	IVB期	腹腔内ならびに／あるいは鼠径リンパ節転移を含む遠隔転移のあるもの

*頸管腺浸潤のみはII期ではなくI期とする.
注1：すべての類内膜癌は腺癌成分の形態によりGrade 1，2，3に分類される.
注2：腹腔洗浄細胞診の予後因子としての重要性については一貫した報告がないので，IIIA期から細胞診は除外されたが，将来再び進行期決定に際し必要な推奨検査として含まれる可能性があり，すべての症例でその結果は登録の際に記録することとした.
注3：子宮体癌の進行期分類は癌肉腫にも適用される. 癌肉腫，明細胞腺癌，漿液性癌（漿液性子宮内膜上皮内癌を含む）においては横行結腸下の大網の十分なサンプリングが推奨される.

（日本産科婦人科学会・日本病理学会編：子宮体癌取扱い規約 病理編 第4版，金原出版，2017より転載）

見解についての申し合わせ」によって分類が提示された．その後，日本病理学会の協力を得て，わが国独自の『絨毛性疾患取扱い規約』が1988年に発刊された．その後，WHOの『Histological Typing of Female Genital Tract Tumours』第2版を受けて1995年に改訂され，2011年には最新の第3版が出版されている．これを機に，胞状奇胎の診断が日本独自の肉眼所見から組織所見に変更になった．その絨毛性疾患の臨床分類ならびに病理分類を表9と表10に示す．なお，国際的な期別分類としてFIGO 2000 stagingがあるが，わが国では正式に採用されていない．

e) 外陰癌，腟癌

◆外陰癌と腟癌には独自の取扱い規約はない．しかし，日本産科婦人科学会は，外陰癌の2008年の最新のFIGOの手術進行期分類を2014年に採用した．また，腟癌のFIGOの臨床進行期分類は1971年を最後に改訂はなく，この分類を同じく2014年に採用した．その外陰癌ならびに腟癌の進行期分類を表11と表13に示す．取扱い規約がないことから，わが国の正式な組織分類はなく，2014年の『WHO Classification of Tumours of Female Reproductive Organs』が便宜的に用いられている．その外陰腫瘍ならびに腟腫瘍の組織学的分類を英語表記のまま表12と表14に示す．

（片渕秀隆）

表5 **子宮体癌の組織学的分類**（子宮体癌取扱い規約　病理編　第4版，2017）

I	上皮性腫瘍および前駆病変　epithelial tumors and precursors				ICD-Oコード
	A.	前駆病変　precursors			
		1.	子宮内膜増殖症　endometrial hyperplasia without atypia		
		2.	子宮内膜異型増殖症／類内膜上皮内腫瘍 atypical endometrial hyperplasia/endometrioid intraepithelial neoplasia（EIN）		8380/2
	B.	子宮内膜癌　endometrial carcinomas			
		1.	類内膜癌　endometrioid carcinoma		8380/3
			a.	扁平上皮への分化を伴う類内膜癌　endometrioid carcinoma with squamous differentiation	8570/3
			b.	絨毛腺管型類内膜癌　endometrioid carcinoma with villoglandular variant	8263/3
			c.	分泌型類内膜癌　endometrioid carcinoma with secretory variant	8382/3
		2.	粘液性癌　mucinous carcinoma		8480/3
		3.	漿液性子宮内膜上皮内癌　serous endometrial intraepithelial carcinoma		8441/2
		4.	漿液性癌　serous carcinoma		8441/3
		5.	明細胞癌　clear cell carcinoma		8310/3
		6.	神経内分泌腫瘍　neuroendocrine tumors		
			a.	低異型度神経内分泌腫瘍　low-grade neuroendocrine tumor（NET）	
				（1）　カルチノイド腫瘍　carcinoid tumor	8240/3
			b.	高異型度神経内分泌癌　high-grade neuroendocrine carcinoma（NEC）	
				（1）　小細胞神経内分泌癌　small cell neuroendocrine carcinoma（SCNEC）	8041/3
				（2）　大細胞神経内分泌癌　large cell neuroendocrine carcinoma（LCNEC）	8013/3
		7.	混合癌　mixed cell carcinoma		8323/3
		8.	未分化癌　undifferentiated carcinoma／脱分化癌 dedifferentiated carcinoma		8020/3
	C.	類腫瘍病変　tumor-like lesions			
		1.	子宮内膜ポリープ　endometrial polyp		
		2.	化生　metaplasias		
		3.	アリアス-ステラ反応　Arias-Stella reaction		
		4.	リンパ腫様病変　lymphoma-like lesion		
II	間葉性腫瘍　mesenchymal tumors				
	A.	平滑筋腫　leiomyoma			8890/0
		1.	富細胞平滑筋腫　cellular leiomyoma		8892/0
		2.	奇怪核を伴う平滑筋腫　leiomyoma with bizarre nuclei		8893/0
		3.	活動性核分裂型平滑筋腫　mitotically active leiomyoma		8890/0
		4.	水腫状平滑筋腫　hydropic leiomyoma		8890/0
		5.	卒中性平滑筋腫　apoplectic leiomyoma		8890/0
		6.	脂肪平滑筋腫　lipoleiomyoma		8890/0
		7.	類上皮平滑筋腫　epithelioid leiomyoma		8891/0
		8.	類粘液平滑筋腫　myxoid leiomyoma		8896/0
		9.	解離性（胎盤分葉状）平滑筋腫　dissecting（cotyledonoid）leiomyoma		8890/0
		10.	びまん性平滑筋腫症　diffuse leiomyomatosis		8890/1
		11.	静脈内平滑筋腫症　intravenous leiomyomatosis		8890/1
		12.	転移性平滑筋腫　metastasizing leiomyoma		8898/1
	B.	悪性度不明な平滑筋腫瘍　smooth muscle tumor of uncertain malignant potential（STUMP）			8897/1
	C.	平滑筋肉腫　leiomyosarcoma			8890/3
		1.	類上皮平滑筋肉腫　epithelioid leiomyosarcoma		8891/3
		2.	類粘液平滑筋肉腫　myxoid leiomyosarcoma		8896/3

	D.	子宮内膜間質腫瘍と関連病変　endometrial stromal and related tumors		
		1.	子宮内膜間質結節　endometrial stromal nodule	8930/0
		2.	低異型度子宮内膜間質肉腫　low-grade endometrial stromal sarcoma	8931/3
		3.	高異型度子宮内膜間質肉腫　high-grade endometrial stromal sarcoma	8930/3
		4.	未分化子宮肉腫　undifferentiated uterine sarcoma	8805/3
		5.	卵巣性索腫瘍に類似した子宮腫瘍　uterine tumor resembling ovarian sex cord tumor（UTROSCT）	8590/1
	E.	その他の間葉性腫瘍　miscellaneous mesenchymal tumors		
		1.	横紋筋肉腫　rhabdomyosarcoma	8900/3
		2.	血管周囲性類上皮細胞腫　perivascular epithelioid cell tumor（PEComa）	
		3.	その他　others	
Ⅲ	上皮性・間葉性混合腫瘍　mixed epithelial and mesenchymal tumors			
	A.	腺筋腫　adenomyoma		8932/0
	B.	異型ポリープ状腺筋腫　atypical polypoid adenomyoma		8932/0
	C.	腺線維腫　adenofibroma		9013/0
	D.	腺肉腫　adenosarcoma		8933/3
	E.	癌肉腫　carcinosarcoma		8980/3
Ⅳ	その他の腫瘍　miscellaneous tumors			
	A.	アデノマトイド腫瘍　adenomatoid tumor		9054/0
	B.	神経外胚葉性腫瘍　neuroectodermal tumors		
	C.	胚細胞腫瘍　germ cell tumors		
Ⅴ	リンパ性および骨髄性腫瘍　lymphoid and myeloid tumors			
	A.	リンパ腫　lymphomas		
	B.	骨髄性腫瘍　myeloid neoplasms		
Ⅵ	二次性腫瘍　secondary tumors			

（日本産科婦人科学会・日本病理学会編：子宮体癌取扱い規約 病理編 第4版，金原出版，2017 より転載）

表6　子宮体部肉腫の手術進行期分類（日産婦 2014，FIGO 2008）

平滑筋肉腫／子宮内膜間質肉腫

Ⅰ期	腫瘍が子宮に限局するもの	
	ⅠA期	腫瘍サイズが5cm以下のもの
	ⅠB期	腫瘍サイズが5cmをこえるもの
Ⅱ期	腫瘍が骨盤腔に及ぶもの	
	ⅡA期	付属器浸潤のあるもの
	ⅡB期	その他の骨盤内組織へ浸潤するもの
Ⅲ期	腫瘍が骨盤外に進展するもの	
	ⅢA期	1部位のもの
	ⅢB期	2部位以上のもの
	ⅢC期	骨盤リンパ節ならびに／あるいは傍大動脈リンパ節転移のあるもの
Ⅳ期	ⅣA期	膀胱粘膜ならびに／あるいは直腸粘膜に浸潤のあるもの
	ⅣB期	遠隔転移のあるもの

注1　平滑筋肉腫／子宮内膜間質肉腫では，腫瘍が子宮に限局するI期を，ⅠA期：腫瘍サイズが5cm以下のもの，ⅠB期：腫瘍サイズが5cmを超えるものと定義した．

注2　腫瘍が骨盤外の腹腔内組織に浸潤するものをⅢ期とし，単に骨盤内から腹腔内に突出しているものは除く．

注3　他臓器の進展は組織学的検索が望ましい．

臨床進行期分類と組織学的分類　163

腺肉腫

I期		腫瘍が子宮に限局するもの
	IA期	子宮体部内膜，頸部内膜に限局するもの（筋層浸潤なし）
	IB期	筋層浸潤が1/2以内のもの
	IC期	筋層浸潤が1/2をこえるもの
II期		腫瘍が骨盤腔に及ぶもの
	IIA期	付属器浸潤のあるもの
	IIB期	その他の骨盤内組織へ浸潤するもの
III期		腫瘍が骨盤外に進展するもの
	IIIA期	1部位のもの
	IIIB期	2部位以上のもの
	IIIC期	骨盤リンパ節ならびに／あるいは傍大動脈リンパ節転移のあるもの
IV期	IVA期	膀胱粘膜ならびに／あるいは直腸粘膜に浸潤のあるもの
	IVB期	遠隔転移のあるもの

注1　腺肉腫では，腫瘍が子宮に限局するI期を，IA期：子宮体部内膜，頸部内膜に限局するもの（筋層浸潤なし），IB期：筋層浸潤が1/2以内のもの，IC期：筋層浸潤が1/2を超えるものによりそれぞれ亜分類される．
注2　腫瘍が骨盤外の腹腔内組織に浸潤するものをIII期とし，単に骨盤内から腹腔内に突出しているものは除く．
注3　他臓器の進展は組織学的検索が望ましい．

（日本産科婦人科学会・日本病理学会編：子宮体癌取扱い規約 病理編 第4版，金原出版，2017より転載）

表7　卵巣癌・卵管癌・腹膜癌の手術進行期分類（日産婦 2014，FIGO 2014）

I期		卵巣あるいは卵管内限局発育	
	IA期	腫瘍が一側の卵巣（被膜破綻がない）あるいは卵管に限局し，被膜表面への浸潤が認められないもの．腹水または洗浄液の細胞診にて悪性細胞の認められないもの	
	IB期	腫瘍が両側の卵巣（被膜破綻がない）あるいは卵管に限局し，被膜表面への浸潤が認められないもの．腹水または洗浄液の細胞診にて悪性細胞の認められないもの	
	IC期	腫瘍が一側または両側の卵巣あるいは卵管に限局するが，以下のいずれかが認められるもの	
		IC1期	手術操作による被膜破綻
		IC2期	自然被膜破綻あるいは被膜表面への浸潤
		IC3期	腹水または腹腔洗浄細胞診に悪性細胞が認められるもの
II期		腫瘍が一側または両側の卵巣あるいは卵管に存在し，さらに骨盤内（小骨盤腔）への進展を認めるもの，あるいは原発性腹膜癌	
	IIA期	進展ならびに／あるいは転移が子宮ならびに／あるいは卵管ならびに／あるいは卵巣に及ぶもの	
	IIB期	他の骨盤部腹腔内臓器に進展するもの	
III期		腫瘍が一側または両側の卵巣あるいは卵管に存在し，あるいは原発性腹膜癌で，細胞学的あるいは組織学的に確認された骨盤外の腹膜播種ならびに／あるいは後腹膜リンパ節転移を認めるもの	
	IIIA1期	後腹膜リンパ節転移陽性のみを認めるもの（細胞学的あるいは組織学的に確認）	
		IIIA1（i）期	転移巣最大径10mm以下
		IIIA1（ii）期	転移巣最大径10mmをこえる
	IIIA2期	後腹膜リンパ節転移の有無にかかわらず，骨盤外に顕微鏡的播種を認めるもの	
	IIIB期	後腹膜リンパ節転移の有無にかかわらず，最大径2cm以下の腹腔内播種を認めるもの	
	IIIC期	後腹膜リンパ節転移の有無にかかわらず，最大径2cmをこえる腹腔内播種を認めるもの（実質転移を伴わない肝および脾の被膜への進展を含む）	
IV期		腹膜播種を除く遠隔転移	
	IVA期	胸水中に悪性細胞を認める	
	IVB期	実質転移ならびに腹腔外臓器（鼠径リンパ節ならびに腹腔外リンパ節を含む）に転移を認めるもの	

（日本産科婦人科学会・日本病理学会編：卵巣腫瘍・卵管癌・腹膜癌取扱い規約 病理編 第1版，金原出版，2016より転載）

表8　**卵巣腫瘍・卵管腫瘍・腹膜腫瘍の組織学的分類**（卵巣腫瘍・卵管癌・腹膜癌取扱い規約　病理編，2016）

卵巣腫瘍　ovarian tumors

I	上皮性腫瘍　epithelial tumors			ICD-Oコード
	A.	漿液性腫瘍　serous tumors		
		1.	良性　benign	
			a.	漿液性嚢胞腺腫　serous cystadenoma	8441/0
			b.	漿液性腺線維腫　serous adenofibroma	9014/0
			c.	漿液性表在性乳頭腫　serous surface papilloma	8461/0
		2.	境界悪性　borderline	
			a.	漿液性境界悪性腫瘍　serous borderline tumor/atypical proliferative serous tumor	8442/1
			b.	微小乳頭状パターンを伴う漿液性境界悪性腫瘍／非浸潤性低異型度漿液性癌　serous borderline tumor, micropapillary variant/non-invasive low-grade serous carcinoma	8460/2
		3.	悪性　malignant	
			a.	低異型度漿液性癌　low-grade serous carcinoma	8460/3
			b.	高異型度漿液性癌　high-grade serous carcinoma	8461/3
	B.	粘液性腫瘍　mucinous tumors		
		1.	良性　benign	
			a.	粘液性嚢胞腺腫　mucinous cystadenoma	8470/0
			b.	粘液性腺線維腫　mucinous adenofibroma	9015/0
		2.	境界悪性　borderline	
			a.	粘液性境界悪性腫瘍　mucinous borderline tumor/atypical proliferative mucinous tumor	8472/1
		3.	悪性　malignant	
			a.	粘液性癌　mucinous carcinoma	8480/3
	C.	類内膜腫瘍　endometrioid tumors		
		1.	良性　benign	
			a.	子宮内膜症性嚢胞　endometriotic cyst	
			b.	類内膜嚢胞腺腫　endometrioid cystadenoma	8380/0
			c.	類内膜腺線維腫　endometrioid adenofibroma	8381/0
		2.	境界悪性　borderline	
			a.	類内膜境界悪性腫瘍　endometrioid borderline tumor/atypical proliferative endometrioid tumor	8380/1
		3.	悪性　malignant	
			a.	類内膜癌　endometrioid carcinoma	8380/3
	D.	明細胞腫瘍　clear cell tumors		
		1.	良性　benign	
			a.	明細胞嚢胞腺腫　clear cell cystadenoma	8443/0
			b.	明細胞腺線維腫　clear cell adenofibroma	8313/0
		2.	境界悪性　borderline	
			a.	明細胞境界悪性腫瘍　clear cell borderline tumor/atypical proliferative clear cell tumor	8313/1
		3.	悪性　malignant	
			a.	明細胞癌　clear cell carcinoma	8310/3
	E.	ブレンナー腫瘍　Brenner tumors		
		1.	良性　benign	
			a.	ブレンナー腫瘍　Brenner tumor	9000/0
		2.	境界悪性　borderline	
			a.	境界悪性ブレンナー腫瘍　borderline Brenner tumor/atypical proliferative Brenner tumor	9000/1
		3.	悪性　malignant	
			a.	悪性ブレンナー腫瘍　malignant Brenner tumor	9000/3

臨床進行期分類と組織学的分類　　165

	F.	漿液粘液性腫瘍　seromucinous tumors		
		1.	良性　benign	
			a.	漿液粘液性嚢胞腺腫　seromucinous cystadenoma	8474/0
			b.	漿液粘液性腺線維腫　seromucinous adenofibroma	9014/0
		2.	境界悪性　borderline	
			a.	漿液粘液性境界悪性腫瘍　seromucinous borderline tumor/atypical proliferative seromucinous tumor	8474/1
		3.	悪性　malignant	
			a.	漿液粘液性癌　seromucinous carcinoma	8474/3
	G.	未分化癌　undifferentiated carcinoma		8020/3
Ⅱ		間葉系腫瘍　mesenchymal tumors		
	A.	低異型度類内膜間質肉腫　low-grade endometrioid stromal sarcoma		8931/3
	B.	高異型度類内膜間質肉腫　high-grade endometrioid stromal sarcoma		8930/3
Ⅲ		混合型上皮性間葉系腫瘍　mixed epithelial and mesenchymal tumors		
	A.	腺肉腫　adenosarcoma		8933/3
	B.	癌肉腫　carcinosarcoma		8980/3
Ⅳ		性索間質性腫瘍　sex cord-stromal tumors		
	A.	純粋型間質性腫瘍　pure stromal tumors		
		1.	線維腫　fibroma	8810/0
		2.	富細胞性線維腫　cellular fibroma	8810/1
		3.	莢膜細胞腫　thecoma	8600/0
		4.	硬化性腹膜炎を伴う黄体化莢膜細胞腫　luteinized thecoma associated with sclerosing peritonitis	8601/0
		5.	線維肉腫　fibrosarcoma	8810/3
		6.	硬化性間質性腫瘍　sclerosing stromal tumor	8602/0
		7.	印環細胞間質性腫瘍　signet-ring stromal tumor	8590/0
		8.	微小嚢胞間質性腫瘍　microcystic stromal tumor	8590/0
		9.	ライディッヒ細胞腫　Leydig cell tumor	8650/0
		10.	ステロイド細胞腫瘍　steroid cell tumor	8760/0
		11.	悪性ステロイド細胞腫瘍　steroid cell tumor, malignant	8760/3
	B.	純粋型性索腫瘍　pure sex cord tumors		
		1.	成人型顆粒膜細胞腫　adult granulosa cell tumor	8620/3
		2.	若年型顆粒膜細胞腫　juvenile granulosa cell tumor	8622/1
		3.	セルトリ細胞腫　Sertoli cell tumor	8640/1
		4.	輪状細管を伴う性索腫瘍　sex cord tumor with annular tubules	8623/1
Ⅴ		混合型性索間質性腫瘍　mixed sex cord-stromal tumors		
	A.	セルトリ・ライディッヒ細胞腫　Sertoli-Leydig cell tumors		
		1.	高分化型セルトリ・ライディッヒ細胞腫　Sertoli-Leydig cell tumor, well differentiated	8631/0
		2.	中分化型セルトリ・ライディッヒ細胞腫　Sertoli-Leydig cell tumor, moderately differentiated	8631/1
		3.	低分化型セルトリ・ライディッヒ細胞腫　Sertoli-Leydig cell tumor, poorly differentiated	8631/3
		4.	網状型セルトリ・ライディッヒ細胞腫　Sertoli-Leydig cell tumor, retiform	8633/1
	B.	その他の性索間質性腫瘍　sex cord-stromal tumors, NOS		8590/1
Ⅵ		胚細胞腫瘍　germ cell tumors		
	A.	未分化胚細胞腫／ディスジャーミノーマ　dysgerminoma		9060/3
	B.	卵黄嚢腫瘍　yolk sac tumor		9071/3
	C.	胎芽性癌　embryonal carcinoma		9070/3
	D.	非妊娠性絨毛癌　non-gestational choriocarcinoma		9100/3
	E.	成熟奇形腫　mature teratoma		9080/0
	F.	未熟奇形腫　immature teratoma		9080/3

VI	G.	混合型胚細胞腫瘍　mixed germ cell tumor		9085/3
VII		単胚葉性奇形腫および皮様嚢腫に伴う体細胞型腫瘍　monodermal teratoma and somatic-type tumors arising from dermoid cyst		
	A.	良性卵巣甲状腺腫　struma ovarii, benign		9090/0
	B.	悪性卵巣甲状腺腫　struma ovarii, malignant		9090/3
	C.	カルチノイド腫瘍　carcinoid tumor		8240/3
		1.	甲状腺腫性カルチノイド　strumal carcinoid	9091/1
		2.	粘液性カルチノイド　mucinous carcinoid	8243/3
	D.	神経外胚葉性腫瘍　neuroectodermal-type tumors		
	E.	脂腺腫瘍　sebaceous tumors		
	F.	他の単胚葉性奇形腫　other rare monodermal teratomas		
	G.	癌　carcinomas		
		1.	扁平上皮癌　squamous cell carcinoma	8070/3
		2.	その他　others	
VIII		胚細胞・性索間質性腫瘍　germ cell-sex cord-stromal tumors		
	A.	性腺芽腫（悪性胚細胞腫瘍を伴う性腺芽腫を含む）　gonadoblastoma, including gonadoblastoma with malignant germ cell tumor		9073/1
	B.	分類不能な混合型胚細胞・性索間質性腫瘍　mixed germ cell-sex cord-stromal tumor, unclassified		8594/1
IX		その他の腫瘍　miscellaneous tumors		
	A.	卵巣網の腫瘍　tumors of the rete ovarii		
	B.	ウォルフ管腫瘍　Wolffian tumor［ウォルフ管遺残を起源とする可能性がある女性付属器腫瘍 female adnexal tumor with probable Wolffian origin（FATWO）]		9110/1
	C.	小細胞癌　small cell carcinoma		
		1.	高カルシウム血症型　hypercalcemic type	8044/3
		2.	肺型　pulmonary type	8041/3
	D.	ウィルムス腫瘍　Wilms tumor（腎芽腫 nephroblastoma）		8960/3
	E.	傍神経節腫　paraganglioma		8693/1
	F.	充実性偽乳頭状腫瘍　solid pseudopapillary neoplasm		8452/1
X		中皮腫瘍　mesothelial tumors		
XI		軟部腫瘍　soft tissue tumors		
XII		腫瘍様病変　tumor-like lesions		
	A.	卵胞嚢胞　follicle cyst		
	B.	黄体嚢胞　corpus luteum cyst		
	C.	大型孤在性黄体化卵胞嚢胞　large solitary luteinized follicle cyst		
	D.	黄体化過剰反応　hyperreactio luteinalis		
	E.	妊娠黄体腫　pregnancy luteoma		
	F.	間質過形成　stromal hyperplasia		
	G.	間質莢膜細胞過形成　stromal hyperthecosis		
	H.	線維腫症　fibromatosis		
	I.	広汎性浮腫　massive edema		
	J.	ライディッヒ細胞過形成　Leydig cell hyperplasia　（門細胞過形成 hilar cell hyperplasia）		
	K.	その他　others		
XIII		リンパ性・骨髄性腫瘍　lymphoid and myeloid tumors		
	A.	悪性リンパ腫　malignant lymphoma		
	B.	形質細胞腫　plasmacytoma		9734/3
	C.	骨髄性腫瘍　myeloid neoplasms		
XIV		二次性腫瘍　secondary tumors（転移性腫瘍 metastatic tumors）		

臨床進行期分類と組織学的分類　　167

卵管腫瘍・腹膜腫瘍　tubal tumors/peritoneal tumors

I	上皮性腫瘍　epithelial tumors		
	1.	漿液性腺線維腫　serous adenofibroma	9014/0
	2.	漿液性卵管上皮内癌　serous tubal intraepithelial carcinoma（STIC）	8441/2
	3.	漿液性境界悪性腫瘍　serous borderline tumor	8442/1
	4.	低異型度漿液性癌　low-grade serous carcinoma	8460/3
	5.	高異型度漿液性癌　high-grade serous carcinoma	8461/3
	6.	その他の上皮性腫瘍　other epithelial tumors	
II	中皮腫瘍　mesothelial tumors		
	1.	アデノマトイド腫瘍　adenomatoid tumor	9054/0
	2.	高分化型乳頭状中皮腫　well-differentiated papillary mesothelioma	
	3.	悪性中皮腫　malignant mesothelioma	
III	平滑筋腫瘍　smooth muscle tumors		
	1.	播種性腹膜平滑筋腫症　leiomyomatosis peritonealis disseminata（びまん性腹膜平滑筋腫症 diffuse peritoneal leiomyomatosis）	8890/1
IV	起源不明の腫瘍　tumors of uncertain origin		
	1.	線維形成性小型円形細胞腫瘍　desmoplastic small round cell tumor	8806/3
V	その他の原発腫瘍　miscellaneous primary tumors		
	1.	孤立性線維性腫瘍　solitary fibrous tumor	8815/1
	2.	悪性孤立性線維性腫瘍　malignant solitary fibrous tumor	8815/3
	3.	骨盤線維腫症　pelvic fibromatosis（デスモイド腫瘍 desmoid tumor）	8822/1
	4.	炎症性筋線維芽細胞腫瘍　inflammatory myofibroblastic tumor	8825/1
	5.	石灰化線維性腫瘍　calcifying fibrous tumor	8817/0
	6.	消化管外間質腫瘍　extra-gastrointestinal stromal tumor	8936/3
	7.	類内膜間質腫瘍　endometrioid stromal tumors	
VI	二次性腫瘍　secondary tumors		
	1.	低異型度粘液性腫瘍による腹膜偽粘液腫　low-grade mucinous neoplasm associated with pseudomyxoma peritonei	
	2.	膠腫症　gliomatosis	

（日本産科婦人科学会・日本病理学会編：卵巣腫瘍・卵管癌・腹膜癌取扱い規約 病理編 第1版, 金原出版, 2016 より転載）

表9　**絨毛性疾患の臨床分類**（絨毛性疾患取扱い規約　第3版，2011）

1)	胞状奇胎　hydatidiform mole		
	（1）	全胞状奇胎（全奇胎）　complete hydatidiform mole（complete mole）	
	（2）	部分胞状奇胎（部分奇胎）　partial hydatidiform mole（partial mole）	
2)	侵入胞状奇胎（侵入奇胎）　invasive hydatidiform mole（invasive mole）		
	（1）	侵入全胞状奇胎（侵入全奇胎）　invasive complete hydatidiform mole	
	（2）	侵入部分胞状奇胎（侵入部分奇胎）　invasive partial hydatidiform mole	
3)	絨毛癌　choriocarcinoma		
	（1）	妊娠性絨毛癌　gestational choriocarcinoma	
		a.	子宮絨毛癌　uterine choriocarcinoma
		b.	子宮外絨毛癌　extrauterine choriocarcinoma
		c.	胎盤内絨毛癌　intraplacental choriocarcinoma
	（2）	非妊娠性絨毛癌　non-gestational choriocarcinoma	
		a.	胚細胞性絨毛癌　choriocarcinoma of germ cell origin
		b.	他癌の分化異常によるもの　choriocarcinoma derived from dedifferentiation of other carcinomas
4)	胎盤部トロホブラスト腫瘍　placental site trophoblastic tumor		
5)	類上皮性トロホブラスト腫瘍　epithelioid trophoblastic tumor		
6)	存続絨毛症　persistent trophoblastic disease		
	（1）	奇胎後hCG存続症　post-molar persistent hCG	
	（2）	臨床的侵入奇胎　clinical invasive mole	
	（3）	臨床的絨毛癌　clinical choriocarcinoma	

（日本産科婦人科学会・日本病理学会編：絨毛性疾患取扱い規約 第3版，金原出版，2011 より転載）

表10　**絨毛性疾患の病理分類**（絨毛性疾患取扱い規約　第3版，2011）

1)	胞状奇胎 hydatidiform mole	
	（1）	全胞状奇胎（全奇胎）　complete hydatidiform mole
	（2）	部分胞状奇胎（部分奇胎）　partial hydatidiform mole
	（3）	侵入胞状奇胎（侵入奇胎）　invasive hydatidiform mole
2)	絨毛癌　choriocarcinoma	
3)	中間型トロホブラスト腫瘍　intermediate trophoblastic tumor	
	（1）	胎盤部トロホブラスト腫瘍　placental site trophoblastic tumor
	（2）	類上皮性トロホブラスト腫瘍　epithelioid trophoblastic tumor

注　非腫瘍性トロホブラスト病変
　以下の2つの病変は絨毛性疾患として分類されるものではないが，中間型栄養膜細胞の関与があり，また，胎盤部トロホブラスト腫瘍あるいは類上皮性トロホブラスト腫瘍との鑑別を要する．
（1）過大着床部 exaggerated placental site
（2）着床部結節／斑 placental site nodule and plaque

（日本産科婦人科学会・日本病理学会編：絨毛性疾患取扱い規約 第3版，金原出版，2011 より転載）

表11　外陰癌の手術進行期分類（日産婦2014，FIGO 2008）

Ⅰ期	外陰に限局した腫瘍	
	ⅠA期	外陰または会陰に限局した最大径2cm以下の腫瘍で，間質浸潤の深さが1mm以下のもの*．リンパ節転移はない
	ⅠB期	外陰または会陰に限局した腫瘍で，最大径2cmをこえるかまたは間質浸潤の深さが1mmをこえるもの*．外陰，会陰部に限局しておりリンパ節転移はない
Ⅱ期	隣接した会陰部組織（尿道下部1/3，腟下部1/3，肛門）への浸潤のあるもの．リンパ節転移はない．腫瘍の大きさは問わない	
Ⅲ期	隣接した会陰部組織への浸潤はないか，あっても尿道下部1/3，腟下部1/3，肛門までにとどまるもので，鼠径リンパ節（浅鼠径，深鼠径）に転移のあるもの．腫瘍の大きさは問わない	
	ⅢA期	（ⅰ）5mm以上のサイズのリンパ節転移が1個あるもの，または （ⅱ）5mm未満のサイズのリンパ節転移が1～2個あるもの
	ⅢB期	（ⅰ）5mm以上のサイズのリンパ節転移が2個以上あるもの，または （ⅱ）5mm未満のサイズのリンパ節転移が3個以上あるもの
	ⅢC期	被膜外浸潤を有するリンパ節転移
Ⅳ期	腫瘍が会陰部組織（尿道上部2/3，腟上部2/3）まで浸潤するか，遠隔転移のあるもの	
	ⅣA期	腫瘍が次のいずれかに浸潤するもの （ⅰ）上部尿道および／または腟粘膜，膀胱粘膜，直腸粘膜，骨盤骨固着浸潤のあるもの （ⅱ）固着あるいは潰瘍を伴う鼠径リンパ節
	ⅣB期	遠隔臓器に転移のあるもの（骨盤リンパ節を含む）

*浸潤の深さは隣接した最も表層に近い真皮乳頭の上皮間質接合部から浸潤先端までの距離とする

（日本産科婦人科学会：日産婦誌 2014；66（11）：2738 より転載）

表12　外陰腫瘍の組織分類（WHO 2014）

A	epithelial tumours				ICD-Oコード
1)		squamous cell tumours and precursors			
	a)		squamous intraepithelial lesions		
		(1)	low-grade squamous intraepithelial lesion		8077/0
		(2)	high-grade squamous intraepithelial lesion		8077/2
		(3)	differentiated-type vulvar intraepithelial neoplasia		8071/2
	b)		squamous cell carcinoma		8070/3
		(1)	keratinizing		8071/3
		(2)	non-keratinizing		8072/3
		(3)	basaloid		8083/3
		(4)	warty		8051/3
		(5)	verrucous		8051/3
	c)		basal cell carcinoma		8090/3
	d)		benign squamous lesions		
		(1)	condyloma acuminatum		
		(2)	vestibular papilloma		8052/0
		(3)	seborrheic keratosis		
		(4)	keratoacanthoma		
2)		glandular tumours			
	a)		Paget disease		8542/3
	b)		tumours arising from Bartholin and other specialized anogenital glands		
		(1)	Bartholin gland carcinomas		
			(a)	adenocarcinoma	8140/3
			(b)	squamous cell carcinoma	8070/3
			(c)	adenosquamous carcinoma	8560/3
			(d)	adenoid cystic carcinoma	8200/3
			(e)	transitional cell carcinoma	8120/3
		(2)	adenocarcinoma of mammary gland type		8500/3
		(3)	adenocarcinoma of Skene gland origin		8140/3
		(4)	phyllodes tumour, malignant		9020/3
	c)		adenocarcinomas of other types		
		(1)	adenocarcinoma of sweat gland type		8140/3
		(2)	adenocarcinoma of intestinal type		8140/3
	d)		benign tumours and cysts		
		(1)	papillary hidradenoma		8405/0
		(2)	mixed tumour		8940/0
		(3)	fibroadenoma		9010/0
		(4)	adenoma		8140/0
		(5)	adenomyoma		8932/0
		(6)	Bartholin gland cyst		
		(7)	nodular Bartholin gland hyperplasia		
		(8)	other vestibular gland cysts		
		(9)	other cysts		

A	2)	e)	neuroendocrine tumours				
			(1)	high-grade neuroendocrine carcinoma			
				(a)	small cell neuroendocrine carcinoma		8041/3
				(b)	large cell neuroendocrine carcinoma		8013/3
			(2)	Merkel cell tumour			8247/3
B	neuroectodermal tumours						
	1)	Ewing sarcoma					9364/3
C	soft tissue tumours						
	1)	benign tumours					
		a)	lipoma				8850/0
		b)	fibroepithelial stromal polyp				
		c)	superficial angiomyxoma				8841/0
		d)	superficial myofibroblastoma				8825/0
		e)	cellular angiofibroma				9160/0
		f)	angiomyofibroblastoma				8826/0
		g)	aggressive angiomyxoma				8841/0
		h)	leiomyoma				8890/0
		i)	granular cell tumour				9580/0
		j)	other benign tumours				
	2)	malignant tumours					
		a)	rhabdomyosarcoma				
			(1)	embryonal			8910/3
			(2)	alveolar			8920/3
		b)	leiomyosarcoma				8890/3
		c)	epithelioid sarcoma				8804/3
		d)	alveolar soft part sarcoma				9581/3
		e)	other sarcomas				
			(1)	liposarcoma			8850/3
			(2)	malignant peripheral nerve sheath tumour			9540/3
			(3)	Kaposi sarcoma			9140/3
			(4)	fibrosarcoma			8810/3
			(5)	dermatofibrosarcoma protuberans			8832/1
D	melanocytic tumours						
	1)	melanocytic naevi					
		a)	congenital melanocytic naevus				8761/0
		b)	acquired melanocytic naevus				8720/0
		c)	blue naevus				8780/0
		d)	atypical melanocytic naevus of genital type				8720/0
		e)	dysplastic melanocytic naevus				8727/0
	2)	malignant melanoma					8720/3
E	germ cell tumour						
	1)	yolk sac tumour					9071/3
F	lymphoid and myeloid tumours						
	1)	lymphomas					
	2)	myeloid neoplasms					
G	secondary tumours						

表13　腟癌の臨床進行期分類（日産婦 2014，FIGO 1971）

Ⅰ期	癌が腟壁に限局するもの
Ⅱ期	癌が傍腟結合織まで浸潤するが，骨盤壁には達していないもの
Ⅲ期	癌が骨盤壁まで達するもの
Ⅳ期	癌が小骨盤腔をこえて広がるか，膀胱，直腸粘膜を侵すもの

	ⅣA期	膀胱および／または直腸粘膜への浸潤があるもの，および／または小骨盤腔をこえて直接進展のあるもの 但し，胞状浮腫の所見のみでⅣ期と診断してはならない
	ⅣB期	遠隔転移を認めるもの

（日本産科婦人科学会：日産婦誌 2014；66（11）：2739 より転載）

表14　腟腫瘍の組織分類（WHO 2014）

A	epithelial tumours				ICD-Oコード
	1)	squamous cell tumours and precursors			
		a)	squamous intraepithelial lesions		
			(1)	low-grade squamous intraepithelial lesion	8077/0
			(2)	high-grade squamous intraepithelial lesion	8077/2
		b)	squamous cell carcinoma, NOS		8070/3
			(1)	keratinizing	8071/3
			(2)	non-keratinizing	8072/3
			(3)	papillary	8052/3
			(4)	basaloid	8083/3
			(5)	warty	8051/3
			(6)	verrucous	8051/3
		c)	benign squamous lesions		
			(1)	condyloma acuminatum	
			(2)	squamous papilloma	8052/0
			(3)	fibroepithelial polyp	
			(4)	tubulosquamous polyp	8560/0
			(5)	transitional cell metaplasia	
	2)	glandular tumours			
		a)	adenocarcinomas		
			(1)	endometrioid carcinoma	8380/3
			(2)	clear cell carcinoma	8310/3
			(3)	mucinous carcinoma	8480/3
			(4)	mesonephric carcinoma	9110/3
		b)	benign glandular lesions		
			(1)	tubovillous adenoma	8263/0
			(2)	villous adenoma	8261/0
			(3)	müllerian papilloma	
			(4)	adenosis	
			(5)	endometriosis	
			(6)	endocervicosis	
			(7)	cysts	
	3)	other epithelial tumours			
		a)	mixed tumour		8940/0
		b)	adenosquamous carcinoma		8560/3
		c)	adenoid basal carcinoma		8098/3

臨床進行期分類と組織学的分類　　173

A	4)		high-grade neuroendocrine carcinoma	
		a)	small cell neuroendocrine carcinoma	8041/3
		b)	large cell neuroendocrine carcinoma	8013/3
B	mesenchymal tumours			
	1)	leiomyoma		8890/0
	2)	rhabdomyoma		8905/0
	3)	leiomyosarcoma		8890/3
	4)	rhabdomyosarcoma, NOS		8900/3
		a)	embryonal rhabdomyosarcoma	8910/3
	5)	undifferentiated sarcoma		8805/3
	6)	angiomyofibroblastoma		8826/0
	7)	aggressive angiomyxoma		8841/0
	8)	myofibroblastoma		8825/0
C	tumour-like lesions			
		a)	postoperative spindle cell nodule	
D	mixed epithelial and mesenchymal tumours			
	1)	adenosarcoma		8933/3
	2)	carcinosarcoma		8980/3
E	lymphoid and myeloid tumours			
	1)	lymphomas		
	2)	myeloid neoplasms		
F	melanocytic tumours			
	1)	naevi		
		a)	melanocytic naevus	8720/0
		b)	blue naevus	8780/0
	2)	malignant melanoma		8720/3
G	miscellaneous tumours			
	1)	germ cell tumours		
		a)	mature teratoma	9084/0
		b)	yolk sac tumour	9071/3
	2)	others		
		a)	Ewing sarcoma	9364/3
		b)	paraganglioma	8693/1
H	secondary tumours			

刊行に寄せて
〜JSAWI歴代代表世話人より〜

過去の代表世話人 (※所属先は就任当時)

2000〜2007年	杉村和朗 (神戸大学放射線科)	藤井信吾 (京都大学産婦人科)
2008〜2016年	小西郁生 (京都大学産婦人科)	富樫かおり (京都大学放射線科)

現在の代表世話人

2017年〜現在	片渕秀隆 (熊本大学産婦人科)	楫　靖 (獨協医科大学放射線科)

過去のJSAWI開催一覧

	日　時	当番世話人 (※所属先は当時)
第1回	2000年6月16日 (金), 17日 (土)	杉村和朗 (神戸大学), 藤井信吾 (京都大学)
第2回	2001年8月31日 (金), 9月1日 (土)	杉村和朗 (神戸大学), 藤井信吾 (京都大学)
第3回	2002年9月6日 (金), 7日 (土)	杉村和朗 (神戸大学), 藤井信吾 (京都大学)
第4回	2003年9月19日 (金), 20日 (土)	杉村和朗 (神戸大学), 藤井信吾 (京都大学)
第5回	2004年9月3日 (金), 4日 (土)	杉村和朗 (神戸大学), 藤井信吾 (京都大学)
第6回	2005年9月16日 (金), 17日 (土)	杉村和朗 (神戸大学), 藤井信吾 (京都大学)
第7回	2006年9月1日 (金), 2日 (土)	杉村和朗 (神戸大学), 藤井信吾 (京都大学)
第8回	2007年9月7日 (金), 8日 (土)	杉村和朗 (神戸大学), 藤井信吾 (京都大学)
第9回	2008年9月5日 (金), 6日 (土)	小西郁生 (京都大学), 富樫かおり (京都大学)
第10回	2009年9月4日 (金), 5日 (土)	小西郁生 (京都大学), 富樫かおり (京都大学)
第11回	2010年9月3日 (金), 4日 (土)	小西郁生 (京都大学), 富樫かおり (京都大学)
第12回	2011年9月2日 (金), 3日 (土)	片渕秀隆 (熊本大学)
第13回	2012年9月21日 (金), 22日 (土)	楫　靖 (獨協医科大学)
第14回	2013年9月6日 (金), 7日 (土)	大道正英 (大阪医科大学)
第15回	2014年9月5日 (金), 6日 (土)	中島康雄 (聖マリアンナ医科大学)
第16回	2015年9月4日 (金), 5日 (土)	小林　浩 (奈良県立医科大学)
第17回	2016年9月2日 (金), 3日 (土)	岡本愛光 (東京慈恵会医科大学)
第18回	2017年9月1日 (金), 2日 (土)	南　学 (筑波大学)
第19回	2018年8月31日 (金), 9月1日 (土)	吉田好雄 (福井大学)
第20回 (予定)	2019年9月6日 (金), 7日 (土)	万代昌紀 (京都大学)

JSAWI誕生のきっかけ

　私が大学を卒業した1977年には，産科婦人科の画像診断は超音波の独壇場で，放射線科は尿路造影やリンパ管造影しか係わることはなかった．その後軀幹部にもCTが用いられるようになり，放射線科医も以前よりは婦人科画像に親しみが出てきた．1982年に本邦にもMRIが導入され，急速に普及してきた．当初のMRIは体動に弱かったため，軀幹部の中でも動きの少ない骨盤部に対する応用は比較的早かった．1985年頃から米国で，1987年頃から本邦でも京都大学を中心に重要な論文が次々と発表された．

　1989年に当時産科婦人科のMRI診断で世界をリードしていた，UCSF（カリフォルニア大学サンフランシスコ校）のHricak教授の下に留学する機会があった．多くの学問的刺激を得たが，学会活動についても学ぶところが多かった．その一つとして，Hricak教授が1993年に設立したSAWI（Society for the Advancement of Women's Imaging）があった．産科婦人科医，放射線科医，整形外科医，外科医，病理医が女性特有の疾患について，様々な画像を用いた研究成果を発表し，教育も行うという学会であった．留学中にも出席し，大変感銘を受け，日本でも是非設立したいと考えていた．1998年にHricak教授に日本で支部を設立したいと相談したところ，協力して下さるとの返事を得た．

　京都大学婦人科学産科学教室の藤井信吾教授と共に，JSAWI（Japanese Society for the Advancement of Women's Imaging）を設立し，2000年6月に第一回の学術集会を開催した．第一回学術集会のワークショップは，"胎児の画像診断"，"間葉系子宮腫瘍の画像診断"，"卵巣癌の画像診断"，"体癌の画像診断"の4トピックスからなり，婦人科医，放射線科医，病理医が発表し，ホットなディスカッションが繰り広げられた．今回の第20回記念大会シンポジウムでは，"画像診断ピットフォール：モダリティ編"，"画像診断ピットフォール：疾患編"，"画像・病理診断におけるAIの活用"，"画像・病理診断は生殖・周産期医療をどう変えるか？"である．女性疾患の画像診断が，形態診断に加えて機能，動態，ゲノム，そしてAIの利用へと広がってきている状況を反映している．

　JSAWI発足20周年を機に企画された『JSAWI発　一冊でわかる婦人科腫瘍の画像診断』は，最初から参加した先生，途中から興味を持って参加しJSAWIファンになって下さった先生方によって主として執筆され，婦人科医，放射線科医，病理医が各々の得意領域を，高いレベルであるにもかかわらず，他の診療科の医師達に理解しやすく解説されている．片渕秀隆教授，楫　靖教授の企画力に改めて感服する次第である．30回，あるいは40回記念誌が企画されるとすれば，どのような内容になるのだろうかと夢が膨らんでくる．JSAWIを通して，またJSAWIをきっかけに出版された本書によって，産科婦人科の画像診断に関心を持つ医師が増え，女性の疾患の克服に役立っていくことを願っている．

神戸大学　理事・副学長

杉村　和朗

刊行に寄せて

　私が，1971年に産婦人科医になった時代においては，視診，触診，打診，内診といった五感を使った診断術しかなく，富樫かおり先生（現京都大学教授）が，大学院の博士論文で骨盤の断面の鮮明なスライス画像を使ったMagnetic Resonance Image（MRI）での新しい診断法を発表されたが，そのときの婦人科の専門委員であった私は，強烈なショックを受けた．その当時，超音波を使った画像診断はすでにスタートしていたが，画像によって身体内の質を推定できるMRIは，診断革命を起こすと感じた．その後，富樫先生は私の講師室をしばしば訪れ数々の質問をされた．これに対して，私は，産婦人科という学問の魅力を熱く語るとともに，婦人科の臓器の発生学や病理学を知って画像診断を行うことが，いかに大切であるかということを富樫先生に熱く語ったのである．その富樫先生から，私が，京都大学の教授として帰学したときに神戸大学の杉村和朗教授（現理事・副学長）を紹介したいと言われ，そのときに出た話が，JSAWI開設の話であった．私は，放射線科医，産婦人科医，病理医の3分野の会にすることが大切であると申し上げて，JSAWIが設立されたのである．JSAWIは，画像診断をきっちりと行うために必要な発生学，病理学に加えて婦人科医の臨床的視点からの疑問点をぶつけて熱く討論する会になっていった．

　そのJSAWI発足20周年を記念して発刊される『JSAWI発　一冊でわかる婦人科腫瘍の画像診断～モダリティ・解剖・病理・診断・治療フォローアップ・ピットフォール～』の中は，JSAWIが歩もうとした目的に沿った項目立てになっている．編集者の片渕秀隆教授と楫　靖教授にこのような本を出版していただけることに対して，心より敬意と御礼を申し上げたいと思う．

　画像診断，病理診断，産婦人科医による診断，そのいずれも誤診は許されないものである．しかし，人間であるから誤診することもある．とはいえ，誤診をしないに越したことはない．そのためには，いかに総合的な知識を吸収して，患者さんの情報をできるだけ集め・解析して，最終診断を下すべきである．反省のない誤診は何も進歩を生まない．ぜひ，本書を読まれて患者さんの本当の意味で役に立つ医師に育たれることを願っている．

　一つ残念なのは，本書の中の画像のサイズである．もう少し大きいもので理解しやすい本がほしいものである．

京都大学　名誉教授

藤井　信吾

JSAWI 20周年記念の一冊，刊行に寄せて

　Japanese Society for the Advancement of Women's Imaging（JSAWI）は，2000（平成12）年，代表世話人の杉村和朗教授（神戸大学放射線科，現理事・副学長）と藤井信吾教授（京都大学産婦人科，現名誉教授）のお二人が共同して立ち上げられた，女性医学と画像診断をキーワードとしてその発展を目指す横断的な研究会である．毎年9月初旬，全国から産婦人科医，放射線科医，そして病理医が淡路島（淡路夢舞台国際会議場，ウエスティンホテル淡路）に集って，ワイワイ議論して楽しく交流する会が始まった．ちょうど，MRIやPETなどの画像診断が産婦人科診療に導入され，きわめて精緻な診断が可能となり，産婦人科のカンファレンスは画像抜きでは不可能な状況となった．放射線科の画像診断の先生方の読影能力が著しく向上していく時代でもあったので，誠にタイムリーな会であった．画像診断の背景としての病理所見の解説も行われるようになり，アカデミックなレベルもますます高くなった．この楽しい会にもっと学びたいという若手医師がどんどん参加し，近年ますます盛り上がっている．2008〜2016年には，富樫かおり教授（京都大学放射線科）と私の二人が代表世話人を務め，その後，片渕秀隆教授（熊本大学産婦人科）と楫　靖教授（獨協医科大学放射線科）が代表世話人となられている．そのお二人が，この度，ちょうど20周年を迎え是非ともこれまでの集大成を一冊の本にまとめたいと編集されたのがこの一冊である．豪華な執筆者のご尽力で充実した素晴らしい内容となり，実地診療にすぐに役立つよう作成されているので，是非とも，診療の現場に置いていただきたい．今後のJSAWIの益々の発展と女性ヘルスケアのさらなる向上を心から祈念する．

国立病院機構京都医療センター　院長

小西　郁生

刊行に寄せて

　JSAWIは1993年にHedvig Hricak教授（ニューヨーク州Memorial Sloan-Kettering Cancer Center放射線科チェアマン）によってアメリカで設立されたSAWI（Society for the Advancement of Women's Imaging）の日本版を作ろうという神戸大学放射線科教授（当時）杉村和朗先生の発案で，Hedvig Hricak教授をお迎えして2000年に誕生しました．当初より画像診断医だけによる独りよがりでオタッキーな画像検討会ではなく両者の密な連携による臨床的に意義深い議論のできる会としたいというコンセプトのもと，京都大学産科婦人科教授の藤井信吾教授に代表世話人を快諾いただき，産婦人科関連疾患の画像診断に高い関心・技術をもった産婦人科医・放射線科医・病理医が一同に会して，年に1回奇譚のないdeepな議論を行うという他にはないスタイルの特異な研究会として立ち上がりました．杉村教授の持ち味であるカジュアルさから，「ノーネクタイ/カジュアルな服装」での参加を原則とし，1日目のプログラム終了後に行われるテラスでのバーベキュー，その後に続くエンドレス二次会等など，常に年齢，診療科，立場にかかわりのない交流と連携のできる明るく楽しい会でありました．その一方で日中のシンポジウムは世話人会で議論の上，その時時にタイムリーかつ臨床医にとって知っておくべきテーマを決めて深く掘り下げ，また選りすぐりの症例によるフィルムリーディングセッションにおいても各々の立場からの鋭い質問コメントが続き，藤井先生がマイクの前に立たれると一同固唾をのんで厳しいご指摘を待つなど，臨床的にも極めて内容の濃いものでありました．その後代表世話人は小西郁生教授と富樫を経て，現在は当初からこの会を支えてくださっていた片渕秀隆教授と楳　靖教授のお二人がしっかりとお引き受けくださり，この記念すべき20回を迎えることとなりました．これまでの世話人のみならず，年々増加している参加者の皆様の熱い想いとご尽力ご協力あってこそ，この会がここまで来られたことを心より感謝申し上げると共に，今後のますますのご発展を心よりお祈り申し上げます．

京都大学大学院医学研究科放射線医学講座（画像診断学・核医学）教授

富樫かおり

索　引

和文索引

あ

悪性黒色腫　47, 160
悪性度不明な平滑筋腫瘍　55
悪性胚細胞腫瘍　145
アデノマトイド腫瘍　163, 168
アリアス-ステラ反応　44

い

胃型腺癌　70
胃型粘液性癌　114, 115
位相情報　111
遺伝性腫瘍　102
遺伝性乳癌卵巣癌　102
医療被ばく　6

う

ウォルフ管　26, 32
渦巻き状構造　122

え

栄養血管　117
栄養動脈　153
エストロゲン　21

お

黄体　30
黄体嚢胞　109
横紋筋肉腫　46
音響陰影　106

か

外陰癌　93, 126, 161, 170
外陰癌の手術進行期分類（日産婦
　2014, FIGO 2008）　161, 170
外陰腫瘍　48
化学療法　64
拡散強調像　8, 110, 130
核磁気共鳴現象　8
画素数　136
ガドリニウムキレート造影剤　8
下腹部痛　121
顆粒膜細胞　29
顆粒膜細胞腫　44, 79, 80, 150
間質線維化反応　153
癌性腹膜炎　88
癌肉腫　41, 100

き

奇形腫　44
奇形腫の悪性転化　81
基靱帯　16
基底層　21
機能層　21
急性腹症　7
莢膜細胞　30
莢膜細胞腫　44, 79, 80
筋線維芽細胞腫　47
筋層浸潤　72, 75

け

経腟法　4, 106
軽度扁平上皮内病変　48
結核性腹膜炎　88
血管筋線維芽細胞腫　47, 49
血管造影検査　3
血清 AFP　145
結腸癌卵巣転移　119
原始卵胞　28

こ

高異型度子宮内膜間質肉腫　41, 56
高異型度漿液性癌　78, 86, 120
高速 SE 法　8
高度扁平上皮内病変　48
広汎子宮全摘出術　62
後腹膜腔　14
後腹膜腫瘍　123
後方エコーの増強　106
骨髄の脂肪髄化　66
骨盤　14
骨盤腔　14
骨盤神経叢　15
コヒーレント型 GRE 法　133
混合性腫瘍　46

さ

最小値投影法　137
最小偏倚腺癌　39, 70
最大値投影法　137
サイドローブ　106
再発卵巣癌　78
差分画像　139, 140
3 次元（3D）撮像法　134

し

磁化率強調像　132
子宮筋腫　98

こ（続き）

子宮頸癌　68
子宮頸癌取扱い規約　第3版（2012年）
　156
子宮頸癌取扱い規約　病理編　第4版
　（2017 年）　156, 159
子宮頸部円錐切除術　62
子宮頸部腺癌　70
子宮腺筋症　99
子宮体癌　72
子宮体癌（特殊組織型）　74
子宮体癌取扱い規約　第3版（2012年）
　157
子宮体癌取扱い規約　病理編　第4版
　（2017 年）　157, 162
子宮動脈塞栓術　3
子宮内膜癌　11
子宮内膜間質結節　55
子宮内膜間質肉腫　144
子宮内膜症　148
子宮内膜症性嚢胞　78, 83, 132, 150
子宮内膜ポリープ　146
子宮肉腫　11, 100
子宮傍組織浸潤　69
子宮卵管造影検査　3, 27
始原生殖細胞　28
脂肪　108
脂肪抑制 T1 強調像　134
脂肪抑制法　110, 131
周波数エンコード方向　145
周波数情報　111
絨毛癌　50, 52, 95
絨毛性疾患　95
絨毛性疾患取扱い規約　第3版（2011
　年）　169
絨毛性腫瘍　95
純粋型間質性腫瘍　79
小陰唇　34
漿液性癌　40, 43, 78
漿液性境界悪性腫瘍　78, 149
漿液性良性腫瘍　78
漿液粘液性境界悪性腫瘍　149
上皮性腫瘍　77
神経内分泌癌　40
神経内分泌腫瘍　39
侵襲性血管粘液腫　47, 49
浸潤性乳管癌　58
診断参考レベル　12
侵入奇胎　95

す

スライス厚　136

スライスギャップ　136

せ

性索間質性腫瘍　79
脆弱性骨折　108
成熟奇形腫　81
成熟嚢胞性奇形腫　7, 123
生理的集積　11, 112
石灰化　7
セルトリ細胞腫　44
セルトリ・ライディッヒ細胞腫　44
線維腫　44, 79, 124
腺癌　38, 90
仙骨前面静脈叢　15
全身 CT スキャナー　6
腺線維腫　150, 152
全胞状奇胎　50

そ

造影検査　8
造影剤　104
造影剤による急性副作用　104
造影剤による遅発性副作用　104
早期全胞状奇胎　50
早期濃染像の断裂　72
増殖期　21, 23

た

大陰唇　34
胎児　128
大網播種　148
ダグラス窩　5, 16
多断面再構成　137
脱分化癌　40

ち

逐次近似（応用）再構成法　12
腟癌　90, 161
腟癌の臨床進行期分類（日産婦 2014,
　FIGO 1971）　161, 173
腟欠損症　33
腟前庭　34
超音波子宮卵管造影検査　27
超音波断層法　4, 106
直腸子宮窩　16
直腸腟靱帯　16
チョコレート嚢胞　83

つ

通常型内頸部腺癌　38

て

低異型度子宮内膜間質肉腫　41, 56,
　117
ディクソン法　131
低線量撮像　6
転移性卵巣腫瘍　151

と

動注化学療法　65
特殊型乳癌　59

な

ナボット嚢胞　17, 114

に

乳腺疾患　58
尿道悪性黒色腫　125
妊娠黄体　30

ね

粘液性癌　39, 40, 78
粘液性境界悪性腫瘍　78
粘液性腫瘍　151
捻転　122

の

脳転移　96

は

胚芽封入囊胞　29
胚細胞腫　45
胚細胞腫瘍　7, 81
肺転移　96
胚内体腔　14
パジェット病　48, 58
パネート細胞　43
バルトリン腺　32

ひ

非浸潤性乳管癌　58
ビームハードニング効果　109
皮様結節　81
表在性筋線維芽細胞腫　49
表在性血管粘液腫　49

ふ

腹水　15
腹部単純 X 線撮影　3
腹膜癌　88
腹膜偽粘液腫　151
腹膜腫瘍　42
腹膜中皮腫　88
腹膜播種　74
富細胞性血管線維腫　49
部分胞状奇胎　50
部分容積効果　137
ブラウン運動　8
ブレンナー腫瘍　44
プロゲステロン　21
プロトン　8
分界線　14
分化型 VIN　48
分化型外陰上皮内腫瘍　48

分泌期　21, 23
分葉状頸管腺過形成　114, 115, 146

へ

平滑筋腫　40, 54
平滑筋腫瘍　46
平滑筋肉腫　41, 55
閉経期　21
ヘモジデリン　132
変性子宮筋腫　117
扁平上皮癌　38, 46, 48, 68, 90

ほ

膀胱子宮窩　16
膀胱子宮靱帯　16
膀胱充満　4
放射線治療　66
放射線被ばく　12
ホルモン受容体　59

ま

マトリックス　136

み

見かけの拡散係数　111
未熟奇形腫　81
未分化癌　40
未分化子宮肉腫　41, 57
未分化胚細胞腫　147
ミュラー管　16, 20, 24, 26, 32

め

明細胞癌　40, 44, 46
メラニン　125

や

薬剤性肺障害　65

ゆ

有害事象　128
融合画像　140

ら

卵黄囊腫瘍　45, 145
卵管　26
卵管癌　86, 120, 149
卵管間質部　26
卵管峡部　26
卵管采　26
卵管腫瘍　42
卵管膨大部　26
卵管留水腫　121
卵管漏斗　26
卵巣　28
卵巣温存　109
卵巣甲状腺腫　7, 151
卵巣腫瘍　42, 83

卵巣腫瘍・卵管癌・腹膜癌取扱い規約
　病理編　第 1 版（2016 年）　158, 165
卵巣腫瘍・卵管癌・腹膜癌取扱い規約
　臨床編　第 1 版（2015 年）　158
卵巣腫瘍（上皮性腫瘍）　77
卵巣腫瘍（性索間質性腫瘍）　79
卵巣成熟嚢胞性奇形腫　7
卵巣線維腫症　144
卵巣表層上皮　29

り

両側付属器摘出術　62
リンパ門　127

る

類上皮性トロホブラスト腫瘍　50
類内膜癌　40, 43, 72

欧文索引

A

ADC map　130
adenomatoid tumor　163, 168
apparent diffusion coefficient（ADC）
　111
Arias-Stella 反応　44

B

bag of worms　144
Balanced FFE　133
Bartholin 腺　32
beak sign　116, 152
black garland-like appearance　144
black sponge-like appearance　152
Brenner 腫瘍　44
bright dot sign　145
Brown 運動　8

C

central stripe　18
Cervical intraepithelial neoplasia
　（CIN）　38
chemical shift artifact　145
chemical shift imaging　131
chemical shift selective（CHESS）法
　131
cosmos pattern　146
CT 造影剤　104

D

diagnostic reference level（DRL）　12
Dixon 法　131
dose length product（DLP）　12
Douglas 窩　5, 16

E

embedded organ sign　118, 153
EMI Scanner　6
Epithelioid trophoblastic tumor
　（ETT）　50
ETT　52

F

^{18}F-fluorodeoxyglucose　10
FASE 法　133
FDG　10
FDG-PET/CT　73
FDG 集積　112
fibrous core　146
fibrovascular septa　147
field of view　136
FIESTA　133
FOV　136
Fusion Image　140

G

gastrointestinal stromal tumor
　（GIST）　118
Gd キレート造影剤　8
Gd 造影剤　104
germinal inclusion cyst　29
GIST　118
gradient echo（GRE）法　134
granulosa cell　29
growing teratoma syndrome　82

H

HASTE 法　133
HER2　59
hereditary breast and ovarian cancer
　（HBOC）　102
high-grade squamous intraepithelial
　lesion（HSIL）　48
Honda sign　108
Hounsfield　6
HSIL　48
human papillomavirus（HPV）　38
hyperintensity rim　147
hypointensity rim　147
hysterosalpingography（HSG）　3

I

insufficiency fracture　108
intratumoral cyst　146
iso-voxel　134

J

JAZF1-SUZ12　56
junctional zone　21
junctional zone の断裂　72

L

LEGH　114, 115
Leydig 細胞腫　44
Lobular endocervical glandular
　hyperplasia（LEGH）　38, 114, 115,
　146
low-grade squamous intraepithelial
　lesion（LSIL）　48
LSIL　48

M

malignant melanoma　160
maximum intensity projection（MIP）
　137
minimal deviation adenocarcinoma
　（MDA）　70
minimal intensity projection（Min IP）
　137
MRI　8
Mucinous carcinoma, gastric type
　115
Müller 管　16, 20, 24, 26, 32
multiplanar reconstruction（MPR）
　137
mushroom cap　148

N

Naboth 嚢胞　18
Nabothian cyst　114

O

obstructed hemivagina and ipsilateral
　renal anomaly 症候群　33
OHVIRA 症候群　33
omental cake　148
omentum cake　148
ovarian fibromatosis　144

P

Paget 病　48, 58
Paneth 細胞　43
partial volume effect　137
PET/CT　112
PET/MRI　10
Peutz-Jeghers 症候群　39
Placental site trophoblastic tumor
　（PSTT）　50
primordial follicle　28
primordial germ cell　28
prominent feeding artery sign　153
PSTT　52

R

Radiomics 解析　142
region of interest（ROI）　141
RF パルス　8

Rokitansky 結節　81
Röntgen　2

S

sausage-shaped mass　149
SE 法　8
sea anemone-like mass　149
Sertoli 細胞腫　44
shading　83, 150
short TI inversion recovery (STIR)
　法　131
smooth muscle tumor of uncertain
　malignant potential (STUMP)　54
spin echo 法　8
sponge like mass　150
Squamous intraepithelial lesions
　(SIL)　38
SSFSE 法　133
SSTSE 法　133
stained glass appearance　151

standard absorption rate (SAR)　128
stromal ring　18
subtraction image　139
susceptibility weighted angiography
　(SWAN)　132
susceptibility weighted image (SWI)
　132

T

T2 shine through　111
T2 shine through 効果　130
theca cell　30
thin MIP　137
True FISP　133
True SSFP (Steady State Free
　Precession) 法　133

U

uterine artery embolization (UAE)
　3

V

visceral scalloping　151
volume computed tomography dose
　index (CTDI$_{vol}$)　12
volume of interest (VOI)　141

W

WHO Classification of Tumours of
　Female Reproductive Organs (2014
　年)　161
Wolff 管　26, 32

X

X 線写真　2

Y

YWHAE-FAM22　56